临床护理新进展

常新婧　等主编

上海科学普及出版社

图书在版编目（CIP）数据

临床护理新进展 / 常新婧等主编． -- 上海 ： 上海科学普及出版社， 2024． 7． -- ISBN 978-7-5427-8834-4

Ⅰ． R47

中国国家版本馆 CIP 数据核字第 2024JB7430 号

责任编辑 忻 玮

临床护理新进展

常新婧 等主编

上海科学普及出版社出版发行

（上海中山北路 832 号 邮政编码 200070）

http://www.pspsh.com

各地新华书店经销 三河市铭诚印务有限公司印刷

开本 787 × 1092 1/16 印张 18.5 字数 320 000

2024 年 7 月第 1 版 2024 年 7 月第 1 次印刷

ISBN 978-7-5427-8834-4 定价：128.00 元

《临床护理新进展》

编委会

主　编：常新婧　枣庄市中医医院

马丽丽　滕州市中心人民医院

孙　倩　枣庄市妇幼保健院

李　维　枣庄市立医院

徐海静　枣庄市妇幼保健院

杨　振　枣庄市立医院

副主编：林　娟　枣庄市中医医院

赵华丽　枣庄市市中区人民医院

孙　青　枣庄市立医院

龙艳芳　枣庄市立医院

胡存苹　枣庄市妇幼保健院

毛菲菲　枣庄市立医院

前 言

在医疗技术飞速发展的当下，护理学科作为医疗卫生体系中不可或缺的重要组成部分，其发展与进步直接关系到患者治疗效果的提升与生命质量的保障。随着医学模式的转变和人们对健康需求的日益增长，护理工作不再局限于简单的技术操作与疾病护理，而是逐渐向以患者为中心，集预防、治疗、康复和心理支持为一体的综合性服务模式转变。《临床护理新进展》一书的编纂，正是基于这一时代背景，旨在汇聚国内外护理领域的最新研究成果与临床实践经验，为广大临床护理工作者提供一部集科学性、实用性、前沿性于一体的参考指南。

本书内容全面覆盖了内科、外科、妇产科、儿科及重症医学护理等多个专科领域，每一章节均精心策划，力求深入浅出。从疾病的概述入手，帮助读者建立对疾病的基本认知；进而详细阐述临床表现，为准确判断病情提供依据；随后介绍治疗原则，使护理人员能够了解疾病治疗的全貌；而护理措施部分，则是本书的核心所在，它不仅涵盖了基础护理、专科护理的要点，还融入了最新的护理理念与技术旨在提升护理服务的专业性和患者满意度。此外，健康指导部分强调了护理工作的延伸性，即促进患者自我管理能力，实现从医院到社区、从治疗到预防的无缝衔接。

本书在编写过程中，广泛参考了国内外权威的护理文献与研究成果，确保了内容的时效性和前沿性。同时，注重理论与实践的紧密结合，通过丰富的案例分析和护理操作知识，使抽象的理论知识得以具体化、生动化，便于读者理解与应用。

前言

目录

第一章 常用护理技能

第一节 心肺复苏与机械通气

一、心肺复苏

【目的】

心搏骤停时，应用人工方法帮助患者呼吸以挽救生命。常用于因麻醉、电击、中毒、颈椎骨折或其他伤病所致的呼吸麻痹者。

【操作步骤】

先解松衣领口及裤带，并清除患者口腔内的异物、黏液及呕吐物等，以保持气道通畅。

1.口对口人工呼吸。

（1）患者平卧，以两层纱布或手帕盖于口上。术者一手托起下颌，尽量使头部后仰，另一手捏闭鼻孔，不使漏气。

（2）术者深吸一口气，将嘴紧贴患者口部向嘴内吹气，直至胸部升起为止。

（3）吹气毕，术者头转向一侧，并立即松开捏鼻的手，让患者胸廓自行回缩将气排出。如有回气声，即表示气道通畅，可再吹气。成人吹气12～16次/min，儿童一般20次/min。婴儿行口对口人工呼吸时，于吹毕可用手轻压胸廓，协助呼吸。

2.仰压式心肺复苏。

（1）患者仰卧，腰背部垫枕，头偏于一侧。

（2）术者跨于患者两股外侧或位于一侧，屈曲两肘关节，将两手横放在肋弓上部，手指自然分布于季肋部肋骨上，拇指向内。

（3）将体重支于两手，使身体向前逐渐加压于胸部。2秒后放松两手，术者直跪起，使胸腔恢复原状，2秒后再按上述方法反复施行。

3.负压式心肺复苏。

（1）使患者俯卧，一臂伸于头前，一臂屈曲垫于面下，头偏向一侧。

（2）术者跨跪于患者两腿外侧，以掌压于患者下背部，手指自然放在肋骨上，小指置于最低肋骨处。

（3）术者两臂垂直，使身体徐徐前倾，以身体重力逐渐加压于患者，至术者两肩与掌垂直为宜，保持此姿势2秒。

（4）将身体逐渐退回原姿势，使压力放松，经2秒后，再如上述方法反复施行。

4.举臂压胸心肺复苏。

（1）使患者仰卧，腰部垫一低枕，头偏向一侧。

（2）术者跨跪于患者头之两侧面对着患者，以两手握住患者双臂尺侧，将臂上举至180°，使胸廓被动扩张而吸气入肺。待2秒后，再屈其两臂，并以其肘部的前侧方压迫两肋弓2秒；让患者胸廓缩小而呼气，如此反复进行。

【注意事项】

1.宜将患者置于空气新鲜、流通处的地面，以便施术。如在软床上抢救时，应加垫木板。

2.口内如有异物，必须清除。必要时用纱布包住舌头牵出，以免舌后缩阻塞呼吸道。

3.头宜偏向一侧，以利口鼻分泌物流出。

4.人工呼吸速度以12～16次/min为度，节律宜均匀。

5.待患者恢复自主呼吸后，可停止人工呼吸，但应观察数分钟，如确能建立有效呼吸后方可停止。

6.行胸外按压时，注意勿用力过猛过大，以免造成肋骨骨折。

7.以上人工呼吸术仅适用于短时间急救之用，应尽早行气管插管或气管切开，连接呼吸机行机械通气抢救、治疗。

二、机械通气

【目的】

利用机械装置，改变患者气道或胸腔压力，产生通气以代替、控制和辅助患者呼吸运动，达到改善通气功能，减少氧耗量的目的。可用于脑部外伤、感染、脑血管意外及中毒等所致中枢性呼吸衰竭，呼吸肌无力或麻痹状态，胸部外伤或肺部、心脏手术及肺复苏等。

【呼吸机类型】

1.简易球囊式呼吸机为手工控制，结构简单，携带方便。常用于机械呼吸机使用前，患者翻身或更换导管及呼吸机发生故障时。手捏频率为16～20次/min。潮气量：单手挤压约600 mL，双手挤压约为900 mL。

2.定容型（容量转换型）呼吸机以压入肺内预定容量的气体为呼吸相转换条件。工作性能稳定，适用于气道阻力大、肺顺应性差、病情危重的患者。常用的如上海医疗器械四厂生产的SC型呼吸机、瑞典产Engstron 300型呼吸机。

3.定压型（压力转换型）呼吸机以呼吸道内预定的压力峰值为呼吸相转换的条件。优点为结构简单、同步性能好。但呼吸频率、潮气量、吸气/呼气时间不能直接调节，受胸廓、肺组织弹性和气道阻力的影响较大。适用于有一定自主呼吸、病情较轻的患者。如美国产鸟牌（Bird）各型呼吸机。

4.定时型（时间转换型）呼吸机以预定的吸气时间作为呼吸相转换条件。通气量一般较稳定，具有定容和定压两型的一些特点。但通气压力受呼吸道阻力影响。绍兴三五仪表厂的KTH-2型呼吸机属此类。

5.高频呼吸机可分为高频高压通气、高频喷射通气、高频振荡通气三型。特点为通气频率高，60～5000次/min，潮气量小于解剖无效腔。用于不适用于建立人工气道的外科手术及呼吸窘迫综合征等治疗。

6.新型多功能呼吸机瑞典产的Serv 0900 B及900 C型呼吸机可以调节呼吸频率、压力、容量、吸气/呼气时间、氧浓度。可选择多种通气方式，还有自动检测装置、湿化装置。使用方便，能直接判断通气效果和患者病情，减少机械通气并发症，对患者较安全舒适。其他的新型呼吸机还有美国生产的熊牌呼吸机和英国产的CPUI型呼吸机。

【操作方法】

1.对呼吸机有关部件认真进行清洁消毒，检查有无漏气等情况。按要求正规安装，开机观察运转及性能是否良好。

2.根据病情需要选择与患者气道的连接方式。

（1）面罩：适用于神志不清、短时间使用机械通气或做雾化治疗的患者。应用时间一般为1～2小时。

（2）气管插管：用于半昏迷、昏迷短期作机械通气治疗的患者。保留时间一般不超过72小时，如经鼻、低压力套囊插管可延长保留时间。

（3）气管切开：适用于需长期做机械通气治疗的重症患者。

3.按病情需要，选择、调节各通气参数。

（1）潮气量：500～800mL。

（2）呼吸频率：成人一般为12～20次/min，呼吸时间比为1：（1.5～3）。

（3）通气压力：成人为2～2.6kPa（15～20cmH_2O）

（4）给氧浓度：低浓度氧（24%～28%，不超过40%）适用于慢性阻塞性肺部疾病（COPD）患者；中浓度氧（40%～60%）用于缺O_2而CO_2储留时；高浓度氧（>60%）适用于CO中毒、心源性休克，吸入高浓度氧不应超过1～2日。

4.机械通气中的监护和护理。

（1）密切观察生命体征的变化。

（2）观察呼吸机的运转情况；各通气参数是否符合患者情况。

（3）定期测定动脉血气、电解质及肾功能等，如有异常，应立即分析原因，及时处理。

（4）注意呼吸道的湿化每30～60分钟，注入生理盐水3～5mL。以确保痰液稀薄而易于吸出、咳出，又要使肺底不因湿化过度而出现哕音为宜。

（5）呼吸道分泌物的吸引吸痰管的外径不应超过气管导管或套管内径的1/2，吸痰前先适当提高吸入氧浓度。阻断吸痰管前的负压，把吸痰管插入超过气管导管或套管外约0.5～1cm，再与负压相通，然后边退边旋转边吸引。最初的3～4cm退出要慢些，随后较迅速地退出。吸引的负压不超过19.6kPa（200cmH_2O），每次吸痰时间不超过15秒。

5.使用气管插管或气管切开时的护理。

6.撤机。

（1）条件：一般情况好转，神志清楚，呼吸及咳嗽、咳痰能力恢复，肺部感染基本控制；血气分析正常或接近正常，肺活量达10～15mL/kg，最大吸气压达-2kPa（-15cmH_2O）时，可考虑停用呼吸机。

（2）方法：做好患者撤机前的思想准备工作，停用前于白天利用同步间歇强制通气（SIMV）装置进行自主呼吸锻炼，然后逐渐延长间歇时间，以致最后完全停用呼吸机。在没有SIMV装置时可逐步停机。

【注意事项】

1.未经引流的张力性气胸，纵隔气肿，大咯血，急性心肌梗死，低血容量性休克未补足血容量前及肺大疱者应禁忌或暂缓使用呼吸机。

2.呼吸机的操作者应熟练掌握机械性能、使用方法、故障排除等，以免影响治疗效果或损坏机器。

3.使用呼吸机的患者应有专人监视、护理，按时填写通气记录单。

4.病室每天以1%～2%过氧乙酸喷雾消毒，或紫外线灯照射1～2次。

5.呼吸机应有专人负责管理，定期维修、保养。使用前后，呼吸机的外部管道，呼吸活瓣、雾化装置等每2～3日更换消毒1次。

第二节　心脏按压

【目的】

对创伤、电击、溺水、窒息、心脏疾病或药物过敏等引起的心搏骤停建立有效的人工循环方法。

【用物】

如患者睡于软床，应备与床同宽的硬板1块，另备踏脚凳1只。

【操作步骤】

1.检查颈动脉是否有搏动，用右手食指及中指并拢先置于甲状软骨突出处，然后下滑至右侧颈旁血管沟，直接对颈椎方向下压，其位置即颈动脉处。如无搏动，立即开始胸外心脏按压。

2.使患者仰卧于硬板床或地上，或加硬板于患者身下。头后仰10°左右，解开上衣。术者紧靠患者一侧，根据位置高低，采用踏脚凳或跪式等不同体位。

3.术者以一掌根部置于患者胸骨中、下1/3交界处，另一手掌压于其上，手指并拢或互相交叉握持，只以掌根部接触患者胸骨，两臂伸直，肘关节不弯，以上身前倾之力向脊柱方向作有节奏的带冲击性的按压，下压深度约3～4cm左右，而后迅速放松，以利心脏舒张。放松时，两手不应离开胸骨接触面。

4.按压频率约80～100次/min，直至心跳恢复。

【注意事项】

1.按压部位要准确。太低易引起肝破裂，偏高可伤及大血管，偏向两侧易致肋骨骨折。

2.按压力度要适宜。以能扪及股动脉搏动或瞳孔不散大为满意。

3.按压时，应配合人工呼吸。单独操作时，可先行口对口人工呼吸2次，再做胸外心脏按压15次。如两人配合，则一人先借口对口人工呼吸1次，另一个作胸外心脏按压5次，如此反复进行。

4.按压期间，密切观察病情变化，判断效果。胸外心脏按压有效指标是可扪及颈动脉搏动；原已散大的瞳孔逐渐缩小，并出现对光反射；外周灌流改善，皮肤转暖，肤色变红；原已停搏的心脏恢复自主循环，恢复自主呼吸，神志清楚。

第三节　脑复苏

【目的】

脑复苏（brain resuscitation）的目的是保护脑细胞恢复脑功能。主要为降低脑细胞代谢率，加强氧和能量供给，促进脑循环再流通及纠正可能引起继发性脑损害的全身和颅内病理因素。

【操作步骤】

1.低温与冬眠疗法降温开始越早越好，1小时内降温效果最好，2小时后效果较差。可用冰帽进行头部重点降温，在体表大血管处置冰袋。降温深度一般在33℃～34℃，维持2～3日恢复听觉即可逐步复温。注意低于28℃易于诱发室颤，降温过程中避免起伏。冬眠药物有助于降温且可消除低温引起的寒战。可选用冬眠Ⅰ号（哌替啶100mg，异丙嗪50mg，氯丙嗪50mg）或Ⅳ号（哌替啶100mg，异丙嗪50mg，乙酰丙嗪20mg）分次肌注或静滴。

2.利尿脱水常选用20%甘露醇125～250mL静滴，呋塞米20～100mg静注，或白蛋白5～10g静滴。

3.激素的应用减轻脑水肿，改善循环功能。地塞米松常为首选。一般10～30mg，8～12小时静注1次。

4.促进脑细胞代谢药物的应用可用三磷酸腺苷（ATP）20～40mg、辅酶A 100～200U，加入5%～10%葡萄糖液250～500mL中静滴。此外，与脑代谢有关的药物均可应用。

5.高压氧的应用对生命体征平稳、脱离呼吸机后而脑功能未恢复的患者应尽早进行高压氧治疗。

【注意事项】

1.在复苏的同时，采取针对病因的治疗。

2.复苏后，应观察患者的神志、瞳孔的变化及肢体活动等情况。

3.应及早应用低温疗法及脱水剂。

4.严密监测血容量及电解质变化。

第四节　外科输血

【目的】

纠正低血容量和/或血液成分的缺乏。

【血液来源】

1.自身血有以下两种情况。

（1）在患者术前预计失血量，采自身血1～3次，贮存于血库，术中根据需要回输给患者。

（2）手术中出血量较大，并无明显污染时，可于胸或腹腔内吸出新出血并经过抗凝和过滤后回输给患者。自身血无需交叉配血，无需另行确认。但血小板和纤维蛋白原含量均较低，游离血红蛋白含量高，可能会诱发DIC。

2.库存血是外科输血的主要来源。有新鲜库存血和一般库存血之分。新鲜库存血指24小时内采的血，主要是血小板含量较高。

【操作方法】

1.输血前准备。

（1）凡需输血的患者，应由主治医师决定由住院医师书写输血申请单，主治医生签名。

（2）于预定输血日前2日，在无菌操作下采集受血者全血标本1份，每

200～300mL为1单位，需血1～2单位者取血2mL，3～4单位者取血3mL，置于干燥洁净试管内，试管上贴上瓶签，注明受血者姓名、床号及住院号或门诊号，连同输血申请单交输血科，进行血型鉴定及交叉配合试验用（急诊例外）。

（3）填写输血同意书。

（4）凭取血单到输血科取血，与发血者共同查对。查血的有效期，血的质量，输血装置是否完好，患者姓名、床号、住院号或门诊号，血袋号，血型，交叉配合试验结果，血液种类及剂量。并在配血单上签名。

（5）取血后，勿剧烈震荡血液，以免细胞大量破坏而引起溶血。不能将血液加温，防止血浆蛋白凝固变性而引起反应，应在室温下放置15～20分钟后再输入。

2.输血方法。

（1）静脉输血法。①用物：一次性输血器1套，2.5%碘酊，75%乙醇，消毒棉签，止血带，血管钳，胶布，弯盘，网套，输液架及输血卡。②按静脉输液法先输入少量生理盐水。由两位护士仔细进行查对，确定无误后，顺一个方向轻轻旋转血袋，使血浆与红细胞混合均匀。消毒血袋上塑料管和橡胶套管，拔出输血器针头，插入消毒部位。调节输血速度，开始时宜慢，观察10分钟无不良反应后，调整滴速，一般成人40～60滴/min，儿童酌减。③输入两袋以上血液时，应在两袋之间输入少量生理盐水。待血液将输完时，继续滴入少量生理盐水，使输血器内的余血全部输入体内。④输血后血袋应保留2～4小时，以备发生迟发性输血反应时作检验标本之用。

（2）动脉输血法。①用物：动脉输血器一套，静脉切开包，无菌手套，局麻药，生理盐水，余物同静脉输血。②输血部位常用桡动脉或肱动脉。③局部皮肤消毒，铺巾、局麻。④在动脉搏动明显处，经皮动脉穿刺或切开皮肤显露动脉，将18号针头向动脉近心端刺入动脉或将带有塑料管外套的穿刺针同法刺入，退出穿刺针而置塑料管于动脉内。⑤接上动脉输血器，充气加压至21.3～29.3kPa，进行输血；或将输血导管经三通开关连接于输血针头，三通开关另一端接一20mL注射器，先把输入的血液抽入注射器内，改变三通开关方向，然后注入动脉，如此反复抽吸注射或用活塞动脉输血器并根据阻力调整推进速度。⑥输血毕，拔除穿刺针或塑料管后，局部加压止血。如为切开皮肤暴露动脉者需缝合皮肤切口，加压包扎。

【注意事项】

1.采集血标本时，一次只允许为一位患者采集，取血时，一次只取一位患者的血，以免发生错误。

2.输血前，须两人核对无误后，方可进行。

3.输血中，不得随意向血袋内加入其他药品，如钙剂、碱性及碱性药物等，以防血液变质。

4.输血中，应密切观察患者有无输血反应，如发生严重反应，应立即停止输血，并通知医生，给予相应处理，并保留余血以供检查分析原因。

5.动脉输血仅适用于其他方法救治无效的重症患者。

6.从动脉输入的血液不应含有血管收缩药。

7.动脉输血时，应密切观察穿刺部位肢体血循环，注意有无缺血现象。

第五节 休克的护理

【目的及分类】

休克（shock）是机体在各种有害因素侵袭下引起的有效循环血容量骤减，组织器官氧合血液灌注不足，细胞缺氧，以末梢循环障碍为特点的病理综合征。外科休克分为创伤性休克，低血容量性休克、感染性休克及神经源性休克。休克发病急，进展快，护理人员应配合医生进行积极抢救。以去除病因，恢复有效循环血量，纠正微循环障碍，增进心脏功能及恢复正常代谢。

【护理评估】

1.病因 由各种原因引起的大量失血、出血、烧伤、严重损伤或感染等病因。

2.意识和表情 休克早期呈兴奋状态，烦躁不安，休克加重时表现为表情淡漠、意识模糊、反应迟钝，甚至昏迷。

3.皮肤色泽及温度 皮肤口唇黏膜苍白，四肢湿冷，晚期出现发绀，皮肤可出现花斑状现象。但感染性休克时，皮肤温暖，干燥色红。

4.血压与脉压 血压常低于10.6/6.6kPa（80/50mmHg），脉压<4kPa（30mmHg）。

5.脉搏 早期脉率增快，休克加重时脉细弱，甚至摸不到。

6.呼吸 注意呼吸次数及节律。休克加重时呼吸急促、变浅、不规则。呼吸增至30次/min以上或8次/min以下表示病危。

7.体温　大多偏低，但感染性休克有高温，如体温突升至40℃以上或骤降至36℃以下，则病情危重。

8.瞳孔　双侧瞳孔散大，对光反射消失，说明患者濒于死亡。

9.尿量　每小时尿量少于25mL，比重增高，表明肾血管收缩或血容量不足。

10.辅助检查。

（1）中心静脉压低于49Pa（5cmH_2O），表示血容量不足；高于147Pa（15cmH_2O），表示有心功能不全；高于196Pa（20cmH_2O），提示有充血性心力衰竭。

（2）红细胞计数血红蛋白检查可了解失血情况。红细胞压积增高，可反映血浆丢失。在5万~7万/mm^3以下，凝血酶原时间比对照组超过3秒，纤维蛋白原在1.6~2g/L以下，说明发生弥散性血管内凝血（DIC）。

（3）尿比重增高。

（4）动脉血气分析了解有无酸碱平衡失调。休克时，因过度换气，二氧化碳分压（$PaCO_2$）一般较低或正常。如超过5.9~6.6kPa（45~50mmHg），而通气良好，提示肺功能不良。氧分压（PaO_2）低于8kPa（60mmHg），吸入纯氧后不改善，考虑有急性呼吸窘迫综合征。

（5）动脉血乳酸盐如持续升高，则病情严重。

（6）血浆电解质钾、钠、氯等测定了解感染情况及电解质水平。

【护理要点】

1.患者进入重危病室，应设专人特护。

2.体位尽量减少搬动患者。将患者头和躯干抬高15°~20°，防止膈肌及腹腔脏器上移，影响心肺功能，并可增加回心血量及改善脑血流。必要时可使用军用抗休克裤（military anti-shock trousers，MAST）。

3.严密观察病情变化。

（1）观察意识表情、面唇色泽、肢端温度、瞳孔及尿量。如患者从烦躁转为平静，淡漠迟钝转为对答自如；唇色红，肢体转暖；尿量＞30mL/h，提示休克好转。

（2）每15~30分钟测体温、脉搏、呼吸、血压1次。

（3）详细记录病情变化及24小时液体出入量。

4.保暖　可用棉被、羊毛毯、低温电毯保暖，或室内调温以20℃为宜。感染性休克有高热时，应予物理降温，可用冰帽或冰袋置于头部、腋下、腹股沟等处；4℃等渗盐水100mL灌肠；室内通风或药物降温。

5.保持呼吸道通畅　昏迷患者，头应偏向一侧，或置入通气管，以免舌后坠。有分泌物，应及时清除。鼻导管给氧时用40%～50%氧浓度，每分钟6～8L的流量。

6.迅速建立1～2条静脉输液通道：根据病情安排输液先后次序。一般先输生理盐水、平衡电解质或低分子葡萄糖酐，后输葡萄糖全血等。在血压及血流动力学监测下调整输液速度。血压及中心静脉压低时，应较快补液；高于正常时，应减慢速度，限制补液，以防肺水肿及心力衰竭。

7.遵医嘱使用血管活性药物。

（1）从低浓度慢速开始，每5～10分钟测1次血压。血压平稳后每15～30分钟测1次，并按药物浓度严格控制滴数。

（2）严防药物外渗。如出现局部红肿、疼痛，应立即更换滴药部位，局部用0.25%普鲁卡因封闭。

8.预防并发症。

（1）防坠床：烦躁的患者，应加床挡以防坠床，或四肢以约束带固定于床旁。输液肢体宜用夹板固定。

（2）防肺部感染：每日4次雾化吸入，协助患者咳嗽、咳痰。必要时，给予吸痰。

（3）防压疮：保持床单清洁、平整、干燥。病情许可时，每2小时翻身、拍背1次，按摩受压部位皮肤。

第六节　水、电解质紊乱与酸碱失衡的护理

水、电解质紊乱与酸碱失衡的诊断在治疗患者起着核心作用。护士应有意识地观察病情，配合医生尽早做出诊断，合理执行医嘱及主动安排其他护理措施，以便早期纠正水、电解质紊乱与酸碱失衡。

一、高渗性缺水

【护理评估】

1.病因　各种原因引起的水分摄入不足或丧失过多。如吞咽困难、昏迷、出汗、尿崩症、应用高渗性溶液引起的渗透性利尿等病因。

2.口渴、尿少，软弱无力。

3.精神激昂，狂躁不安，谵妄甚至昏迷。

4.皮肤饱满度（skin turgor）降低、弹性差、干燥。眼窝凹陷。

5.体重下降：轻度缺水失去体重的2%~4%，中度缺水失去体重的4%~6%，重度缺水失去体重的6%以上。

6.血压下降，有直立性低血压。脉搏快而弱。

7.尿量少于30mL/h，尿比重大于1.030。

8.血红蛋白、红细胞计数及红细胞压积增高。血钠升高，大于145mmol/L。血中尿素氮与肌酐比值升高。

【护理问题】

1.体液不足，与摄入不足或流失过多有关。

2.口腔黏膜改变，与分泌物不足有关。

3.便秘，与体液减少有关。

4.潜在性皮肤完整性受损，与体液缺乏及不适当的组织灌流有关。

5.潜在的损伤与直立性低血压及意识改变有关。

【护理要点】

1.遵医嘱给予口服补液或静脉补液。根据血、尿电解质浓度值作为输液治疗的依据。

2.观察并记录意识改变、生命体征、体重、出入量。

3.补液时应注意观察有无颈静脉扩张、呼吸困难、心搏过速等循环负荷过重现象。

4.监测并报告有无病情恶化情况，如尿液稀薄，尿量增加、低血压、脉搏增快、皮肤饱满度降低、体温增高、虚弱等。

5.评估皮肤黏膜改变情况。

6.协助患者定时翻身，按摩受压部位。

7.保持皮肤清洁干燥，少用肥皂清洗，一天擦乳液3次。

8.告知患者注意口腔卫生，必要时给予口腔护理。

9.注意患者安全，防止意外损伤。对烦躁患者使用床栏、约束带等。有直立性低血压者，嘱其改变体位时多加小心，以免跌倒。

10.鼓励患者摄取水分及高纤维素食物，做被动运动或下床活动，定时上厕，以预防便秘。

二、低渗性缺水

【护理评估】

1.病因　各种原因引起的消化液丧失。如有呕吐、腹泻、肠瘘、肠梗阻、大面积创伤时补盐不足，用清水灌肠，长期使用利尿剂或限钠饮食等病因。

2.无明显口渴，有倦怠、头晕、手足麻木，严重时神志不清，全身痉挛、定向感丧失，甚至昏迷，并出现休克。

3.皮肤苍白、湿冷、呈光滑紧绷感。

4.尿比重低，尿钠、氯低，血清钠低于135 mmol / L。血红蛋白、红细胞计数、红细胞压积增高。血尿素氮增高，二氧化碳结合力下降。

【护理问题】

1.体液相对过多，与摄入水多于钠或失钠多于水有关。

2.活动无耐力，与气体交换障碍有关。

3.潜在性损伤，与意识障碍有关。

【护理要点】

1.观察并记录生命体征、体重、液体出入量。监测血电解质变化。

2.避免过量清水灌肠。

3.鼓励患者进食，增加盐分，并摄取足够的营养。

4.遵医嘱，给予葡萄糖盐水或高渗盐水输入。

5.增加肺部气体交换功能。采取半坐卧位，以改善呼吸困难。指导患者缓慢深呼吸。病情允许时，鼓励患者多活动。

6.评估患者意识行为的改变。对意识障碍患者，应移除环境中的危险因素，并加以约束，以防受伤。保持环境安静，减少刺激源。

三、等渗性缺水

【护理评估】

1.等渗性缺水（isotonic dehydration）病因　由各种原因引起的消化液急性丧失，

如剧烈呕吐、腹泻、急性肠梗阻，或体内液体不当的积聚如腹水、水肿等。

2.有缺水缺钠症状，如口渴、尿少、乏力、皮肤弹性减退、畏食、恶心、呕吐、手足麻木、软弱无力。颈静脉平坦，有直立性低血压。

3.实验室检查　尿氯低于50mmol/L，血红蛋白、红细胞计数、红细胞压积均增高，二氧化碳结合力可升高，血钠、氯正常。

【护理问题】

1.体液不足，与腹泻呕吐等有关。

2.营养状况改变，低于机体需要量，与呕吐腹泻及摄入减少有关。

3.潜在性损伤，与直立性低血压有关。

【护理要点】

1.遵医嘱，给予口服或静脉补充等渗溶液。静脉输液时，速度不宜太快，以免循环负荷增加，引起肺水肿。

2.密切观察尿量，有尿的患者，应注意及时补钾。

3.其余护理措施参照高渗性缺水患者的护理措施。

四、低钾血症

【护理评估】

1.低钾血症（hypokalemia）病因　吞咽困难、禁食造成钾摄入不足，呕吐、腹泻、肠瘘、胃肠道引流及长期使用利尿剂等造成钾丢失过多。

2.全身软弱无力，神志淡漠、目光呆滞，重者出现嗜睡昏迷，恶心，呕吐，腹胀，便秘，感觉异常，手足抽搐。

3.血压下降，心音低钝，脉搏快而弱，可有心律失常，肠蠕动减少，腱反射迟钝或消失。

4.实验室检查　血清钾低于3.5mmol/L，pH值升高。心电图示ST段降低，QT间期延长，有U波出现。

【护理问题】

1.身体活动功能障碍，与骨骼肌无力有关。

2.心排血量减少，与心肌搏动弱有关。

3.便秘，与肠蠕动减慢有关。

4.潜在的损伤，与骨骼肌无力有关。

【护理要点】

1.观察患者有无导致低血钾的因素，如出现症状，应及时报告医生给予纠正。

2.由饮食或药物补钾。

（1）鼓励患者进食含高钾食物，如奶类、蛋类、鱼类，含钾蔬菜、水果等。

（2）口服氯化钾1～2g，每日3次。

（3）静脉补钾，10%的氯化钾30～50mL溶于5%葡萄糖溶液1500～2000mL中缓慢滴注。注意滴速，并监测有无少尿情况。

（4）切忌静脉直接注射氯化钾，以免造成心搏骤停。

3.与患者讨论并制定合理活动计划。

4.移除环境中危险品，减少意外伤害。

5.指导患者噘嘴呼吸，以减轻呼吸困难。

6.摄取足够营养，定时排便，防止便秘。

五、高钾血症

【护理评估】

1.高钾血症（hyperkalemia）病因　输入大量库存血，静脉输入钾盐过多过快；急性肾衰及肾上腺皮质功能不足，尿少、压伤、烧伤、药物中毒致大量细胞死亡，钾排到细胞外等病因。

2.恶心，呕吐，肌肉无力，四肢麻木，感觉异常，尿少，心率慢，传导阻滞。

3.实验室检查　血清钾高于5.5mmol/L，心电图示T波高尖、QRS间期延长、QT间期延长。

【护理问题】

1.心排血量减少，与心肌功能改变有关。

2.活动无耐力，与肌无力有关。

3.腹泻，与肠蠕动增加有关。

4.知识缺乏，缺乏与疾病治疗及护理有关的知识。

【护理要点】

1.评估造成高钾的原因。

2.限制含钾高的食物及药物。

3.如肾衰患者，遵医嘱采用血液透析或腹膜透析排钾。

4.鼓励患者少量多餐，避免高纤维食物，必要时，遵医嘱使用止泻剂。

5.将需要的东西尽可能放在患者随手易取之处。

6.注意周围环境安全，减少意外伤害。

六、低钙血症

【护理评估】

1.低钙血症（hypocalcemia）病因　长期腹泻，维生素D缺乏，甲状旁腺功能降低，慢性肾功能衰竭及碱中毒等。

2.患者易激动，肌肉抽动，手足搐搦，长期低钙可发生骨折或骨弯曲。

3.耳前叩击试验（Chvostek征）和上臂压迫试验（Trousseau征）阳性，血钙低于2mmol/L。心电图QT间期延长，心律不齐。X线表现骨质疏松。

【护理要点】

1.遵医嘱补充钙盐。

（1）通常选饭前30分钟或睡前口服乳酸钙和维生素D，以利肠道吸收。

（2）急性低钙可用10%葡萄糖酸钙10mL缓慢静脉滴注，约每分钟1～2mL。

2.提供安静环境，以减少和诱发刺激。

3.确保患者安全，加用床栏防坠床，去除环境中的危险障碍物，以防发生意外伤害。

七、低镁血症

【护理评估】

1.低镁血症（hypomagnesemia）病因　慢性腹泻，极度营养不良、长期肠瘘、胆瘘、使用利尿剂等。常与低钾和低钙血症同时存在。

2.临床表现与低钙血症类似。表现为焦急，谵妄，震颤，手足搐搦，大汗，感觉异常，心率加速等。

3.耳前叩击试验及上臂压迫试验阳性。血镁低于0.375mmol/L。心电图示PR间期及QT间期延长，ST段及T波异常。

【护理要点】

1.注意观察有无发生低血镁的病因存在，以便早期预防。

2.遵医嘱给予补镁。

（1）轻度缺镁，可口服含高镁食物（如绿色蔬菜和水果等）补充。

（2）用10mL的10%硫酸镁溶液，3次/日，肌肉注射或加入5%葡萄糖溶液中，静脉缓慢滴注。静脉注射时，应控制滴速，并严密观察患者有无发热、出汗、血压下降、嗜睡等中毒反应。

3.避免意外伤害，减轻疼痛，提供有关的正确饮食及治疗知识。

八、代谢性酸中毒

细胞外液中碳酸根离子太少称代谢性酸中毒（metabolic acidosis）。

【护理评估】

1.病因　酸性代谢产物产生过多，如休克、循环衰竭、高热、糖尿病性酮症酸中毒、长期饥饿；碳酸根离子排出太多，如腹泻、长期呕吐、肠瘘、胆瘘、胰瘘、大面积烧伤；酸性代谢产物在体内潴留，如急、慢性肾功能衰竭。

2.无力、眩晕、头痛、嗜睡、感觉迟钝或烦躁不安，严重者可出现神志不清，甚至昏迷，尿少或无尿。

3.呼吸深快。严重时可减弱。酮症酸中毒时，呼气中带有酮味。心率快、血压偏低，对称性肌张力减退，腱反射减弱或消失。

4.实验室检查　pH值下降，HCO_3^-低于8mmol/L。由于呼吸代偿作用，二氧化碳分压降低，标准碳酸氢降低，缓冲碱降低，碱剩余负值，血浆二氧化碳结合力降低。尿呈酸性，酮症时酮体阳性。有肾衰时，血尿素氮增高。

【护理问题】

1.低效性呼吸形态，与呼吸性酸中毒导致哮喘，呼吸困难有关。

2.活动无耐力，与肌肉无力、反射降低有关。

3.体液不足，与呕吐、腹泻有关。

4.潜在性损伤，与神志不清、血压低有关。

【护理要点】

1.补碱。可遵医嘱给予11.2%乳酸钠3mL/kg、5%碳酸氢钠5mL/kg或3.6%三羟甲基氨基甲烷10mL / kg，分别稀释为等渗液静脉滴注。如伴有体液代谢失调，应先纠正缺水和补充电解质。

2.维持有效呼吸形态，鼓励患者有意识地控制呼吸。

3.建立适当安全的活动形态。协助患者在床上做被动运动及下床活动。

4.恢复正常体液容积，及时给予补液，并观察疗效。

5.使用床栏或移除障碍物，以免意外伤害。

九、呼吸性酸中毒

细胞外液中二氧化碳太多称呼吸性酸中毒（respiratory acidosis）。

【护理评估】

1.病因　各种影响呼吸功能，引起肺通气不足的病因，如颈部血肿压迫、呼吸道异物、阻塞性肺部疾病、胸部创伤或手术、有机磷中毒等。

2.全身乏力、嗜睡、气促、发绀、头痛、胸闷，呼吸困难。严重患者可有精神、神志改变，血压下降，甚至昏迷。

3.实验室检查　血浆二氧化碳结合力升高，pH值下降，二氧化碳分压增高，血二氧化碳总量升高，标准碳酸氢升高，缓冲碱升高，剩余碱正值。血钾升高。尿呈碱性。

【护理问题】

1.低效性呼吸形态，与大量二氧化碳潴留体内有关。

2.活动无耐力，与乏力、呼吸困难有关。

3.心排血量降低，与心律不齐、低血压有关。

4.焦虑，与呼吸困难及意识程度降低有关。

5.潜在性损伤，与意识程度降低有关。

【护理要点】

1.遵医嘱治疗原发病预防并发症。

（1）评估患者出现通气障碍的原因。

（2）改变呼吸功能。解除呼吸道梗阻，分泌物及时吸出。紧急时，可行气管插管或气管切开，用呼吸机辅助呼吸。

（3）鼓励患者定时做深呼吸及有效咳嗽。

（4）低流量持续给氧，浓度不超过30%，以免抑制呼吸。

（5）给予三羟甲基氨基甲烷静脉注射矫正酸中毒。

（6）严密观察有无并发症出现，如手足搐搦、二氧化碳麻醉、反弹性呼吸性碱中毒及代谢性酸中毒，如出现症状，应立即报告医生，及时纠正。

2.防止意外伤害。

（1）评估患者意识状态变化及生活自理程度。

（2）对意识障碍患者，注意使用床栏，以防坠床。

（3）对于自理能力低下患者，协助其处理日常生活事务，如喂食、更衣、倒水。

3.向患者及家属解释疾病的原因，处理及预后，以取得合作并减轻焦虑。

十、代谢性碱中毒

细胞外液中碳酸根离子太多称代谢性碱中毒（metabolic alkalosis）。

【护理评估】

1.病因　幽门梗阻伴随持续性呕吐或长期胃液引流，长期使用利尿剂致低钾低氯碱中毒。

2.头晕、躁动、谵妄及昏迷，呼吸浅而慢，可有阵发性呼吸暂停。游离钙减少可出现骨骼肌无力、手足搐搦及腱反射亢进。

3.实验室检查：血浆二氧化碳结合力增高，pH值上升，二氧化碳总量增高，标准碳酸氢升高，缓冲碱升高，剩余碱升值。血清钾、钙、氯均低。尿呈碱性。

【护理问题】

1.低效性呼吸形态，与呼吸困难有关。

2.活动无耐力，与肌肉无力有关。

3.潜在性损伤，与意识改变及手足搐搦有关。

【护理要点】

1.遵医嘱治疗原发病，矫正碱中毒。

（1）口服或静脉补充等渗盐水或葡萄糖盐水。伴低血氯时，给予KCL。

（2）病情严重者，可静脉给予氯化铵，盐酸的稀释液，精氨酸或作血液透析。对缺钾性碱中毒，需补充钾。

（3）有手足搐搦者，给予10%葡萄糖酸钙溶液静脉缓慢注射。

2.密切监测血尿电解质变化，测量体重、记录出入量，以评估病情改善状况，预防并发症。如反弹性代谢性酸中毒、红细胞溶血，脑部症状、静脉炎和高血钾等。

3.建立正常呼吸形态及活动形态，预防意外伤害可参考前面内容。

十一、呼吸性碱中毒

细胞外液中二氧化碳太少称呼吸性碱中毒（respiratory alkalosis）。

【护理评估】

1.病因　各种致肺换气过度的病因，如外科感染、发热、休克、颅脑疾患、中枢神经系统药物中毒及不适当地使用人工呼吸器等。

2.患者常有头晕、胸闷、淡漠、面色苍白，甚至昏迷。换气速率及深度增加，间以叹息样呼吸。有低钙引起的手足搐搦及肌腱反射亢进。

3.实验室检查　血浆二氧化碳结合力降低，pH值升高，二氧化碳分压下降，血二氧化碳总量下降，标准碳酸氢下降，缓冲碱升高，剩余碱正值。血氯增高，血钙下降。尿呈碱性。

【护理问题】

1.协助医生治疗原发病，改善通气功能。

（1）评估过度换气的原因，去除病因。

（2）间歇性使用纸袋或长筒罩住口鼻呼吸，增加气腔间隙，减少二氧化碳呼出。

（3）对用呼吸机的患者，调整至适当的呼吸速率，必要时加大无效腔或减小呼吸比。

（4）适当应用镇静药物，减慢呼吸。

2.指导患者将呼吸速度放慢并加强加深。

3.避免增加氧气需求量的活动，以减少呼吸速率过度。

4.注意去除环境中的不安全因素，防止意外伤害。

第七节　中心静脉插管术与中心静脉压的测定

中心静脉管（central venous catheter）常从锁骨下静脉、颈内静脉、颈外静脉插管入上腔静脉，从股静脉插管入下腔静脉。主要用于需长期静脉输液而周围血管输液困难者，以及进行中心静脉压测定和静脉高营养者。

一、颈内静脉穿刺插管（internal jugular venous catheter）

【目的】

1.抢救危重患者。

2.全胃肠外营养疗法。

3.中心静脉压测定。

4.需长期输液而周围血管穿刺困难者。

【用物】

1.物品治疗盘、静脉切开包、导引钢丝、扩张管、中心静脉输液导管、10mL注射器、一次性输液器、手套、1%甲醛溶液、胶布、垫枕。

2.2%碘酒、75%乙醇、1%普鲁卡因、肝素、生理盐水。

【操作步骤】

1.向患者解释操作目的、意义及注意事项，以便配合。平卧，头偏向左侧，右肩下垫小枕（一般多选右侧穿刺）。

2.以胸锁乳突肌的锁骨头、胸骨头和锁骨所形成的三角区的顶部为穿刺点。或取锁骨上3cm与正中线旁开3cm的交叉点为穿刺点。以1%甲紫溶液做出标记。

3.局部皮肤常规消毒毛巾。以1%普鲁卡因行局部浸润麻醉。

4.术者用抽有生理盐水的10mL注射器穿刺，穿刺针应与冠状面平行，与冠状面呈30°，向下向右及稍向外进针，指向胸锁关节的下后方，边进针边抽吸，见有明显回血即可插管。

5.固定穿刺针，取下注射器，自穿刺针芯孔送入导引钢丝，退出穿刺针，沿导引线钢丝插入扩张管，扩张皮肤及皮下组织，退出扩张管，沿导引钢丝送入静脉留置导管。插入长度15cm左右，退出导引钢丝，接上输液导管。或可直接经穿刺针芯插入导管至所需深度退出穿刺针，接上输液导管。

6.穿刺部位消毒后，盖无菌纱布，用胶布固定。调节输液滴水。

7.协助患者取舒适卧位，交代注意事项，整理用物。

【注意事项】

1.操作前向患者解释操作步骤，说明术中屏气的重要性，并教会患者屏气的方法。

2.操作技术不当，可发生气胸、血胸、血肿、气栓、感染等并发症。

3.躁动不安者，不宜施用此术。

4.输液时输液瓶绝对不能输空，更换导管时应防止空气吸入，发生气栓。

5.穿刺点每1～2日局部消毒，更换敷料。严格无菌操作，预防感染。

6.严密观察导管通畅情况，有无压迫或扭曲。

7.拔管时要接上注射器，边抽吸边拔管。导管拔除后需用凡士林纱布封闭，并按压穿刺孔数分钟，以防空气栓塞。

二、锁骨下静脉穿刺插管（subclavian vein catheterization）

【目的】

同颈内静脉穿刺。

【用物】

同颈内静脉穿刺。

【操作步骤】

1.患者取平卧位，两肩胛间垫枕，头转向对侧。

2.选择锁骨下静脉穿刺点。

（1）经锁骨上穿刺：在胸锁骨乳突肌锁骨头外侧缘与锁骨上缘所形成之夹角的平分线之顶端或其后0.5cm左右处为穿刺点。进针角度约为30°～40°，一般进针2.5～4cm即达锁骨下静脉。

（2）经锁骨下穿刺：取锁骨中点，内侧1～2cm处（或锁骨中点与内1／3之间）锁骨下缘为穿刺点。针尖指向头部，与胸骨纵轴约成45°，与胸壁约成15°。进针时紧贴锁骨，深度一般为4～5cm即达锁骨下静脉。

【注意事项】

同颈内静脉穿刺。

三、股静脉穿刺插管（femoral venous catheter）

【目的】

同颈内静脉穿刺插管。

【用物】

同颈内静脉穿刺插管。

【操作步骤】

1.患者取仰卧位，下肢伸直并略外展、外旋。

2.局部常规消毒，铺无菌巾。

3.术者以左手食指在腹股沟韧带下方中部扪清股动脉搏动最明显处，并予固定。其外侧为股神经，内侧为股静脉。

4.右手持注射器，在腹股沟韧带中部下2～3cm，股动脉内侧垂直刺入或与皮肤成30°～40°刺入。一般进针深度2～5cm。如抽得静脉血，即表示穿刺成功。置管方法同颈静脉穿刺插管。

【注意事项】

1.不要选择有感染的部位穿刺。

2.拔针后，应紧压穿刺点数分钟，至无出血为止。

四、中心静脉压测定

【目的】

中心静脉压（central venous pressure，CVP）是指上下腔静脉胸段及右心房内的静脉压力。用于监测有效血容量，右心室功能及静脉回心血量。常用于急性循环衰竭，大手术或其他需要大量输血补液者，防止发生循环负荷过重。

【用物】

无菌治疗盘，静脉切开包，无菌深静脉导管，穿刺针，导引钢丝，中心静脉测压装置（包括带刻度的测压管、三通开关等）及输液导管。

【操作步骤】

1.向患者说明操作的目的、意义。取平卧位。测上腔静脉压可经颈内静脉穿刺插管。

2.将输液导管通过三通开关连接静脉导管。三通开关另一端接测压管。固定测压管使零点与右心房保持在同一水平面上。

3.测压时先使输液管与测压管相通，使液体充满测压管，排空气泡，然后关闭。再使静脉导管与测压管相通，则测压管内液体迅速下降，待下降停止而稳定时，液平面的读数即为中心静脉压。

4.测压完毕，将静脉导管与测压管关闭，使输液管与静脉导管相通，按要求调整滴数。

5.整理用物，记录所测得数据。

【注意事项】

1.操作时必须严格无菌操作，严防空气进入。

2.测压管的零点必须与右心房中心在同一水平面上。

3.患者深呼吸、咳嗽、腹胀、用呼吸机等时，对CVP数值有影响。

4.综合分析CVP和血压，可帮助判断病情。中心静脉压的正常值为：0.49～0.98kPa（5～10cmH_2O）。低血压时，CVP＜0.49kPa提示有效血容量不足；CVP＞1.47kPa（20cmH_2O）时，提示心功能不全、静脉血管丛过度收缩或肺循环阻力增加；CVP＞1.96kPa（20mmHg）时，则表示有充血性心力衰竭。CVP异常时，应及时报告医生进行处理。

第八节　动脉插管与动脉血压的测定

一、动脉插管

【目的】

1.用于重度休克须经动脉输液输血者。

2.用于施行某些特殊检查，如心血管造影术、体外循环等。

3.用于需直接观察动脉血压者。

【用物】

同静脉切开置管。

【操作步骤】

常用部位为桡动脉及股动脉，以桡动脉切开为例。

1.患者取仰卧位，术侧上肢外展外旋。

2.扪清桡动脉搏动后，局部皮肤消毒、铺巾、局麻。在腕关节上方约2cm处，沿桡动脉径路作一长约2～3cm直切口或横切口，分离桡动脉。

3.在动脉下穿2根丝线，一根结扎动脉远端，留作牵引。提起动脉，其上剪一小口，迅速插入导管5～10cm，结扎近端丝线，固定导管。接上输液器，即可加压输液或输血。

第九节　静脉切开置管

【目的】

1.急需静脉输血、输液而静脉穿刺有困难者。

2.需长期维持静脉输液，而静脉穿刺不能维持过久者。

3.用于中心静脉压测定、心导管检查等。

【用物】

无菌静脉切开包一套，无菌硅胶管一根，常规消毒用品及输液器材一套。

【操作步骤】

1.向患者解释施行此术的目的及注意事项，以便患者配合。

2.静脉切开部位常选用内踝前或卵圆窝处的大隐静脉。以内踝前大隐静脉切开为例。

3.患者取仰卧位，术侧下肢外旋，踝下铺橡胶布与治疗巾。

4.以内踝前上方为中心，常规局部皮肤消毒、铺巾、局麻。助手准备输液器，排尽空气。

5.术者在内踝前上方约3cm处作一长约2cm的皮肤横切口或纵切口，分离出大隐静脉并挑起，在静脉下方置2根丝线，一根用于结扎静脉远端，留作牵引。提起静脉，在结扎近端的静脉壁上剪一V形口。以无齿镊夹起血管上唇，将静脉导管快速插入血管内约5cm，结扎静脉近端丝线。将导管与输液器接头连接，观察液体输入是否通畅及有无渗漏。

6.检查输液通畅后，剪去多余丝线，缝合皮肤，固定导管，无菌纱布覆盖切口。胶布固定。

7.根据需要调整滴数，收拾用物。

【注意事项】

1.切口不可太深，以免切断血管。

2.切口处每日消毒，更换敷料。观察有无红肿、渗液现象。

3.血管壁常因受刺激引起痉挛，导致输液不畅。应向输液管内注入1%普鲁卡因2~5mL或行局部热敷，可使痉挛缓解。

4.一般导管留置3天，硅胶管留置时间可稍长。若发生静脉炎，应立即拔管。

5.输液结束，拔除导管后，压迫局部1～2分钟，敷料包扎。7～10日拆线。

4.检查输入通畅后，剪去多余丝线，缝合皮肤。

5.输液完毕，拔出导管时，桡动脉应予以修补，缝合皮肤切口，加压包扎。

【注意事项】

1.切口不可太深，以免损伤血管。

2.插管时，注意勿使气体进入血管内，以防气体栓塞。

3.绝对禁止向动脉内注入去甲肾上腺素等血管收缩剂。因为会引起动脉痉挛，肢体缺血性坏死。

二、动脉血压的测定

【目的】

用于连续监测收缩压、舒张压和平均压，并能抽取动脉血标本做血气分析及其他检查。

【用物】

能监测压力的监护仪，压力传感器及其附属装置，压力袋，袋装生理盐水，三通管及动脉插管用物。

【操作步骤】

1.向患者解释操作的目的和意义，以取得配合。

2.将10 mg肝素注入500 mL袋装生理盐水中摇匀，与冲洗器连接，冲洗器前端接三通管，后端接传感器。将袋装生理盐水置入压力袋内，加压至40 kPa（300 mmHg）左右，排净空气。

3.行桡动脉穿刺或切开插管。导管接三通管，校正零点，使传感器通大气，当屏幕上压力线在零的位置时，关传感器测压。

4.整理用物，记录数据。

【注意事项】

1.严格无菌操作，以防空气进入。

2.测压时，传感器应与心脏在同一平面。

3.注意保持管道通畅。

第十节 气管切开患者的护理

【目的】

维持患者呼吸道通畅，预防气管切开（tracheotomy）伤口感染。

【用物】

消毒治疗盘、无菌吸痰包、手套、无菌吸痰管、5mL注射器、带套管之管芯及同号消毒套管一副、止血钳、剪刀、气管内滴用药液、棉签、纱布、生理盐水100mL、吸引器及氧气等。

【操作步骤】

1.向患者解释操作过程，以取得配合。协助患者取去枕平卧位（颅内压高者禁用）。

2.室内湿度在50%以上，室温在21℃左右

3.观察气管切开的患者有无呼吸受阻的症状和体征，注意分泌物的性质，若分泌物多，应予以吸引。

（1）吸痰前，应加大患者吸氧流量至4L/min。按操作规程将吸痰管连接吸引器，接通电源，打开开关，先吸入少量生理盐水，以滑润导管，并检查是否通畅。

（2）将吸痰管插入气管套管内吸痰。插入深度以刺激引起轻咳为宜。动作要轻柔，由深部自下而上，并左右旋转将痰液吸出，一次吸引不超过15秒，以免损伤气管壁黏膜。

（3）吸痰毕，吸入生理盐水冲洗管腔。如未吸净，可隔3～5分钟后再吸。

（4）痰液黏稠不易吸出者，可经套管内滴入抗生素或糜蛋白酶数滴或雾化吸入以使痰液稀释后吸出。

4.清洁消毒内管，每6～8小时1次。分泌物稠厚又多时，可随时换刷。取下内管，先用清水及干刷将其内的痰液刷洗干净后，再放回外管内。

5.外管不要轻易更换，尤其在术后1周内，因瘘口窦道尚未形成，取出后不易放回。

6.如外管脱出，患者出现呼吸困难，或突然发出哭声或声音，以棉丝放在套管口不见有气息出入时，先试将套管顺其窦道送回，若有阻力，应将套管拔掉，用血管钳将切口撑开，使呼吸困难暂缓解，同时迅速通知医生，重新插管。

7.注意调整套管系带的松紧。以带子与颈部间可放入一手指为宜。特别是有皮下气肿的患者，气肿消退后要及时加紧。以免过松套管脱出或太紧患者不适。

8.套管口处应盖1~2层潮湿纱布，以保持空气清洁、湿润，并防落入异物。

9.气管切开处伤口的护理。

（1）观察切口情况。

（2）每日用过氧化氢溶液消毒伤口周围皮肤，生理盐水洗净后擦干，更换伤口周围套管下的消毒纱布。

（3）若有感染情况，遵医嘱给予抗生素或抗真菌类药物。

10.定期给予口腔护理。

11.气管切开后，患者说话表达能力差，应建立其他有效沟通方法。

（1）将呼叫器置于患者伸手可及处。

（2）备好纸笔，为不能写字的患者准备常用语图画，以使他们尽可能表达其感受。

12.拔管护理。拔管前，应先堵管24~48小时，观察患者是否有呼吸困难，如呼吸平稳，发声好，咳嗽排痰功能佳，即可告知医生拔管。

13.如造口是永久性的，则应教给患者及家属护理的方法。

【注意事项】

1.专人护理。因患者术后不能发音，会有窒息的危险，尤其是小儿，一定要有专护。

2.床旁要备有气管切开包、氧气、急救药品等以防意外。

3.若使用一次性内套管，应在床旁备用一个，每8~12小时更换1次。

4.注意保持室内适宜的温度和湿度。净空气直接由套管吸入肺内，失去了鼻腔的调节功能。

5.吸痰时，注意检查负压不超过33kPa（250mmHg）。贮液瓶内污液不得超过2/3。

6.定期留痰及创口分泌物培养及药敏试验，观察感染情况，及时给予治疗。

7.一般禁用抑制呼吸、镇咳及抑制分泌物药物，如吗啡、阿托品等。

第十一节　颅脑术后常用引流的护理

颅脑术后常用的引流有4种，即脑室引流、创腔引流、囊腔引流及硬脑膜下引流。

一、脑室引流

【目的】

脑室引流（ventricular drainage）经颅骨钻孔侧脑室穿刺后，置引流管于脑室内，引流脑脊液，以维持颅压在一定程度。

【用物】

引流管、注射器、管夹、引流瓶或引流袋。

【操作步骤】

1.患者置入脑室引流管回病房后，立即在严格无菌条件下接引流瓶。

2.密切观察患者的意识、四肢活动、瞳孔对光反射变化及生命体征，以判断颅内压情况。

3.观察引流装置。

（1）术后早期，引流瓶先置于颅骨钻孔水平，后再放低至正常高度。保持颅内压在1.96～2.45 kPa（200～250 mmH_2O），防止颅内压突然下降，引起硬膜下血肿。

（2）保持引流管通畅，无扭曲、打折、脱出。患者头部应适当受限。

（3）控制脑脊液引流量，以每日不超过500 mL为宜。如有颅内感染，引流量可相应增加，但应该注意水、电解质平衡。

（4）观察脑脊液的性质、颜色。如脑脊液中有大量鲜血或血性脑脊液由浅变深，提示有脑室内出血。如引流液由清亮变浑浊，伴体温升高，可能发生颅内感染，及时报告医生。

（5）每日定时更换引流瓶，并记录24小时引流量。

4.观察伤口敷料有无渗液，若有渗湿，应立即更换。引流管使用3日以上，应给予抗生素，以防感染。

5.若病情稳定，应鼓励患者有适当的活动。

6.拔管。脑室引流时间3～7日，如颅内压正常，可抬高引流瓶或夹闭引流管，患者无不良反应可拔除。如出现颅内压增高症状，应立即放低引流瓶或开放引流管，并告知医生。

【注意事项】

1.当患者下床时，应暂时夹闭引流管，以防引流过度。

2.注意引流过度的表现：出汗、心搏过速、头痛、恶心。

3.引流管如无脑脊液流出，在排除引流管不通后，可能有以下原因。

（1）颅内压低，应将引流瓶置于正常高度。

（2）引流管放入脑室过深过长，在脑室内弯曲成角，可将引流管向外抽出至有脑脊液流出时重新固定。

（3）管口吸附于脑室壁，可将引流管轻轻旋转，使其离开脑室壁。

（4）如血凝块或脑组织堵塞，可在严格消毒后，无菌注射器轻轻向外抽吸。如上述处理无效，应告知医生。

4.引流管要在头皮上固定好，包扎后在敷料外仍需用胶布绕管两周固定，防止引流管脱出。

二、创腔引流

【目的】

颅内肿瘤手术后，在创腔内放置引流物引流腔内气体及液体，使腔隙逐渐闭合。

【用物】

同脑室引流。

【操作步骤】

1.观察意识、活动及生命体征。

2.术后24或48小时内，引流瓶放置在与头部创腔同一高度。以保持创腔内一定液体压力，避免脑组织移位。

3.术后24或48小时后，可逐渐放低引流瓶，以期较快引流出创腔内液体。

4.与脑室相通的创腔引流，如术后早期引流量多，可适当抬高引流瓶。在脑脊液趋于正常时，及时拔除引流管。

5.创腔引流一般术后3～4日可拔除。

三、脓腔及硬脑膜下引流

【目的】

采用颅骨钻孔，放置引流管于脓腔或血肿内，引流出脓液及血液。

【用物】

同脑室引流。

【操作步骤】

1.严密监测生命体征。

2.给予头低脚高位15°，以适应于体位引流。

3.引流瓶低于创口30cm。观察引流液的性质、质量。保持引流管通畅。

4.术后24小时后，可用生理盐水10～20mL，缓慢注入腔内进行腔内冲洗，再轻轻抽出。如为脓腔，冲洗后注入庆大霉素4万U（稀释于10mL生理盐水中），注药后夹管2～4小时。

5.术后2～4日，经CT检查，创腔闭合后，方可拔除引流管。

第十二节　腰穿

【目的】

1.腰穿（lumbar puncture）采取腔脊液检查，协助诊断。

2.测定颅内压力，了解蛛网膜下腔有无阻塞。

3.做腰麻或造影。

4.做鞘内注射治疗。

【用物】

治疗盘、腰穿包、测压管、注射器、手套、注射用药、细菌培养管、酒精灯、火柴。

【操作步骤】

1.向患者解释穿刺目的、意义和注意事项。嘱其排出大小便。

2.指导患者去枕侧卧，背部与床边垂直，头尽量向胸前弯曲，双膝屈曲，尽量向胸前靠拢，以扩大腰椎间隙，利于穿刺。

3.常选第3、4腰椎间隙为穿刺点（两侧髂嵴连线和脊棘线交点为第3、4腰椎间隙）。

4.术者戴手套，常规皮肤消毒，铺巾，局麻。

5.左手固定穿刺点皮肤，右手持针由棘间与脊柱呈垂直方向缓缓刺入，穿过黄韧带及硬脊膜时，常有落空感。此时拔出针芯，即可见脑脊液流出。

6.接上测压管测压。移去测压管，收集脑脊液标本送检。

7.穿刺毕，拔出针头，无菌纱布压迫固定。

8.嘱患者去枕平卧4～6小时。观察患者有无头痛、恶心、腰痛等反应。

【注意事项】

1.颅内压明显增高者、穿刺部位有感染性病变者、病危、败血症及全身性感染者禁忌腰穿。

2.颅内压高者严禁放液过多、过快，以防脑疝发生。

3.穿刺过程如发生脑疝，患者瞳孔散大，意识不清，呼吸节律改变，应立即停止放液，并向椎管内注入空气，或生理盐水10～20mL，快速静滴20%甘露醇250mL。

4.一般患者术后去枕平卧4～6小时，颅内压高者，平卧1～2日。以免引起头痛。

5.嘱患者多饮水，防止颅内压低引起头痛。颅内压高者少饮水，以免增高颅压。

第十三节　胸腔穿刺与胸腔闭式引流的护理

一、胸腔穿刺

【目的】

1.胸腔穿刺(thoracentesis)抽液检查，以明确诊断。

2.抽出胸腔内积液或积气，以解除肺组织压力，改善呼吸。

3.胸膜腔内注药治疗者。

【用物】

治疗盘、胸腔穿刺包1个、止血钳、无菌手套、50mL和5mL注射器各1副，无菌试管数只、酒精灯、火柴、靠背椅、消毒局麻用药。

【操作步骤】

1.使患者了解穿刺的过程及配合要求。有咳嗽者，术前半小时给可待因0.03g口服。

2.患者面向椅背，反坐于靠背椅上，双臂平放椅背上缘，头伏于前臂。病重者可取斜坡卧位，病侧手上举，枕于头下或伸过头顶，以张开肋间。

3.穿刺部位选胸部叩诊实音处。一般在肩胛角下7～8肋间或腋中线第5~6肋间处。包裹性积液者，以X线或B超检查决定穿刺部位。

4.术者戴无菌手套，助手协助打开胸穿包，穿刺部位常规消毒、铺巾、局麻达胸膜。

5.取胸腔穿刺针，止血钳夹闭针尾乳胶管。左手固定穿刺处皮肤，右手持针沿下位肋骨上缘垂直缓慢刺入，当穿过胸腔壁层时，突然阻力消失，助手以止血钳固定穿刺针，术者接注射器，放开止血钳，即可抽吸。当注射器吸满，准备取开时，助手夹闭乳胶管，以防空气进入胸腔。

6.抽液中观察患者情况，如发生剧烈疼痛、呼吸困难、心慌、出汗或阵咳等，应立即停止抽液，协助患者平卧，必要时，皮下注射1：1000肾上腺0.3～0.5mL。

7.抽液或注药毕，拔出穿刺针，盖以无菌纱布，胶布固定。

8.协助患者卧床休息，清理用物。

9.记录抽液性状及患者情况。留取标本及时送检。

【注意事项】

1.有严重出血倾向，大咯血，严重肺结核，肺气肿者禁忌。

2.严格无菌操作，防止胸腔感染及空气进入胸腔。

3.以诊断为目的穿刺，抽液50～200mL，以减压为目的的穿刺，首次不超过600mL，以后每次不超过1000mL。

4.穿刺中应嘱患者避免咳嗽及转动身体，以免使针头移动，损伤肺组织。

5.向胸腔内注药时，可抽积液少许，与药液混合后再注入，以确保药液注入胸腔。

6.穿刺后，应观察患者有无胸痛、憋气等气胸症状，以便及时对症处理。

二、胸腔闭式引流

【目的】

1.胸腔闭式引流（closed thoracic drainage）使气体、液体由胸膜腔内排出。

2.重建胸腔内负压使肺复张。

3.平衡胸腔压力，预防纵隔摆动及肺受压缩。

【用物】

治疗盘、胸腔闭式引流包、无菌持物钳、无菌手套、胸腔引流袋或无菌闭式引流水封瓶，消毒、局麻有药。

【操作步骤】

1.向患者介绍引流的用途及术后注意事项。

2.患者取斜坡卧位。根据临床体征，检查确定手术部位，以甲紫作标记。

3.常规消毒，铺巾，局麻至胸膜壁层，

4.先用注射器做胸膜腔穿刺，以确定最低引流位置。在穿刺处作2cm左右皮肤切口，用直钳分开各肌层直至胸膜腔，以弯止血钳夹住胸腔引流管，伸入胸腔约4~5cm，末端接无菌封瓶。用缝线固定引流管于皮肤上。无菌敷料覆盖，胶布固定。

5.协助患者取半卧位，整理用物。

【注意事项】

1.严格无菌操作，防止胸腔感染。

2.引流瓶必须置于胸部水平位以下，严防引流液倒流。

3.保持引流通畅，经常向水封瓶方向挤压引流管，防止引流管受压、扭转、阻塞及脱出。检查引流管通畅的方法主要是观察有否继续排出气液和长管中的水柱是否随呼吸上下移动。

4.定时协助患者变换体位，使引流充分通畅。搬动患者或更换引流瓶时，应夹闭引流管上端，以防空气进入胸腔。

5.记录每小时或每日引流量及其性质。正常引流量为：第一个2小时内约100~300mL。第一个24小时内约500mL。第一个8小时多为血性液。

6.拔管。胸腔引流后，如24小时内水柱停止波动，无气体液体排出，经X线检查肺膨胀良好者，即可拔管。拔管时，嘱患者深吸气后屏气，迅速拔除引流管，立即用凡士林纱布覆盖引流口，敷料胶布贴紧。拔管后，应注意观察患者呼吸情况。

第十四节　胃肠减压

【目的】

1.胃肠减压（gastrointestinal decompression）是抽吸出胃肠道内气体及内容物，解除或缓解胃肠道内压力，减轻腹胀。常用于幽门梗阻、肠梗阻及胃肠道术后患者。

2.各种中毒症的洗胃。

3.抽取胃肠内分泌物，以协助诊断。

【用物】

治疗盘、胃管或双腔管、液状石蜡棉球、治疗巾、治疗碗、弯盘、50mL注射器、镊子、听诊器、胃肠减压器、纱布、棉签、胶布等。

【操作步骤】

1.向患者解释操作目的及意义，取得合作。

2.检查胃管是否通畅，减压装置是否有效，各管道连接是否正确。

3.棉签清洁鼻腔，胃管涂以液状石蜡润滑后，一手持纱布托住导管，一手用镊子夹住导管前端，自通气顺利的鼻孔慢慢插入，当导管进入10～12cm达咽喉部时，嘱患者做下咽动作，将导管插入食管直至胃内肠道。

4.用注射器抽吸胃内容物，或用注射器向胃管内注入10～20mL空气，用听诊器在上腹部听到气过水声时，表明导管在胃内，接上胃肠减压器。

5.如行肠减压，插管前应检查双腔管气囊容量及有无漏气。当导管吞至75cm时，由管内抽出少量液体，作酸碱度试验，如为碱性者，表明导管已通过幽门进入肠内，此时向气囊内注入20～30mL空气，关闭其外口，使导管随肠蠕动移行至预期位置。

6.胶布固定导管于面颊或鼻梁，别针固定导管于床单上。整理用物。

【注意事项】

1.胃管插入40～45cm表示已达贲门，50～60cm已达胃内（相当于患者鼻尖至耳垂再至剑突的长度），60～65cm已达幽门。

2.近期有上消化道大出血史及极度衰弱患者慎用。

3.保持引流管通畅。胃肠减压负压一般不超过6.7kPa（50mmHg）。

4.若有阻塞现象，应用生理盐水冲洗导管。

5.禁止进食和饮水，如必须口服药时，需将药物研碎调水后注入，注药后夹管1小时。

6.使用胃肠减压者，每日应给予静脉补液，维持水、电解质平衡。密切观察病情变化，记录引流物量及性质。

7.做好口腔护理。鼓励患者每日做深呼吸4次，必要时给予蒸气吸入，预防肺部并发症。

8.腹部膨胀消除，肠蠕动恢复，即可拔管。拔管时应捏紧导管，患者做深呼吸，迅速拔出。

第十五节　三腔管止血

【目的】

三腔二囊管（sengstaken-blackmore tube）压迫止血是在门静脉高压引起食管胃底静脉破裂大出血时，利用充气气囊压迫胃底和食管静脉出血处，以达到止血的目的。

【用物】

三腔二囊管、液状石蜡、50mL注射器、止血钳、宽胶布、治疗碗、胃肠减压器、滑车牵引装置。

【操作步骤】

1.检查气囊是否漏气。向胃气囊充气150～200mL，食道气囊充气100～150mL，置于水中，观察是否有气泡。当证实无漏气且胃管通畅后，在管与远端分辨三个腔的通道，以免搞错。

2.向患者解释插管的必要性及配合事项，以取得合作。

3.患者取平卧位或斜坡卧位。

4.抽尽气囊内残气，润滑三腔管前段及气囊部分，自鼻孔徐徐插入，至咽部时，嘱患者做吞咽动作，直至管已插入50～60cm，抽得无内容物，表明头端已达胃部。

5.向胃气囊充气150～200mL，用止血钳夹住管口，向内外提拉导管，感管子不能再被拉出并有轻度弹力时，利用滑车装置在管子末端悬以约0.5kg重物作牵引压迫。

6.抽取胃液观察止血效果，如仍有出血，再向食管气囊充气100～150mL，夹住食管气囊。将胃管接于胃肠减压器上，以观察出血情况。

7.置管期间，每12小时应将气囊放空10~20分钟。如有出血再充气压迫。

8.出血停止24小时后，先排空食管气囊，放松牵引，后排空胃气囊，观察12～24小时，确无出血后，给口服液状石蜡20～30mL，抽尽气囊内气体后，缓缓拔出导管。

【注意事项】

1.导管三个腔通道应标记清楚易于辨认。

2.插管后，患者应侧卧位或头部侧转，以利咽部分泌物吐出，

必要时，用吸引器吸出，以防发生吸入性肺炎。

3.严密观察有无呼吸困难，烦躁，胸闷，以防气囊上滑，堵塞咽喉。出现上述症状，应放气，去除牵引。

4.置管时间一般不超过3～5日，以免食管、胃底黏膜受压而溃烂、坏死。

5.置管期间，应禁饮食，保持鼻腔和口腔清洁。给予静脉补液，维持水、电解质平衡。

第十六节 腹腔穿刺与置管引流

一、腹腔穿刺（abdominal paracentesis）

【目的】

1.腹腔穿刺抽腹水协助诊断。

2.放腹水缓解压迫症状。

3.腹腔内注射药物，用于治疗。

【用物】

治疗盘、胸腔穿刺包、手套、10mL及50mL注射器、腹带、标本瓶、橡胶布、浴巾、水桶、局麻及急救药品等。

【操作步骤】

1.嘱患者排空尿液，并向其解释穿刺的目的及注意事项。

2.协助患者取坐位或斜坡卧位。将腹带置于患者腰带背部下，腹下部垫以橡胶布及治疗巾。

3.穿刺点可选脐与髂前上棘连线的中、外1／3交界处，或脐与耻骨连线中点偏左或偏右1～2cm处。

4.常规皮肤消毒、铺巾、局麻。术者左手固定穿刺点，右手持穿刺针缓缓刺入腹腔，刺破腹膜时，可有落空感。先用注射器抽吸腹水留标本送检。然后在针栓处接一乳胶管，将腹水引入水桶中。

5.放液速度宜慢，初次放液不宜超过3000mL。随腹水的流出，助手应由上而下逐层收紧腹带，以防腹压突降引起虚脱、休克。

6.密切观察患者面色、呼吸、脉搏等，如有晕厥、休克，应报告医师，停止放液，安静平卧，给予及时处理。

7.腹穿完毕，拔出穿刺针，局部消毒，覆盖纱巾，胶布固定，再紧好腹带。

8.整理用物，嘱患者卧床休息12小时，并记录腹水量及性状。

【注意事项】

1.粘连性结核性腹膜炎，巨大卵巢囊肿及肝昏迷前期禁忌穿刺。

2.穿刺前可测量患者体重及腹围，以便术后对照。

3.腹水若为血性，取得标本后应停止抽吸或放液。

4.大量放腹水时可引起晕厥、休克、水与电解质紊乱、血浆蛋白质丢失等严重并发症。

5.如腹水流出不畅，可令患者变换体位。

6.放腹水后，应注意穿刺孔有无渗漏，如有渗液，可涂火棉胶封闭，及时更换敷料，防止局部感染。

7.若为诊断性穿刺，可用注射针直接穿刺，无需腹带。

8.整理用物，嘱患者卧床休息12小时，并记录腹水量及性状。

二、双套管引流（double-tube drainage）

【目的】

为胃肠道瘘、胆瘘、胰瘘患者做持续吸引，减少其对周围组织的刺激和腐蚀作用。

【用物】

双套管、负压吸引器、引流瓶、输液用具。

【操作步骤】

1.向患者解释操作的目的和注意事项，取得合作。

2.患者在术中，可根据需要放置双套管，经腹壁切口引出，缝线固定。如为术后置管，应消毒引流管周围皮肤后，拔除引流管，沿窦道插入双套管，缝线固定于腹壁，纱布覆盖。

3.引流管接负压吸引。有冲洗液的输液器连接冲洗管。

【注意事项】

1.双套管近端应置于引流腔最低位，以利充分引流。

2.保持引流管通畅，如引流液突然减少，患者出现腹胀发热，应检查双套管是否脱出或堵塞。如有堵塞，可用生理盐水冲洗。

3.注意引流管周围皮肤清洁干燥，涂复方氧化锌软膏加以保护。

4.密切观察并记录引流液的量和性质。保持水、电解质平衡。

5.一般每周更换管子1～2次。

三、烟卷引流

【目的】

烟卷式引流管（cigarette drain）常用于深部脓肿、腹腔引流及渗血渗液较多的伤口引流。

【用物】

烟卷（乳胶套里卷入细网格纱布制成，放入伤口端剪孔数个），安全别针，纱布等。

【操作步骤】

1.术中置管。手术毕，根据需要将有孔端置于引流腔内，经切口或戳口引出，外端用安全别针固定，以防陷入伤口内。

2.每日换药时，转动烟卷使引流通畅。

3.随引流液减少，将烟卷逐渐向外拔出，并将别针下移，直至全部拔出。

四、T管引流

【目的】

T管引流（T-tube drainage）用于胆管术后，上能引流胆汁，支撑胆道，减压防胆汁外漏及排石。

【操作步骤及护理】

1.患者胆道手术毕，将T型管插入胆总管。T型管上端水平线，一端通肝管，一端通十二指肠，下面垂直部分经腹壁戳口引出，缝线固定于腹壁，外接引流瓶或引流袋。

2.T型管要在腹壁妥善固定，严防脱出。可将小绷带卷置于T型管下接近出口处加以固定，再将纱布固定于皮肤上。

3.观察胆汁量和性质并做记录。如引流出大量血液或24小时总量超过500mL，应报告医生。

4.保持引流通畅，可用生理盐水冲洗引流管，并经常检查是否扭曲、受压。

5.注意无菌操作，预防感染。腹壁引流管伤口应每日消毒，更换敷料。与引流管连接的引流瓶，每日消毒更换。如接引流袋，应每周更换。

6.拔管。术后2周，胆汁量减少，夹管后患者无腹胀、黄疸及发热，胆总管造影显示通畅时，可准备拔管。造影后，应开放T型管1天，使造影剂流出。第2日夹管，如无异常反应，则拔管。

7.拔管后，伤口以凡士林纱布填塞，观察渗出情况，渗液多时，及时更换敷料。

第十七节　腹膜透析

【目的】

腹膜透析（peritoneal dialysis，PD）是利用腹膜作半透膜，将透析液灌入腹腔，以清除代谢产物、毒物，纠正水、电解质紊乱与酸碱失衡，从而保持机体内环境稳定。

【用物】

腹膜透析管，腹膜透析液，腹膜透析连接管（Y型连接管），无菌引流袋，无菌手套；置管时需消毒，局麻药品，腹穿包，纱巾，胶布等。

【透析方式】

1.间歇性腹膜透析（intermittent peritoneal dialysis，IPD），是在每个透析期，快速交换透析液，每30分钟交换1次，每天10小时，每周4次。

2.非卧床持续性腹膜透析（continuous ambulatory peritoneal dialysis，CAPD），此法腹腔内始终保留着腹膜透析液，患者不需卧床，透析液袋及导管存于衣内。换液时展开空袋，置于地面。每日交换透析液4次，每周7天。

3.持续循环腹膜透析（continuous cycle peritoneal dialysis，CDPD），此法使用透析机进行透析，于夜间患者休息时进行，交换3次，白天离机保留透析液14小时。

【操作方法】

1.测量患者生命体征、体重及腹围。

2.嘱患者排空膀胱，并介绍操作过程。

3.置管。术者常规消毒、局麻，选脐下3～5cm正中作切口，分层切开腹膜，用卵圆钳将透析管送入膀胱直肠陷窝，腹膜荷包缝合。短期透析者，可选用无涤纶套透析管，长期透析常选用Tenckoff管，有双涤纶套，可防滑脱感染。

4.透析管外接Y型连接管一端，另二端分别接新鲜透析液及废液袋，即可进行透析。透析液用前应置于室内，使其升温。

5.根据具体情况，选择不同透析方式进行透析。

6.每次透析应准确记录输入、排出的液量及时间，观察透出液的色泽及透明度，经常做显微镜及细菌学检查。

【注意事项】

1.广泛的腹腔粘连及广泛的腹部皮肤感染绝对禁忌。

2.严格无菌操作。

（1）更换透析液、透析管道时，必须戴口罩，清洗双手。

（2）透析主机管道系统以及透析过程中各个环节都要保证严格无菌。

（3）透析液使用前应检查有无浑浊、沉淀、霉变及破损。

（4）透析室要保持清洁，定期消毒。

3.保证腹透管在位。连接管每1~6月更换1次。透析液在腹内停留期间，管道应密闭。

4.透析管皮肤出口处应保持清洁、干燥，每周换药1~2次。

5.鼓励患者进行高蛋白、高维生素、低碳水化合物饮食、低脂肪、低磷饮食。

6.透析前后应观察患者生命体征，测体重，定期进行血生化检查。

7.注意并发症的防治。

（1）腹痛：去除病因，透析液中加入普鲁卡因或利多卡因。

（2）引流不畅：导管移位时，可嘱患者变换体位或取半卧位；疑有阻塞时，可用肝素或尿激酶冲洗；腹胀者可给予灌肠或少量新斯的明。

（3）透析液渗漏：严密缝合腹膜，术后5~14日再开始透析1~2日，一般休息数日后可自行停止。

（4）腹膜炎：应以预防为主。一旦感染，应用2L透析液连续3次冲洗腹腔，然后在透析液中加入广谱抗生素进行透析，以后可根据细菌培养结果调整抗生素。

（5）水、电解质紊乱：水分过多，加强超滤；缺水时，应用等渗盐水或血浆扩容；及时调整透析液中相应离子浓度。

（6）肺部感染：鼓励患者深呼吸、翻身、变换体位，必要时应用抗生素。

（7）低蛋白血症：鼓励患者进行高蛋白、高维生素饮食。

第十八节 灌肠法

一、大量不保留灌肠

【目的】

1.大量不保留灌肠（high-volume enema）可解除便秘和腹胀。

2.手术前做肠道准备。

3.灌入药物进行治疗。

【用物】

治疗盘、灌肠筒、橡胶管、玻璃接管、肛管（24～26号）、弯盘、水温计。另备便盆、输液架、屏风。灌肠液：常用0.1%～0.2%肥皂液、生理盐水，成人用量每次500～1000mL，小儿每次200～500mL；液温39℃～41℃，降温用28℃～32℃，中暑用4℃等渗盐水。

【操作步骤】

1.备齐用物携至患者床旁，向患者解释操作目的及意义，取得合作，并嘱排尿。大病房以屏风遮挡。

2.患者取左侧卧位，双膝屈曲，退裤至膝部，臀部移至床沿，臀下垫橡胶单及治疗巾，弯盘放于臀边。不能控制排便的患者可取卧位，臀下置便盆。

3.灌肠筒挂于输液架上，高于床面40～60cm，润滑肛管前端，排除管内气体，将肛管夹闭。

4.左手分开臀部，露出肛门，嘱患者张口呼吸，右手将肛管轻轻旋转插入肛门约7～10cm，固定肛管，松开止血钳，使灌肠液缓慢流入。

5.观察筒内液面及患者反应。如液面不动，应稍移动肛管，避开粪块堵塞。如有腹胀或便意，应放低灌肠筒嘱患者张口深呼吸，减低腹压。如患者出现面色苍白，出冷汗，心慌气短，脉搏加快时，应立即停止灌肠，报告医生处理。

6.溶液将流完时，夹闭橡胶管，用手纸包住肛管，轻轻拔出放入弯盘。嘱患者平卧，保留5～10分钟后再排便。

7.便毕，取走便盆、橡胶单、治疗巾等，协助患者穿衣，整理用物及床单位。记录灌肠结果。

【注意事项】

1.急腹症、消化道出血、妊娠及心脏病患者应禁忌灌肠。

2.肝昏迷患者禁用肥皂水灌肠，伤寒、痢疾患者可采用少量低压灌肠（灌肠液不超过500 mL，不高于肛门30 cm）。

3.插管前应检查患者有无肛门疾患，插管动作应轻柔，以免造成损伤。

二、小量不保留灌肠

【目的】

小量不保留灌肠为解除粪团嵌顿或便秘，减轻腹胀。适于腹部或盆腔术后及危重、孕妇、老、幼患者。

【用物】

治疗盘、漏斗或100 mL注射器、肛管（20～22号）。灌肠液：常用“1、2、3”灌肠液（50%硫酸镁30 mL、甘油60 mL、温开水90 m l）或水和甘油各60～90 mL。其余同大量不保留灌肠。

【操作步骤】

1.准备工作同大量不保留灌肠。

2.将注射器或漏斗与肛管相连，吸取或倒入灌肠液，润滑肛管前端后，排气夹管，插入肛管，松夹，缓缓注入灌肠液。注毕，夹管后拔管。嘱患者保留溶液10～20分钟再排便。

3.整理床单位，清理用物，记录结果。

三、清洁灌肠（clean enema）

【目的】

1.清洁灌肠用以彻底清除留滞在结肠内的粪便，以便于检查、造影或手术。

2.稀释和清除肠道内毒性物质。

【用物】

同大量不保留灌肠。灌肠液用0.1%肥皂水500mL，生理盐水5～10L。

【操作步骤】

先用0.1%肥皂水500mL灌入后夹管，待溶液排出后，用生理盐水反复多次进行大量不保留灌肠，直至排出液清洁无粪块为止。

【注意事项】

1.对年老、休克体弱者灌肠时压力要低。

2.注意观察记录灌入量及排出量，以防水中毒。

3.清洁灌肠患者宜取右侧卧位，便于灌肠液达结肠深部。

四、保留灌肠（retention enema）

【目的】

保留灌肠常用以降温、镇静、治疗肠道疾病及补充水分和营养。

【用物】

同剂量不保留灌肠。肛管宜细（20号以下）。灌肠液：常用10%水合氯醛，抗生素溶液或按医嘱配制。溶液量不超过200mL。

【操作步骤】

1.嘱患者排便或行排便性灌肠1次。

2.根据病情决定卧位。慢性菌痢，病变多在直肠和乙状结肠，宜取左侧卧位；阿米巴痢疾，病变多在回盲部，取右侧卧位。

3.患者抬臀10cm铺巾，插入肛管10～15cm，液面距肛门不超过30cm。液量在200mL以内者可用漏斗或注射器低压缓慢注入。液量在200mL以上者，将臀部抬高约20cm，用开放输液吊瓶缓慢滴入，滴速为60～70滴/min。滴液时应注意保温。

4.拔管后，用卫生纸在肛门处轻轻按摩，嘱患者平卧，尽量忍耐，保留药液1小时以上。

5.整理用物并记录。

第十九节 消化道造瘘患者的护理

一、胃造瘘

【目的】

胃造瘘（gastrostomy）是指在胃部作一开口，插入导管，以便灌食，减压及引流。适用于咽喉，食管疾患不能进食者及贲门癌或食管癌术前准备。

【操作步骤】及护理

1.向患者解释操作的目的及过程，以取得合作。

2.术前晚清洁灌肠，预防术后胀气。

3.术者在胃前壁开一小口，放入18～20号导尿管，深约5cm，然后由腹壁口引出，缝合伤口并固定导管。

4.术后72小时，无任何渗漏，可开始灌食。首次由医师灌入开水或葡萄糖液30～60mL，若无不适，可逐渐加量并灌入流。

5.灌食前应拉帘子或用屏风，以保护患者的隐私。

6.灌入或滴入的食物应保持适当温度及速度。灌水前后灌少许温开水，以确定是否通畅及清除管壁残渣。

7.灌食前让患者闻、尝及咀嚼少量食物后吐出，以刺激唾液及胃液分泌，并有助于口腔卫生。

8.观察造瘘口周围皮肤状况，周围以凡士林纱布保护或涂擦氧化锌软膏。

9.记录24小时滴入或灌入食物总量及患者反应。

二、肠造瘘

【目的】

在回肠或结肠部位做人工通道，作为肠道废物排出体外的途径。

【操作步骤】及护理

1.向患者解释行肠造瘘的目的及过程。

2.术前2日控制饮食，术前3日肠道准备。

3.单管式肠造瘘为永久性人工肛门。在腹壁做一切口，止血钳夹造口处，切断肠管，将近侧肠管末端牵至腹壁外5～6cm，用肠钳夹住。远端肠壁周围与腹膜缝合。凡士林纱布包绕近端切口，待肠壁与腹壁发生粘连后，除去肠钳。

4.双管式肠造口为暂时性人工肛门。适用于结肠癌肿切除后短期内须做吻合者。在腹壁切口，提出结肠至腹壁外，将玻璃管置于其下，缝合腹壁各组织层。凡士林纱布包绕外露肠管，以后择期切开。

5.术后3日内注意观察造口处血运情况及有无回缩。若发现黏膜发紫变色或肠段下陷，应及时报告医生。

6.防止瘘口狭窄。术后1周开始用戴指套手指扩张瘘口，每周2次，每次5～10分钟，持续3个月。注意不宜用力过猛，避免损伤。

7.保持瘘口周围皮肤清洁、干燥。用凡士林纱布在瘘口周围包绕，周围皮肤涂复方氧化锌软膏。排便后立即更换敷料以防皮肤糜烂。

8.腹部切口愈合良好，人工肛门排便通畅者，可出院。

9.健康教育。

（1）鼓励患者及家属正视瘘口，并参与瘘口的照顾工作。

（2）指导患者使用人工肛门袋。应至少备2个肛门袋，交替使用。每次更换时，应以清水将周围皮肤洗净，涂上氧化锌油膏保护皮肤，袋口紧贴于造口处，以弹性带系于腰间。袋内积有粪便时应及早倾倒清洗。

（3）饮食指导。进食时应细嚼慢咽，且需摄取足够的液体及营养。避免进食产气性食物及会引起便秘食物。

（4）训练定时排便习惯。

（5）术后1～3月内勿参加重体力劳动，避免增加腹压，以防肠管外翻。

（6）让患者了解并接受性生活的改变。

（7）定期来院复查。若发现人工肛门狭窄或排便困难，及时检查处理。

三、胆囊造瘘

【目的】

减低胆道压力。适用于急性胆囊炎及化脓性胆管炎不宜施行胆囊切除者及胆囊穿孔有化脓现象和粘连严重者。

【操作步骤】

1.向患者解释操作目的及过程，并留置胃管。

2.在胆囊壁开一小口，用20～22号导尿管或蕈状导尿管插入胆囊内4～6cm，荷包缝合固定后由戳口引出。

3.术后瘘管接引流瓶或引流袋，妥善固定，以防脱出。

4.保持引流通畅。术后3～5天可用生理盐水缓缓冲洗，以防引流不畅。

5.观察并记录每日引流量及性状。

6.术后2～3周无胆汁排出，可拔除造瘘管，瘘口以凡士林纱布填塞，可自行愈合。

第二十节　导尿术

【目的】

1.解除尿潴留。

2.取无菌尿液标本做检查，以助诊断。

3.大手术、全麻或盆腔内器官术前准备。

4.昏迷、尿失禁患者留置导尿。

5.测量膀胱容量、压力及残余尿。

6.膀胱内注入药物治疗。

【用物】

治疗盘、无菌导尿包、无菌手套、橡胶布及治疗巾、弯盘、纱布、0.1%苯扎溴铵、棉球，必要时准备检验标本容器、酒精灯及火柴。另备便盆、屏风。留置导尿时备一次性尿袋、止血钳、宽胶布。

【操作步骤】

1.备齐用物携至床旁，向患者解释说明操作目的及意义，以取得合作，并用屏风遮挡患者。

2.嘱患者自己用肥皂水和清水洗净外阴，不能自理者给予协助。长期留置者，应先剃除阴毛。

3.站患者右侧，帮助脱去对侧裤腿，盖在近侧腿上并适当遮盖。患者仰卧，两腿屈膝外展分开。

4.将橡胶布及治疗巾垫于臀下，治疗碗、弯盘置于外阴附近。用血管钳夹苯扎溴铵溶液消毒外阴。女性患者顺序为阴阜、大阴唇、小阴唇、尿道口；男性患者为阴阜、阴囊、阴茎、尿道口。将弯盘、治疗碗移至床尾。

5.打开导尿包，置于两膝之间，倒苯扎溴铵溶液于小药杯内，戴手套，铺洞巾，使洞巾和导尿包内层包布形成一无菌区。

6.液状石蜡润滑导尿管前端。女性患者，以左手分开并固定小阴唇，右手持镊子夹苯扎溴铵棉球由内向外消毒尿道口、双侧小阴唇，然后持另一镊子夹导尿管轻轻插入尿道4～6cm左右，见尿液流出后再插入1cm，用弯盘接取尿液；男性患者，以左手提阴茎使之与腹壁成60°角，显露尿道口，消毒尿道口及龟头后，夹导尿管轻轻插入20～22cm，见尿液流出，再插入约2cm，用弯盘接取尿液。留尿培养者，直接导尿入无菌试管，以防污染。

7.导尿毕，反折尿管后拔出。擦净外阴，整理床单及用物。记录导尿结果。

8.若留置导尿，导尿管需要固定。女性患者，用三叉胶布固定，宽大部分固定在阴阜上，中间短条固定导尿管，两边长条于导尿管上交叉后固定于会阴部；男性患者，以蝶形胶布固定在阴茎两侧，再以胶布轻轻环绕固定，胶布狭端用线绳将其与尿管结扎。

9.将尿管末端与一次性尿袋连接，悬挂于床旁。若为间歇性排尿，以止血钳夹闭引流管，定时开放。

【注意事项】

1.严格无菌操作。女性患者导尿时误入阴道或脱出时，应更换尿管后再插入。

2.插尿管动作要轻柔，如遇阻力，可嘱患者张口深呼吸片刻后再插，以免损伤尿道黏膜。

3.膀胱高度膨胀且极度虚弱者，第一次放尿不应超过1000mL，以免导致虚脱或血尿。

4.留置尿管者，应保持引流通畅。每日膀胱冲洗2次。

5.一次性尿袋每3天、导尿管每周更换1次，保持尿道口清洁，防止感染。

6.嘱患者多饮水。

第二十一节　膀胱冲洗

一、开放式冲洗法

【目的】

1.清洗膀胱内沉积物，以减轻刺激和疼痛。

2.维持尿液引流通畅，预防感染。

【用物】

治疗盘、无菌膀胱冲洗器、治疗碗、弯盘、纱布、乙醇棉球；冲洗液常用1∶8000高锰酸钾、3%硼酸、1∶5000呋喃西林、1∶5000依沙吖啶或生理盐水等，溶液温度37～38℃，液量1000～1500mL。如无留置尿管者，需备导尿用物。

【操作步骤】

1.向患者解释操作的目的及意义，以取得合作。

2.在有留置导尿管的基础上，先将尿液放尽，消毒导尿管及玻璃接管，手持无菌纱布拔下玻璃接管，包裹后放置床旁，以防污染。

3.用冲洗器吸取无菌冲洗液，接导尿管将冲洗液缓缓注入膀胱，然后让其自行流出或缓慢吸出，如此反复冲洗，直至回流液清净为止。

4.冲洗毕，消毒导尿管口后连玻璃接管，更换引流袋或无菌橡胶管及贮尿瓶。

5.整理用物。

【注意事项】

1.严格无菌操作，防止感染。

2.冲洗及抽吸时不可用力过猛，避免鼓膜损伤。

3.吸出的液体不得再注入膀胱。

4.若吸出液量少于注入量，可能因尿管在膀胱内位置不当，或有沉积物堵塞，应及时加以调整或增加冲洗量。

二、密闭式冲洗法

【目的】

同开放式冲洗法。

【用物】

无菌密闭冲洗装置一套：瓶内盛无菌冲洗液，橡胶导管3根（长约60～90cm），Y型管，玻璃接管，莫菲氏滴管。贮尿瓶、输液架、输液调节夹、血管钳、弯盘、纱布、乙醇棉球。

【操作步骤】

1.备齐用物，携至病房。向患者解释操作目的及意义，取得合作，并将密闭冲洗装置倒挂于输液架上。

2.在留置导尿管基础上，无菌操作下，消毒导尿管口，Y型管上端接冲洗瓶，另两端分别连接导尿管及排尿引流管，贮尿瓶置于床下。

3.吊瓶高度距患者骨盆1m左右，Y型管放于膀胱同一水平，以使尿液引流彻底。

4.冲洗前先将尿液放尽，夹闭排尿引流管，打开输液调节夹，使冲洗液以40～60滴/min的速度流入膀胱。

5.当滴入100～200mL左右时，关闭输入管，开放排尿引流管，使尿液流入贮尿瓶内。观察尿流速、色泽及浑浊度。

6.如此反复冲洗，直至回流液清澈为止。

【注意事项】

1.一次注入量不宜超过300mL。待回流液排尽后，再行注洗。

2.冲洗装置每周更换1～2次。

三、潮式冲洗法

【目的】

同开放式冲洗法

【用物】

潮式冲洗装置一套：冲洗吊瓶、输液调节夹、莫菲氏滴管、Y型管、玻璃管、压力计、倒置U型管、T型管。贮尿瓶、输液架。

【操作步骤】

1.准备工作同开放式冲洗法。在无菌操作下，将导尿管与潮式冲洗装置连接。

2.测量膀胱容量和压力。将U型管置于膀胱同一水平，测压计标尺的零点也置于此水平。测量膀胱容量后，夹住流向虹吸管一端的导管，开放输入管，以每分

100～200滴速度使冲洗液流入膀胱。每进入50mL，记录压力一次，直至膀胱容忍度，记录此高度。

3.将虹吸管固定在膀胱容忍度的高度处，松开流向虹吸管侧的橡胶管夹子，开放输入管，使冲洗液以50～60滴/min的速度流入膀胱。当膀胱充盈超过容忍度时，则引起虹吸作用，产生潮式引流。待膀胱内液排尽后，虹吸作用消失，第二周期冲洗开始，如此循环不息。

【注意事项】

1.宜选用18～22号导尿管，用大口径玻璃管，以保证引流通畅。

2.正常膀胱容量为400mL左右，膀胱内压力为0.98～1.96kPa（10～20cmH_2O）。虹吸管固定高度不能超过正常膀胱压力，以免膀胱内超压使患者不适。

3.若引流管内尿液呈持续流出，或在发生虹吸作用后膀胱不能排空，表示装置有漏气或不完善，应及时调整。

第二十二节 耻骨上膀胱穿刺

【目的】

1.用于急性尿潴留导尿未成功者，以排出尿液保护膀胱功能。

2.经穿刺取膀胱尿液做检验及细菌培养。

3.需经膀胱造口引流。

【用物】

长穿刺针、套管针、8号导尿管、100mL注射器、5mL注射器、手套、消毒及局麻药。

【操作步骤】

1.向患者解释操作的目的及意义，取得合作。协助患者取平卧位或斜卧位。

2.下腹部皮肤消毒，于耻骨联合上缘一横指正中部为穿刺点行局麻。

3.以穿刺针略向后下倾斜刺入膀胱，常有落空感。拔出针芯，即有尿液流出，吸尽尿液并送检合作细菌培养。

4.如用套管针穿刺做耻骨上膀胱造口术者，可先用套管针在穿刺点穿刺成功后，拔出针芯，将8号导尿管经套管送入膀胱，观察尿液引流通畅后，拔出套管，固定导尿管。

5.整理用物。

【注意事项】

1.严格无菌操作。

2.穿刺前，膀胱内需有一定量的尿液。

3.对有膀胱手术史的患者，穿刺需慎重，以防穿入腹腔，伤及肠管。

4.过分膨胀的膀胱，抽吸尿液时宜缓慢，一次抽液不得超过400mL，以防膀胱内减压过速引起休克或出血。

5.置引流管者，应保持引流通畅。嘱患者多饮水。

第二十三节　泌尿道造瘘患者的护理

【目的】

泌尿道造瘘是在尿液不能通过正常的径路排出体外时，暂时或永久性地建立尿路造口以排出尿液，维护肾功能。根据梗阻部位，可分为肾及肾盂造瘘、输尿管及膀胱造瘘。

【操作步骤与护理】

1.肾及肾盂造瘘　引流管经肾实质放入肾盂为肾造瘘；引流管直接放入肾盂则为肾盂造瘘。引流管一般以带有5mL囊的16号导管为宜，从侧腹部腋中线靠前部位切口引出。

2.输尿管造瘘　暂时性造瘘常用有侧孔的细塑料管，插入输尿管远段，经腹壁引出体外；永久性造瘘，部位常选腹前壁外侧，腰带水平以下，造瘘部位做一大的乳头，插入导管，固定于腹壁。

3.膀胱造瘘（cystostomy）　多采用局麻下做一小切口，经套管针穿刺后置管于膀胱内。造瘘前应使膀胱充盈，紧贴前腹壁，以免伤及肠管。

4.术后，应妥善固定引流管，避免牵拉及向内推入。

5.保持引流通畅。经常检查引流管有无堵塞、扭曲或受压。

6.观察引流尿液的颜色、性状，记录24小时引流量，如发现出血或无尿，应及时报告医生处理。

7.每日更换伤口敷料，清洗导尿管周围分泌物。

8.预防尿路感染。

(1)术后应鼓励患者多饮水。

(2)每日消毒尿道外口2～3次，每3天更换一次引流管的连接管，必要时按医嘱给予抗生素。

(3)长期留置造瘘者，应每2～3周更换导尿管1次，以免导尿管上沉积过多尿结石。换管时，须备好一根相同的引流管，将造口周围清洗干净，消毒后，拔出原引流管，立即插入备好的引流管，可避免插入困难。

9.造瘘管一般不冲洗。如病情需要必须冲洗时，应严格按无菌操作进行，以低压小量冲洗。

10.术后12天拔出导管。过早拔管，瘘管尚未形成，会导致尿液渗漏。拔管前，应了解尿路通畅情况。若夹管3天无异常反应，如腰胀、发热，或在患者卧位将引流管提高超过躯体30～40cm的高度，如患者无不良反应，下方尿路通畅，即可拔管。

第二十四节 牵引术

【目的】

1.牵引术(traction)用以牵拉关节或骨骼，使脱位的关节或错位的骨折复位，并维持复位后的位置。

2.牵拉及固定关节，以减轻关节面所承受的压力，缓解疼痛，使局部休息。常用以治疗关节炎症等。

3.矫正和预防关节挛缩畸形。

【牵引种类】

1.皮牵引。

2.骨牵引。

3.兜带牵引。

【用物】

1.牵引床、牵引架、床脚木垫、扩张板、牵引绳、滑轮、重锤。必要时，备棉垫或棉花。

2.皮牵引　皮牵引套一副（根据肢体粗细长短选择大、中、小号牵引套）或胶布、纱布绷带（小儿用6.6cm宽，成人用10cm宽绷带）、苯甲酸酊（婴儿禁用）。

3.骨牵引　骨牵引器械包（内备骨圆针和克氏针、手摇钻、钉锤）、切开包（内备弯盘、消毒碗、手术刀及刀柄、剪刀、血管钳、消毒巾、缝合针线及消毒纱布）、牵引弓、无菌手套、局麻及皮肤消毒用品。

4.兜带牵引　兜带（枕颌兜带、骨盆兜带及帆布脚兜）。

【操作步骤】

1.术前准备。

（1）向患者介绍实施牵引的重要性、目的及注意事项，以便更好地配合治疗。

（2）牵引肢体局部皮肤必须用肥皂和清水擦洗干净，去除油污。必要时剃毛。行颅骨牵引时，应剃除全部头发。

（3）皮牵引时应根据肢体的粗细长短选择皮牵引或准备合适的胶布。胶布两头分叉劈开，以扩展其宽度。在胶布长度中点粘着面上放置比肢端稍宽的中央有孔的扩张板。

（4）骨牵引术前应询问药物过敏史，尤其是普鲁卡因过敏史，如过敏，可改用1%利多卡因。

（5）勃朗架及托马斯架应包扎平整。

2.皮牵引。

（1）用皮牵引套牵引时，将其平铺于床上，需牵引的肢体用大毛巾包裹，骨突处垫以棉花或纱布，将肢体包好，扣上尼龙搭扣，拴好牵引绳。安装牵引架，挂上重锤，悬离地面。

（2）如用胶布，局部皮肤应涂以苯甲酸酊（婴幼儿除外），以增加粘合力及减少对胶布过敏。在与肢体纵轴一致的走向粘贴胶布。

（3）皮牵引重量一般为体重的1／10。

3.骨牵引。

（1）选择穿针部位。①尺骨鹰嘴牵引：屈肘90°，前臂中立位。距鹰嘴顶端3cm尺骨后侧骨皮质1cm处，由内向外穿过骨质。②股骨髁上牵引：自股骨内髁的内收肌腱上方2cm，前方1cm处，由内向外穿入。③胫骨结节牵引：从胫骨结节最高点垂直向后2cm，向下2cm处，由外向内侧穿入。④跟骨牵引：踝关节中立位，从内踝尖与足跟后下缘连线的中点，由内向外穿入。⑤颅骨牵引：先通过两侧乳突划一连线，再从鼻尖至枕外隆凸划一条连线。自二线相交点向外各5cm处或以交点为中心，用颅骨牵引钳的钉齿在横垂线上选两点作为进针部位。

（2）局部皮肤消毒、铺巾，局麻至骨膜下。助手将入口处皮肤稍向反牵引方向拉，术者将针尖呈水平方向刺入皮肤，也可用尖刀刺一小切口，经皮下达骨质，术者注意水平方向有无偏斜，助手注意高低，在不断校正下用钢锤将钉子打穿骨质，从对侧皮肤穿出。针孔处皮肤用乙醇纱布覆盖。

（3）装上相应的牵引弓。系上牵引绳，通过滑车，加上所需重量进行牵引。

（4）牵引针的两端套上软木塞或有胶皮盖的小瓶，以免刺伤皮肤或划破被褥。

（5）颅骨牵引，用安全钻头钻穿颅骨外板，将牵引弓两侧的钉尖插入此孔，旋紧固定螺丝，扭紧固定，以防滑脱。

（6）牵引重量根据病情和部位确定，下肢一般是体重的1/10~1/7。

4.兜带牵引。

（1）枕颌兜带牵引：可采取坐位或卧位，将兜带分别兜住下颌及后枕部，定时、间歇牵引。牵引时，注意兜带不可压迫两耳及头面两侧。

（2）骨盆兜带牵引：用特制胸部及骨盆兜带，将胸部兜带拴在床架上和反牵引，在骨盆兜带上加适当重量，可定时间歇牵引。

（3）帆布脚兜牵引：用于临时牵引固定下肢。一般只用2.5kg牵引力。且宜短期应用，长时间使用易导致血液循环障碍。

【注意事项】

1.凡新上牵引的患者，应列入交接班项目。

2.保持牵引的有效性。

（1）牵引重锤应保持悬空，牵引重量不可随意增减或移去，以免影响骨折的愈合。

（2）牵引绳与被牵引的肢体长轴应成直线。牵引绳不应有其他外力作用，以免影响牵引力。

（3）保持反牵引力量。颅骨牵引时，应抬高床头，下肢牵引时，应抬高床尾。如身体移位，抵住了床头或床尾，应及时调整，以免失去反牵引作用。

3.皮牵引时，应密切观察患者患肢血液循环，如出现青紫、肿胀、发冷、麻木、疼痛、运动障碍，以及脉搏细弱时，应详细检查，分析原因并报告医生。

4.皮牵引时，注意胶布绷带有无松脱，扩张板是否位置正确，应随时予以调整。观察胶布边缘处皮肤有无水疱或皮炎，如有水疱，应去胶布，用注射器抽吸，并给予换药；如面积较大，应立即去除胶布，暂停牵引，或换用其他牵引方法。

5.骨牵引时，穿针处，皮肤应保持清洁，预防感染。每日用75%乙醇滴注穿针处，如牵引针有滑动移位，应消毒后，予以调整。

6.对骨折或脱位患者，应每日测量肢体的长度，以免牵引过度。在牵引开始数日，可用X线透视或拍片，了解骨折对位情况，并及时调整。

7.牵引重量一次性加到适宜的最大量，复位后应逐渐减少。对关节挛缩，应以逐渐增加为原则。牵引重量一般为体重的1／12～1／7。

8.预防并发症。

（1）预防足下垂：可用托脚板将足部托起。

（2）预防压疮：凡骨隆突部位，如肩胛部、骶尾部、足跟、踝关节等处，易受压发生压疮。应用乙醇局部按摩，或用棉垫、软枕、棉圈加以保护。

（3）坠积性肺炎：鼓励患者每日定时利用牵引架上拉手抬起上身，做深呼吸运动及有效咳嗽。

（4）泌尿系感染：协助患者每日定时适当变换体位，嘱其多饮水。

（5）便秘：调节饮食，多进食含高纤维素食物。每日做腹部按摩，必要时，应用缓泻剂。

（6）血栓性静脉炎：应指导患者进行有规律功能锻炼，如股四头肌静止收缩，各关节的全范围活动。

第二十五节　石膏绷带术

【目的】

1.石膏绷带术（plaster bandage）是指骨折及脱位关节复位后，用石膏绷带对损伤部位起制动、支持及保护作用。

2.预防畸形。

3.矫正畸形。

【用物】

水桶及水、石膏绷带、各种衬垫、剪刀、石膏刀、石膏锯、石膏剪、记号笔、橡胶制鞋跟或金属镫（用于负重下肢石膏）、无菌敷料（有伤口）、石膏台（打大型石膏）。

【操作步骤】

1.术前准备。

（1）对患者解释操作过程及术中石膏散热属正常现象。

（2）做好打石膏处的皮肤准备。用肥皂及清水清洁皮肤并擦干；若有伤口应更换敷料；发现皮肤异常应记录并报告医生。

（3）在打石膏处的皮肤表面覆盖一层衬垫，可用棉质筒套、棉垫或棉纸。

（4）拍片，以备术后对照。

2.摆好患者体位，肢体关节必须固定在功能位或所需的特殊体位，中途不能随意变动。

3.打石膏。

（1）在水桶内盛水（水温40℃左右），将石膏卷平放并完全浸没在水中。

（2）等石膏卷在水中停止冒气泡时，两手持石膏卷两头取出，两手向中间轻挤，挤出过多水分。

（3）使石膏卷贴着躯体向前推动，并边推边在绷带上抚摩以使绷带各层贴合紧密，无缝隙且平滑无褶。推时应从肢体近侧向远侧推，每一圈绷带盖住上一圈绷带的下1/3。一般包5~7层，绷带边缘、关节部及骨折部要多包2~3层。切勿在包石膏绷带时将石膏绷带卷翻身再包。石膏不可过紧或过松。

（4）曲线明显、粗细不匀之处要用拉回打折的方法，使绷带贴合体表。

4.捏塑石膏未定型前，须适当捏塑。用手不断按摩直至石膏干固定形，使之固定牢稳，不移动位置。经常捏塑的几个关键部位是：髌骨上缘两侧、锁骨上下缘、髂前上棘上方等处。

5.包边将衬垫从内面向外拉出一些，包起石膏边，用石膏糊粘贴在石膏上。若无衬垫，可用一宽胶布沿石膏边包起来。

6.表面整理在石膏表面涂上石膏糊，加以抚摩，使表面平滑。

7.标记用红记号笔在石膏外侧写上打石膏的日期及预定拆石膏的日期。

8.干燥。

（1）天气较热时可将石膏暴露在空气中，自然风干；天气较冷时可用热风机吹干。使用热风机时应距石膏46cm，并经常移动以吹及整个石膏。勿用灯烤使石膏干燥，因为灯烤易引起皮肤灼伤。

（2）石膏未干时不可用手指压石膏，托起石膏时应用手掌而不要用手指。

（3）石膏干燥表现为：无气味；叩时声音较清脆；色白且有反光；触之温度与周围温度接近。

9.开窗为减压、局部检查或伤口引流、换药可在石膏上开窗。用铅笔划出范围，用石膏刀沿划线向内侧斜切，边切边将切开的石膏向上拉直至切开。已经开窗的石膏须用棉花填塞后包好，以防软组织向外突出。

10.切开肢体肿胀时，为防止血管、神经受压，可将石膏切开。用石膏剪或石膏刀将石膏切开。注意切剪时勿伤及皮肤。

11.拆除一般用石膏剪、石膏刀或石膏锯将石膏剖开，拆除。操作时注意勿伤及皮肤。

【石膏类型】

上肢石膏：长臂石膏，短臂石膏

下肢石膏：长腿石膏，短腿石膏

固定躯干石膏：石膏背心，石膏围腰，石膏领围，石膏床

人字形石膏：肩人字形石膏，髋人字形石膏

【注意事项】

1.观察。

（1）皮肤状况。有无颜色改变、温度改变，有无压疮（尤其在石膏边缘）。对于石膏下皮肤可借助反光镜尽量观察。

（2）压迫症状。有无疼痛、苍白、麻痹、脉搏消失、感觉异常及温度改变。

（3）石膏固定肢体的末端血液循环情况，并两侧对比。

（4）石膏情况。有无潮湿、污染、变形或断裂；有无过紧或过松；有无异常“热点”。

（5）感染迹象。有无生命体征变化；石膏内有无异味或臭味；有无血象异常。

（6）石膏综合征。常发生于躯体石膏固定的患者，表现为持续恶心，反复呕吐，

腹胀及腹痛。

（7）石膏下有无出血或渗出。若血液或渗出液渗出石膏外，用笔标记出范围、日期，记录并报告医生。必要时协助医生开窗以彻底检查。

2.皮肤护理。

（1）对石膏边缘及受压部位的皮肤进行皮肤护理及按摩。用乙醇或乳液擦抹可能摩擦到的皮肤，勿用粉剂。

（2）保持石膏末端暴露的手指/足趾、指/趾甲清洁，易于观察。

（3）髋人字形石膏及石膏背心患者大小便后，应清洁臀部及会阴，并注意勿污染及弄湿石膏。

（4）禁止患者将异物放入石膏内或搔抓石膏下皮肤。一旦石膏内有异物应立即取出，若不能取出的应立即报告医生。

（5）禁止患者将石膏内衬垫取出。

（6）每次在患者翻身时注意扫去床上的石膏渣，保持床单清洁平整。

3.对石膏的护理。

（1）注意保持石膏的清洁及干燥。

（2）石膏未干时应用枕垫垫好，以防对骨突部位产生压迫。

（3）石膏未干时不可用手指压迫石膏表面，托起时应用手掌而非手指。

4.患者的体位。

（1）四肢包扎石膏的需将患肢抬高，以预防肢体肿胀及出血。

（2）石膏背心及人字形石膏患者勿在头及肩下垫枕，避免胸腹部受压。

（3）下肢石膏应防止足下垂及足外旋。

5.注意包石膏肢体的保暖，防止冻伤。

6.若发现局部压迫症状，应及时在疼痛处开窗或更换石膏。若发生肢体肿胀，影响血液循环及神经功能时应及时切开，切开时应切开石膏的全长和全层。

7.患者的活动。

（1）翻身。术后8小时内勿翻身，8～10小时后应协助患者翻身（有禁忌者除外）。翻身及改变体位时应注意保护石膏，避免折断。

（2）关节活动。鼓励患者活动石膏近端及远端的关节，每日数次，防止关节强直并促进血液循环。如臂部石膏固定者可活动肩关节及指关节。

（3）肌肉等长收缩运动。无医嘱时避免石膏固定肢体的肌肉等长收缩运动，经医生许可后可鼓励患者做此运动，清醒时每小时1次。

（4）自理活动。在医生许可的情况下，鼓励患者自理，以增进患者的独立感及自尊。

8.营养增加食物中纤维素的含量，防止因活动减少而引起的便秘；包扎石膏背心的患者应少食易产气的食物，减少腹胀；平衡膳食可促进伤口愈合。

9.拆石膏时的护理。

（1）理解患者拆石膏时的心情。

（2）拆石膏前告诉患者：石膏下的皮肤一般有一层黄褐色的痂皮或死皮、油脂等；其下的新生皮肤较敏感，但不要搔抓，可用一些润肤霜等保护皮肤。去除石膏后，活动时可能产生一些新的不适或疼痛，同时，患者可能产生一种变轻的感觉。

（3）若患者害怕活动或疼痛时，可鼓励患者并给予必要的支持。

第二十六节　小夹板外固定

【目的】

在骨折复位后，用特定夹板固定骨折端，防止骨折移位。多用于四肢长管状骨闭合性骨折。

【用物】

各种小夹板、纸压垫、棉垫、布带、绷带。

【操作步骤】

1.术前准备。

（1）向患者及家属解释小夹板固定的作用及固定后注意事项。

（2）根据骨折部位及患者体形情况，选择适合的小夹板、纸压垫、绷带及布带。

（3）用清水或肥皂水清洗患肢，皮肤有擦伤、水疱者，应先换药或抽空水疱，并用纱布绷带包扎。

2.夹板固定。

（1）将纸压垫准确地放在肢体骨折的适当位置，用胶布固定在绷带外，以免滑动。

（2）依次安放夹板。放妥后，助手以双手把持夹板，术者用布带或绷带捆扎夹板，先捆中间两道，近端一道最后。捆扎时，绕夹板两周后在肢体外侧板打外科结，所有结应打在一条线上，以便调整。

（3）检查布带松紧度，以能不费力上下移动1cm为宜。

【注意事项】

1.术后应抬高患肢，以减轻肿胀。

2.密切观察患肢末梢血运及感觉。如出现肿胀、青紫、苍白、麻木、剧痛等，应检查布带松紧度，及时调整或报告医师处理。

3.防止骨折面移位。上肢固定后用三角巾托起，悬吊于胸前；下肢固定后，搬动时应给予支托。尤其是麻醉未失效时，搬动患者应注意患肢位置，防止骨折移位。

4.随时调整捆扎布带松紧度。复位后4日内肢体肿胀，应每日将布带适当放松。以后肿胀消退，再每日适当收紧布带，但仍应以能上下移动1cm为宜。

5.2～3周后骨折已有纤维连接，可重新固定。以后每周门诊复查1次，直至临床愈合。

6.指导患者进行适当功能锻炼。

（1）骨折一经复位固定，即可开始肌肉纵向功能锻炼，活动手指、足趾和踝关节。

（2）2周后，可进行关节伸屈活动。

（3）4～6周，骨折基本稳定时，下肢骨折可以持拐杖下地行走，但不可持重。

（4）10周后，要除去夹板试行活动，下肢骨折可持拐杖下地逐渐练习持重。

（5）10～12周，可做轻工作，弃拐行走。

第二章　内科护理新进展

第一节　急、慢性支气管炎护理新进展

急性支气管炎是由感染、物理、化学因素刺激或过敏反应等引起的气管、支气管黏膜的急性炎症。常见于寒冷季节或气候突变时，也可由急性上呼吸道感染迁延而来。

慢性支气管炎是指气管、支气管黏膜及其周围组织的慢性非特异性炎症，以慢性反复发作的咳嗽、咳痰或伴有喘息为临床特征。

【一般护理】

1.保持室内清洁、空气流通及适宜的温度、湿度。

2.鼓励病员多饮水，每日饮水量不少于2000mL。给营养丰富的食品，避免刺激性食物及饮料。

【对症处理】

1.急性期发热按发热护理常规执行。

2.对咳嗽剧烈者可给止咳药。痰液黏稠不易咳出时，可给蒸气、超声雾化吸入，轻拍患者背部或指导患者变动体位等，协助患者排痰。

【健康教育】

1.对慢性支气管炎经常发作者，在冬、春季可给支气管炎菌苗、核酪等预防注射，增加机体的免疫力。

2.慢性支气管炎患者，平时应加强耐寒训练，学会腹式呼吸，坚持体育锻炼等，增强机体抗病能力。同时加强个人防护。

第二节　支气管哮喘护理新进展

支气管哮喘是指因致敏原或其他非致敏因素引起的一种支气管反应性过度增高的疾病，表现为不同程度的可逆性气道阻塞症状。哮喘发作时气道阻塞与支气管平滑肌痉挛，气道黏膜水肿及腺体分泌增多有关。诱发或加重哮喘的因素有变应原、感染、环境、药物、精神因素等。临床以反复发作的呼吸性呼吸困难伴哮鸣音、胸闷、咳嗽为主要特征。

【病情观察】

1.密切观察血压、脉搏、呼吸、神志、发绀和尿量等情况。

2.观察药物作用和副作用，尤其是糖皮质激素。

3.了解患者诱发哮喘的病因和变应原，避免诱发因素。

4.密切观察哮喘发作先兆症状，如胸闷、鼻咽痒、咳嗽、打喷嚏等，应尽早采取相应措施。

【对症护理】

1.了解患者有否其他疾病，正确应用支气管解痉剂。

2.应合理给氧、鼓励多饮水，保证每日一定的饮水量。

3.帮助痰液引流、翻身拍背、雾化吸入等。

【一般护理】

1.饮食护理，给予营养丰富的清淡饮食，多饮水，多吃水果和蔬菜。

2.给予精神安慰和心理护理。

3.半卧位，保持病室的安静和整洁。减少对患者的不良刺激。

【健康指导】

1.居室内禁放花、草、地毯等。

2.忌食诱发患者哮喘的食物，如鱼、虾等。

3.避免刺激气体、烟雾、灰尘和油烟等。

4.避免精神紧张和剧烈运动。

5.避免受凉及上呼吸道感染。

6.寻找过敏原，避免接触过敏原。

7.戒烟。

第三节　支气管扩张症护理新进展

支气管扩张症是指由于支气管及其周围肺组织的慢性炎症损坏管壁，导致支气管腔扩张和变形的慢性化脓性疾病。主要原因为支气管—肺组织感染和支气管阻塞，两者互为因果。多起病于儿童和青年。

临床以慢性咳嗽、大量脓痰和反复咯血为主要特征。

【病情观察】

1.观察痰液的颜色、性状、气味和量的变化，必要时留痰标本送检。

2.观察病情变化，有无感染与咯血。

3.观察体温变化。

4.观察有无窒息的先兆症状，及时采取措施。

5.观察各种药物作用和副作用。

【对症护理】

1.根据病情，合理给氧。

2.体位引流。

(1)根据不同部位的病变做体位引流。

(2)引流时间每次为15分钟，鼓励患者咳嗽。引流完毕后给漱口。

(3)每日1～2次(清晨、入睡前)做体位引流。记录引流出的痰量及性质。

(4)引流应在饭前进行，应协助拍背。

3.清除痰液，保持呼吸道通畅，可每日2次进行超声雾化吸入。

4.咯血患者按咯血护理常规。

(1)给予精神安慰，鼓励患者将血轻轻咯出。

(2)给予温凉、易消化半流质，大咯血时禁食。

(3)密切观察止血药物的作用和副作用。

(4)密切观察咯血颜色和量，并记录。

(5)保证静脉通路通畅，并正确计算每分钟滴速。

(6)大咯血患者给予患者侧卧位，头侧向一边。

(7)准备好抢救物品及吸引器。

(8)必要时正确记录特护单。

（9）密切观察有无窒息的先兆症状。

（10）保证病室安静，避免噪音刺激。及时清除血污物品，保持床单整洁。

【一般护理】

1.饮食护理　鼓励患者多进高蛋白，高维生素食物。

2.口腔护理　晨起、睡前、进食后漱口或刷牙等，减少细菌蔓延至呼吸道引起感染。

3.适当休息　适当下床活动，以利痰液引流。

【健康指导】

1.注意保暖，预防上呼吸道感染。

2.注意口腔清洁，勤漱口、多刷牙，定期更换牙刷。

3.锻炼身体，增强抗病能力。

4.保持呼吸道通畅，注意引流排痰。

5.定期做痰细菌培养，尽早对症用药。

第四节　自发性气胸护理新进展

自发性气胸是指在没有创伤或人为的因素下，肺组织和脏层胸膜自发破裂，空气进入胸腔所致的气胸。临床以急性胸痛、憋气、渐进性呼吸困难、干咳为主要特征。

【病情观察】

1.观察患者胸痛、咳嗽、呼吸困难的程度，及时与医生联系采取相应措施。

2.根据病情准备胸腔穿刺术、胸腔闭式引流术的物品及药物，并及时配合医生进行有关处理。

3.观察患者呼吸、脉搏、血压及面色变化。

4.胸腔闭式引流术后应观察创口有无出血、漏气、皮下气肿及胸痛情况。

【对症处理】

1.尽量避免咳嗽，必要时给止咳剂。

2.减少活动，保持大便通畅，避免用力屏气，必要时采取相应的通便措施。

3.胸痛剧烈者，可给予相应的止痛剂。

4.胸腔闭式引流时按胸腔引流护理常规。

【一般护理】

1.给予高蛋白饮食，适量进粗纤维食物。

2.半卧位，给予吸氧，氧流量一般在3L/min以上。

3.卧床休息。

【健康指导】

1.饮食护理，多进高蛋白饮食，不挑食，不偏食，适当进粗纤维素食物。

2.气胸痊愈后，1个月内避免剧烈运动，避免抬、举重物，避免屏气。

3.保持大便通畅，2天以上未解大便应采取有效措施。

4.预防上呼吸道感染，避免剧烈咳嗽。

第五节　胸膜炎护理新进展

胸膜炎概括起来有两种，一种是结核性的，患者大多属这种；另一种是继发于胸部的疾病。结核性又分为干性、渗出性及结核性脓胸。

【一般护理】

1.保持病室内空气流通，温、湿度适宜。

2.给予高蛋白、高维生素、高热量饮食，并鼓励患者多饮水。

3.急性期卧床休息。大量胸腔积液合并呼吸困难时，取半卧位。

【对症处理】

1.观察体温、脉搏、呼吸。如发现口唇发紫，呼吸困难者，应给氧气吸入。

2.高热者按高热护理常规。

3.胸痛严重，可局部热敷。支气管胸膜瘘时，鼓励患者多变换体位，将胸腔积液通过咳嗽排出体外。

【病情观察】

1.协助医师施行胸腔穿刺放液术。术前向患者做好解释工作，术中密切观察神志、面色、脉搏、呼吸的变化。

2.详细记录胸腔积液量及其性质，送胸腔积液做常规检查。术后严密观察24小时。

3.注意抗结核药物的毒、副作用。服用激素药物者，应注意病情有无变化，并督促患者按时按量服药。

第六节　传染性非典型肺炎护理新进展

传染性非典型性肺炎（严重急性呼吸综合征，又叫SARS）是一种传染性强的呼吸系统疾病，其病原体为一种新型的冠状病毒，主要传播途径为近距离飞沫和密切接触传播。

其临床表现潜伏期一般为1～12日，多数患者在4～5日发病。起病急，以发热为首发症状，多数体温高于38℃，偶有畏寒，伴有头痛、关节痛、肌肉酸痛、腹泻，常无上呼吸道卡他症状，可伴有咳嗽、少痰，偶有血丝痰，严重者出现呼吸加速、气促，部分患者发展为ARDS或MODS。

【一般护理】

1.主动热情接诊、采取严密隔离。

2.保持病室内整洁、舒适、通气，温、湿度适宜。

3.休息　卧床休息，避免劳累，根据病情选择适当体位。

4.心理护理　应宽容对待患者，支持、安慰、尽快稳定患者情绪，并给予信息传递。当病情危重时应安抚、镇静，特别要注意与患者情感交流。

5.饮食　给予高热量、高蛋白、多维生素易消化饮食，避免刺激性食物。

6.保持口腔及皮肤清洁，预防并发症发生。

7.保持呼吸道通畅，协助患者翻身拍背，促进排痰，避免剧烈咳嗽。咳嗽剧烈者给予镇咳药，咳痰者给予祛痰药。

8.病情观察。

（1）密切观察病情变化，监测症状、体温、血压、呼吸频率、皮肤色泽、SpO_2或动脉血气分析等。若出现气促、$PaO_2 < 70$ mmHg或$SpO_2 < 93\%$给予持续鼻导管或面罩吸氧。

（2）注意有无休克、ARDS、MODS、DIC等并发症，若发生异常，及时协助医师处理。

（3）观察有无腹泻现象，注意粪便颜色和性状，若出现腹泻，应及时给予处理，并留取标本。

（4）密切观察药物的作用及其副作用。如抗病毒药、抗生素、免疫增强药、糖皮质激素等。

（5）发热者按发热护理常规，休克者按休克护理常规。

【重症护理】

1.动态监测。

（1）监测生命体征，尤其是呼吸频率的变化，如呼吸频率大于25次/min，常提示有呼吸功能不全，有可能是ARDS先兆期的表现。

（2）观察意识状态，发绀、皮肤的温、湿度，黏膜的完整性，出血倾向，球结膜有无充血、水肿。昏迷患者应检查瞳孔大小及对光反应肌张力、腱反射及病理体征。

（3）准确记录出入量，必要时监测每小时尿量，并注意电解质尤其是血钾的变化。

（4）监测血气分析，包括动脉氧分压、血氧饱和度。

2.氧疗护理　给予高浓度吸氧，记录吸氧方式、吸氧浓度及吸氧时间，密切观察氧疗的效果。

3.机械通气护理。

（1）使用无创正压机械通气（NPPV）。模式采用持续气道正压（CPAP）的通气方式。压力水平一般为4～10 cmH_2O；吸入氧流量一般为5L/min～8L/min，维持血氧饱和度93%，NPPV应维持应用（包括睡眠时间），暂停时间不宜超过30分钟，直到病情缓解。其护理按无创正压机械通气护理。

（2）若患者不耐受NPPV或氧饱和度改善不满意，应及时进行有创正压机械通气治疗。采用压力支持通气加呼气末正压（PSV+PEEP），PEEP水平一般为4～10 cmH_2O，吸气压力水平一般为10～20 cmH_2O。其护理按有创正压机械通气护理。

4.保持呼吸道通畅，按时翻身、拍背，及时吸痰。

5.维持体液平衡及适当营养，鼓励患者进食高蛋白、高热量、多维生素富含营养食物，按医嘱做好鼻饲或全胃肠外营养护理。

6.注意有无气胸、纵隔气肿、多器官功能障碍综合征、消化道出血、二重感染等并发症。

【健康教育】

1.入院介绍。

（1）介绍病房环境，包括病室设施、用物的使用方法、呼叫系统的使用方法。

（2）介绍疾病知识、个人卫生要求、隔离病区的管理规定、消毒隔离制度等。

（3）患者在住院期间佩戴口罩的目的、方法及注意事项。

（4）向患者解释住院期间不开放亲友探视及陪护的意义，以取得患者的理解和合作。嘱患者住院期间不要随意离开病室，防止交叉感染。

（5）基本消毒隔离知识介绍。①病室开窗通风，门应随时关闭，传递窗口应单向开放。②与其他患者或医务人员接触时要佩戴口罩。③大小便、痰液的处理方法。④用物、污物的处理。

2.患者家属的健康指导。

（1）及时向家属宣教SARS防治知识，说明隔离的必要性，取得家属的合作。

（2）强调与患者有密切接触者要接受监测和隔离，医学观察14日后方可解除隔离。强调家庭环境和工作环境进行消毒处理的重要性。

（3）指导患者家属利用手机、短信或写信方式传递信息，增强患者战胜疾病的信心。

3.出院指导。

（1）患者出院后实施家庭医学隔离观察2周，每日测体温2次，并按时服药。如体温超过38℃并伴有其他不适时，应及时到原治疗医院就诊。

（2）注意休息，充足睡眠，生活要有规律，注意劳逸结合并进行自我心理调整，消除紧张、恐惧情绪，防止出现情绪低落和心理疲劳。

（3）天气变化时应注意防寒保暖，少去人群密度高或不通风的场所，必要时戴口罩。

（4）加强营养，合理膳食，可适当多食高蛋白、多维生素等富有营养食物，每日饮用1～2杯牛奶，食用肉、鱼、豆、蛋类4～5两，蔬菜最好3种以上，加2种以上水果，可搭配少量油脂，获取均衡营养。避免辛辣、刺激性食物。

（5）保持良好的卫生习惯，勤洗手，勤洗脸，勤饮水，勤通风。

（6）适当进行锻炼，通过增强体质改善各系统的功能，提高机体免疫力。

（7）出院时外周血象、肝功能等各项检查和胸部X片已正常者，出院后1周内复查1次；不正常者每周复查1次，直至正常为止。

第七节 冠状动脉粥样硬化性心脏病护理新进展

冠状动脉粥样硬化性心脏病：指冠状动脉粥样硬化使血管腔阻塞导致心肌缺血、缺氧而引起的心脏病，它和冠状动脉功能性改变（痉挛）一起，统称冠状动脉性心脏病，简称冠心病，亦称缺血性心脏病。心绞痛是冠状动脉供血不足，心肌急剧的、暂时的缺血与缺氧所引起的临床综合征。

【病情观察】

1.密切监测血压、脉搏及心电图的变化，如有异常及时报告医生。

2.心绞痛发作时患者多感到紧张、焦虑，故在护理患者时应态度镇定、和蔼，并认真听取患者主诉。积极处理，以减轻患者心理负担。必要时可遵医嘱予镇静剂。

3.发作时予硝酸甘油舌下含服或外用贴剂。但在使用中应注意硝酸甘油的副作用。并应告知患者用药后可能出现的症状，如头痛、低血压、面色潮红、眩晕等。同时贴剂应每日一换，静滴硝酸甘油速度不可过快。

【对症处理】

1.积极控制糖尿病、高血压，减少患冠心病的可能。

2.心脏病患者长期服用血小板抑制剂（如肠溶阿司匹林）应随时观察有无牙龈出血、血尿、皮下出血等出血倾向，并根据情况给予相应处理。

3.饮食宜为低盐低脂，减少动物性脂肪（猪油、肥肉、牛油等）及高胆固醇（如蛋黄、动物内脏、坚果类食品等）食物的摄取，多摄取粗纤维食物（如青菜、水果等），以减少诱发因素，同时应少食多餐，切忌暴饮暴食。

4.保持大便通畅，排便时不可过度用力。必要时遵医嘱予缓泻剂（如开塞露、通便灵、麻仁润肠丸等），甚至便前可预防性含服硝酸甘油，以减轻心脏负担，预防心绞痛的发生。

5.完善各项检查 心电图、超声心动图、冠状动脉造影、动态心电图等，以明确病变的部位和程度。

【一般护理】

1.休息：疼痛发作时应立即停止一切活动，视病情而采用坐位或卧床休息，保持安静直到胸痛消除。

2.有憋喘或呼吸困难时可给予氧气吸入（2～3L／min），以改善心肌缺氧，缓解疼痛。

第八节　心绞痛护理新进展

心绞痛指冠状动脉供血不足导致心肌急剧、暂时性缺血缺氧所引起的临床综合征。主要是由于冠状动脉粥样硬化所致的冠脉管腔狭窄或痉挛，或其他原因如重度主动脉狭窄或关闭不全、肥厚型心肌病等。

临床表现为阵发性的前胸压榨性疼痛感，主要位于胸背后部，可放射至心前区或左上肢，常发生于劳累或情绪激动时，持续数分钟，休息或含服硝酸酯类药物后消失。

【病情观察】

1.症状　典型心绞痛具有以下特征。

（1）部位：常见于胸骨中段或上段之后，其次为心前区，可放射至颈、咽部，左肩与左臂内侧，直至环指与小指。

（2）性质：突然发作的胸痛，常呈压榨、紧闷、窒息感，常迫使患者停止原有动作。

（3）持续时间：多在1～5分钟，很少超过15分钟。

（4）诱发因素：疼痛多发生于体力劳动、情绪激动、饱餐、受寒等情况下。

（5）缓解方式：休息或含服硝酸甘油后几分钟内缓解。

2.体征　发作时患者面色苍白、冷汗、气短或有濒死恐惧感，有时可出现血压波动或心律、心率的改变。

3.掌握心绞痛患者典型的临床症状和体征后，应密切观察脉搏、血压、呼吸的变化情况；密切观察疼痛的部位、性质、范围、放射性、持续时间、诱因及缓解方式，以利于及时正确地判断、处理。在有条件的情况下应进行心电监护，无条件时，对心绞痛发作者应定期检测心电图观察其改变。

【对症护理】

患者主要表现为疼痛时，应即刻给予休息、停止活动、舌下含服硝酸甘油，必要时给予适量镇静剂，如地西泮等，发作期可给予吸氧。

【一般护理】

1.休息　心绞痛发作时应立即就地休息、停止活动。

2.饮食　给予高维生素、低热量、低动物脂肪、低胆固醇、适量蛋白质、易消化的清淡饮食，少量多餐，避免过饱及刺激性食物与饮料，禁烟酒，多吃蔬菜、水果。

3.保持大便通畅　见循环系统疾病护理常规。

4.心理护理　见循环系统疾病护理常规。

【健康指导】

1.指导患者合理安排工作和生活，急性发作期间应就地休息，缓解期注意劳逸结合。

2.消除紧张、焦虑、恐惧情绪、避免各种诱发因素。

3.指导患者正确使用心绞痛发作期及预防心绞痛的药物。

4.宣传饮食保健的重要性。让患者主动配合。

5.定期随访。

第九节　急性心肌梗死护理新进展

心肌梗死是指因冠状动脉血供急剧减少或中断，使相应心肌严重而持久的缺血导致心肌梗死。主要是由于冠状动脉粥样硬化，造成管径狭窄或闭塞使心肌供血不足，且有血供急剧减少或中断，使心肌严重而持久性的急性缺血，即可发生心肌梗死。

临床以持久的胸骨后剧烈疼痛、发热、白细胞计数和血清心肌酶增高及心电图ST-T的进行性改变为特点，可发生心律失常、心力衰竭或休克。

【病情观察】

1.急性心肌梗死的早期发现。

（1）突然严重的心绞痛发作或原有心绞痛程度加重、发作频繁、时间延长或含服硝酸甘油无效并伴有胃肠道症状者，应立即通知医师。并加以严密观察。

（2）心电图检查ST段一时性上升或明显下降，T波倒置或增高。

2.三大并发症观察

（1）心律失常：①室性期前收缩落在前一心搏的T波之上（R-on-T现象）。②频发室性期前收缩，每分钟超过5次。③多源性期前收缩或室性期前收缩呈二联律。

以上情况有可能发展为室性心动过速或心室颤动。必须及时给予处理。

（2）心源性休克：患者早期可能出现烦躁不安、呼吸加快、脉搏细速、皮肤湿冷，继之血压下降、脉压变小。

（3）心力衰竭：心衰早期患者突然出现呼吸困难、咳嗽、心率加快、舒张早期奔马律，严重时可出现急性肺水肿，易发展为心源性休克。

【对症护理】

1.疼痛　患者绝对卧床休息，注意保暖，并遵医嘱给予解除疼痛的药物，如硝酸异山梨酯，严重者可选用吗啡等。

2.心源性休克　应将患者头部及下肢分别抬高30°～40°，高流量吸氧，密切观察生命体征、神志、尿量。保证静脉输液通畅，输液速度切勿过快。有条件者可通过中心静脉或肺毛细血管血压进行监测。应做好患者的皮肤护理、口腔护理、按时翻身预防肺炎等并发症。做好24小时监测记录。

3.心律失常与心力衰竭护理　见各有关章节。

4.密切观察生命体征的变化，预防并发症，如乳头肌功能失调或断裂、心脏破裂、室壁瘤、栓塞等。

【一般护理】

1.休息与环境　有条件的患者应置于单人抢救室或CCU监护病房，给予床边心电、呼吸、血压的监测，尤其在前24小时内必须连续监测，室内应配备必要的抢救设备和用品，如氧气装置、吸引装置、人工呼吸机、急救车、各种抢救器械包以及除颤器、起搏器等。急性心肌梗死患者应绝对卧床休息3～7日，一切日常生活由护理人员帮助解决，避免不必要的翻动，并限制探视，防止情绪波动。从第二周开始，非低血压者可鼓励患者床上做四肢活动，防止下肢血栓形成。两周后可扶患者坐起，病情稳定患者可逐步离床，在室内缓步走动，对有并发症者应适当延长卧床休息时间。

2.饮食　基本按心绞痛患者饮食常规，但第一周应给予半量清淡流质或半流质饮食，伴心功能不全者应适当限制钠盐。

3.保持大便通畅　见循环系统疾病护理常规。

4.心理护理　见循环系统疾病护理常规。

【健康指导】

1.积极治疗高血压、高脂血症、糖尿病等疾病。

2.合理调整饮食，适当控制进食量，禁忌刺激性食物及烟、酒，少吃动物脂肪及胆固醇较高的食物。

3.避免各种诱发因素，如紧张、劳累、情绪激动、便秘、感染等。

4.注意劳逸结合，当患者进入康复期后可适当进行康复锻炼，锻炼过程中应注意观察有否胸痛、心悸、呼吸困难、脉搏增快，甚至心律、血压及心电图的改变，一旦出现应停止活动，并及时就诊。

5.按医嘱服药。随身常备硝酸甘油等扩张冠状动脉的药物，并定期门诊随访。

6.指导患者及家属当病情突然变化时应采取的简易应急措施。

第十节　急性心功能不全护理新进展

急性心功能不全是指由于急性心脏病变引起心排血量在短时间内显著、急骤下降，甚至丧失排血功能。导致组织器官灌注不足和急性淤血的临床综合征。

任何突发的心脏解剖或功能异常，使心排血量急骤而显著地降低和肺静脉压升高，均可发生急性左心衰。如：急性广泛性心肌梗死、急性瓣膜反流、高血压危象、缓慢性心律失常小于35次/min、快速性心律失常大于180次/min、输血输液过多过快等。临床以急性左心功能不全较为常见，表现为急性肺水肿。

【一般护理】

1.休息　绝对卧床休息，取端坐卧位或半卧位，两腿下垂。

2.给予高流量吸氧，6～8L/min为宜，并给予30%～50%酒精湿化，必要时加压给氧。

3.心理护理　给予精神安慰，稳定情绪，避免躁动。

4.严格控制输液速度，必要时使用微量泵。

5.保持皮肤清洁，防止褥疮。

6.保持大便通畅。必要时给予缓泻剂。

7.准确记录出入量。

【病情观察】

1.观察患者面色、神志、呼吸、心率、心律、血压、氧饱和度及尿量变化。

2.注意咳嗽发生时间、咯血性状及量。

3.观察水肿的部位、程度等。

4.监测血气分析、电解质及心电变化。

5.遵医嘱及时、准确地应用镇静剂、强心剂、利尿剂及血管扩张药物等，并观察疗效及不良反应。

【健康教育】

1.积极治疗原发病。

2.避免情绪激动和过度劳累。

3.保证充足的睡眠，合理调节饮食。

4.保持大便通畅。

5.定期复查。

第十一节 慢性心功能不全护理新进展

慢性心功能不全通常称为慢性充血性心力衰竭，是指在静脉回流正常的情况下，由于原发的心脏损害引起心排血量减少，不能满足机体代谢需要，伴肺循环和(或)体循环淤血的临床病理生理综合征。主要原因是原发性心肌损害和心室负荷过重。

临床以体循环/肺循环淤血以及组织血液灌注不足为主要特征。按其发生部位和临床表现可分为左、右心功能不全和全心功能不全。

【病情观察】

1.注意观察有无早期心衰临床表现。劳力性或夜间阵发性呼吸困难等，如发现患者心率增快、乏力、尿量减少、心尖部闻及舒张期奔马律时，应及时与医师联系。一旦出现急性肺水肿征兆，应立即准备配合抢救。

2.定时测量心率、血压、呼吸，一般为30～60分钟测量1次，危重患者应予连续监测。在使用血管扩张剂过程中需15～30分钟测血压1次，必要时行漂浮导管进行血流动力学变化监测。

3.输液过程中应根据患者血压、心率、呼吸情况，随时调整药物的浓度和滴速，严格控制补液滴速，每分钟20～30滴，急性肺水肿者应控制在每分钟15～16滴，有条件情况下可采用微量输液泵来控制滴速。

观察并记录24小时出入液量，并定期做尿比重测定。

【对症处理】

1.呼吸道感染：注意保暖，保持室内空气新鲜，定时翻身、拍背、鼓励患者咳痰。

2.栓塞：鼓励患者做床上肢体活动或被动运动，当患者肢体远端出现肿胀时，应及时检查及早诊断处理。

3.急性肺水肿的急救配合及护理。

(1)立即通知医师，安置患者于监护室，并安慰患者。

(2)给患者半卧位或两下肢下垂坐位。

(3)30%~50%乙醇湿化吸氧(与无菌水湿化交替)。

(4)及早、准确使用镇静、强心、利尿及血管扩张剂。

(5)观察记录患者神志、面色、心率、心律、呼吸、血压、尿量、药物反应情况。

【一般护理】

1.休息　根据心功能受损程度而定。心功能I级，患者应适当休息，保证睡眠，注意劳逸结合。心功能Ⅱ级，应增加休息，但能起床活动。心功能Ⅲ级，限制活动，增加卧床休息时间。心功能Ⅳ级，绝对卧床休息，原则上以不出现症状为限。

2.饮食　宜高维生素、低热量、少盐、少油、富有钾、镁及适量纤维素的食物，宜少量多餐避免刺激性食物。对少尿患者应根据血钾水平决定食物中含钾量。

3.吸氧　按循环系统疾病护理常规。

4.排泄　按循环系统疾病护理常规。

5.皮肤及口腔　重度水肿患者，应定时翻身，保持床单整洁、干燥，防止褥疮的发生。呼吸困难者易发生口干和口臭，应加强口腔护理。

6.心理护理　按本系统疾病护理常规。

【健康指导】

1.按循环系统疾病护理常规。

2.加强宣传避孕和绝育的重要性。

第十二节　心律失常护理新进展

心律失常是指心脏冲动起源部位、频率、节律及冲动传导途径速度中任何一项异常。主要是各种器质性心血管病、药物中毒、电解质和酸碱平衡失调等因素引起，部分心律失常也可因自主神经功能紊乱所致。按心律失常发作时心率的快慢分为快速性和缓慢性两类。

临床表现为心律失常症状与病情有时不完全一致，症状的发生与活动、情绪、嗜好、药物间关系密切。可有心悸、胸闷、气急、恐慌等症状，亦可有晕厥、黑蒙，心绞痛等不适，亦可无任何不适。

【病情观察】

1.心律　当心电图或心电示波监护中发现以下任何一种心律失常，应及时与医师联系，并准备急救处理。

（1）频发室性期前收缩（每分钟5次以上）或室性期前收缩呈二联律。

（2）连续出现两个以上多源性室性期前收缩或反复发作的短阵室上性心动过速。

（3）室性期前收缩落在前一搏动的T波之上。

（4）心室颤动或不同程度房室传导阻滞。

2.心率　当听心率，测脉搏1分钟以上发现心音、脉搏消失，心率低于每分钟40次或心率大于每分钟160次的情况时应及时报告医师并做出及时处理。

3.血压　如患者平均血压低于10.6kPa，脉压小于2.6kPa，面色苍白，脉搏细速，出冷汗，神志不清，四肢厥冷，尿量减少。应立即进行抗休克处理。

4.阿-斯综合征　患者意识丧失，昏迷或抽搐，此时大动脉搏动消失，心音消失，血压测不到，呼吸停止或发绀，瞳孔散大。

5.心搏骤停　突然意识丧失、昏迷或抽搐，此时大动脉搏动消失。心音消失，血压测不出，呼吸停止或发绀，瞳孔散大。

【对症处理】

1.阿-斯综合征抢救配合。

（1）叩击心前区和进行胸外心脏按压，通知医师。并备齐各种抢救药物及用品。

（2）静脉推注异丙肾上腺素或阿托品。

（3）心室颤动时积极配合医师作电击除颤，或安装人工心脏起搏器。

2.心搏骤停抢救配合。

（1）同阿-斯综合征抢救配合。

（2）保证给氧，保持呼吸道通畅，必要时配合医师行气管插管及应用辅助呼吸器，并做好护理。

（3）建立静脉通道，准确、迅速、及时地遵医嘱给药。

（4）脑缺氧时间较长者，头部可置冰袋或冰帽。

（5）注意保暖，防止并发症。

（6）监测记录24小时出入量，必要时留置导尿。

（7）严密观察病情变化，及时填写特别护理记录单。

3.电击复律　见心脏电复律护理常规。

4.人工心脏起搏　见人工心脏起搏器安装术护理。

【一般护理】

1.休息　对于偶发、无器质性心脏病的心律失常，不需卧床休息，注意劳逸结合，对有血流动力学改变的轻度心律失常患者应适当休息，避免劳累。严重心律失常者应卧床休息，直至病情好转后再逐渐起床活动。

2.饮食　按心血管系统疾病护理常规。

3.心理护理　按心血管系统疾病护理常规。

4.药疗护理　根据不同抗心律失常药物的作用及副作用，给予相应的护理。如利多卡因可致头晕、嗜睡、视力模糊、抽搐和呼吸抑制，因此静脉注射累积每2小时不宜超过3 00mg；苯妥英钠可引起皮疹、WBC减少，故用药期间应定期复查WBC计数；普罗帕酮易致恶心、口干、头痛等，故宜饭后服用；奎尼丁可出现神经系统方面改变，同时可致血压下降、QRS增宽、Q-T延长，故给药时须定期测心电图、血压、心率，若血压下降，心率慢或不规则应暂时停药。

【健康指导】

1.积极治疗各种器质性心脏病，调整自主神经功能失调。

2.避免情绪波动，戒烟、戒酒。不宜饮浓茶、咖啡。

3.坚持服药，不得随意增减或中断治疗。

4.加强锻炼，预防感染。

5.定期随访，检测心电图，随时调整治疗方案。

6.安装人工心脏起搏器的患者应随身携带诊断卡和异丙肾上腺素或阿托品药物。

第十三节　高血压病护理新进展

高血压是指以体循环动脉压增高为主要表现的临床综合征，是最常见的心血管疾病。分为原发性高血压和继发性高血压两大类。与之相关的主要因素有：交感神经兴奋，儿茶酚胺类活性物质分泌增加；肾素-血管紧张素-醛固酮系统调节失调，血管内皮功能异常；遗传、肥胖、摄盐过多，饮红酒等其他因素。

目前，我国采用国际统一的标准，即收缩压大于或等于140 mmHg和舒张压大于或等于90 mmHg，即诊断为高血压，根据血压水平的定义和分类标准，可分为高血压1级、2级、3级。

临床表现为绝大多数高血压属缓进型，早期可无症状或仅有头晕、耳鸣、头痛、眼花、失眠、记忆力下降等非特异性症状。长期、持久血压升高可导致心、脑、肾等靶器官受损。

按内科及本系统疾病的一般护理常规。

【病情观察】

1.需在固定条件下测量血压。测量前患者需静坐或静卧30分钟。

2.当发现患者血压急剧升高，同时出现头痛、呕吐等症状时，应考虑发生高血压危象的可能。立即通知医师并让患者卧床、吸氧。同时准备快速降压药物、脱水剂等，如患者抽搐、躁动，则应注意安全。

【对症护理】

1.当患者出现明显头痛，颈部僵直感、恶心、颜面潮红或脉搏改变等症状体征时，应让患者保持安静，并设法去除各种诱发因素。

2.对有失眠或精神紧张者，在进行心理护理的同时配以药物治疗或针刺疗法。

3.对有心、脑、肾并发症患者应严密观察血压波动情况，详细记录出入液量；对高血压危象患者，监测其心率、呼吸、血压、神志等。

4.冬季应注意保暖。室内保持一定的室温，洗澡时避免受凉。

【一般护理】

1.休息　早期患者宜适当休息，尤其是工作过度紧张者。对血压较高，症状明显或伴有脏器损害表现者应充分休息。通过治疗血压稳定在一般水平、无明显脏器功能损害者，除保证足够的睡眠外可适当参加力所能及的工作，并提倡适当的体育活动，如散步、做操、打太极拳等，不宜长期静坐或卧床。

2.饮食　应适当控制钠盐及动物脂肪的摄入，避免高胆固醇食物。多食含维生素、蛋白质的食物，适当控制食量和总热量，以清淡、无刺激的食物为宜。忌烟酒。

3.心理护理　了解患者的性格特征和引起精神紧张的心理社会因素，根据患者不同的性格特征给予指导，训练自我控制的能力，同时指导亲属要尽量避免各种可能导致患者精神紧张的因素，尽可能减轻患者的心理压力和矛盾冲突。

【健康指导】

1.要广泛宣教有关高血压病的知识，合理安排生活，注意劳逸结合，定期测量血压。

2.向患者或家属说明高血压病需坚持长期规则治疗和保健护理的重要性。保持血压接近正常水平，防止对脏器的进一步损害。

3.提高患者的社会适应能力，维持心理平衡，避免各种不良刺激的影响。

4.注意饮食控制与调节，减少钠盐、动物脂肪的摄入，忌烟、酒。

5.保持大便通畅，必要时服用缓泻剂。

6.适当参与运动。

7.定期随访，高血压持续升高或出现头晕、头痛、恶心等症状时，应及时就医。

第十四节　病毒性心肌炎护理新进展

病毒性心肌炎是由病毒感染引起的心肌急性或慢性炎症。多见于儿童、青少年，但成人也不罕见。

【病情观察】

1.定时测量体温、脉搏，其体温与脉搏增速不成正比。

2.密切观察患者呼吸频率、节律的变化，及早发现有无心功能不全。

3.定时测量血压，观察记录尿量，以及早判断有无心源性休克的发生。

4.密切观察心率与心律，及早发现有无心律失常，如室性期前收缩、不同程度的房室传导阻滞等，严重者可出现急性心力衰竭、心律失常等。

【对症护理】

1.心悸、胸闷　保证患者休息，急性期卧床。按医嘱及时使用改善心肌营养与代谢的药物。

2.心律失常　当急性病毒性心肌炎患者引起Ⅲ度房室传导阻滞或窦房结病变引起窦房阻滞、窦房停搏而致阿尔斯综合征者，应就地进行心肺复苏，并积极配合医师进行药物治疗或紧急做临时心脏起搏处理。

3.心力衰竭　按心力衰竭护理常规。

【一般护理】

1.休息　急性期需完全卧床休息，症状好转方能逐步起床活动，病室内应保持新鲜空气；注意保暖。

2.饮食　应进行高蛋白、高维生素、富于营养、易消化饮食；宜少量多餐，避免过饱或食用刺激性饮料及食物；心力衰竭者给予低盐饮食。

3.心理护理　见循环系统疾病护理常规。

【健康指导】

1.注意劳逸结合，避免过度劳累。进行适量体育锻炼，提高和增强机体抗病能力。

2.加强饮食卫生，注意保暖，防止呼吸道和肠道感染。

3.有心律失常者应按医嘱服药，定期随访。

第十五节　心肌病护理新进展

心肌病亦称原发性或原因不明的心肌病，是一组病因不明的心肌疾病，分为扩张型、肥厚型、限制型、未定型心肌病4类。扩张型心肌病可能与病毒、细菌、药物中毒和代谢异常等所致心肌损害以及免疫反应因素有关，肥厚型心肌病可能与遗传因素有关。

扩张型心肌病临床以心脏扩大、慢性充血性心力衰竭、心律失常、栓塞等为主要特征。肥厚型心肌病临床早期无症状，病程进展时，出现心悸、胸痛、呼吸困难、眩晕、晕厥等主要特征。

【一般护理】

1.轻症患者应适当休息；明显心脏扩大、严重心律失常、伴心力衰竭者应绝对卧床休息。

2.呼吸困难时，给予半卧位，并给氧气吸入。

【病情观察】

1.观察生命体征变化。一旦发生心搏骤停、严重心律失常时，应及时配合抢救。

2.注意有无栓塞症状表现。如肺栓塞时可出现咯血、胸痛、呼吸困难、发绀等；脑栓塞时可出现神经精神症状及运动障碍；肾栓塞时可出现血尿、腰痛；肢体动脉栓塞时可出现皮肤温度下降、面色苍白、动脉搏动减弱或消失。

3.心力衰竭者按心力衰竭护理常规；心律失常者按心律失常护理常规。

【药物护理】

1.观察药物的作用及副作用。

2.应用抗心律失常药物时，严密观察心率、心律、血压的变化。必要时进行心电监护。

第十六节　心包炎护理新进展

心包炎是指心包脏层和壁层的炎症，分为急性和慢性两类。主要是由病毒、转移性癌肿、结核、细菌（化脓）性心肌梗死、风湿病、黏液性水肿、尿毒症、血液系统疾病及理化因素损伤等原因所致。

急性心包炎临床以胸痛、呼吸困难、发热、干咳、嘶哑、吞咽困难及心包摩擦音为主要特征。

【病情观察】

1.急性心包炎患者主要表现为心前区尖锐剧痛或沉重闷痛。可放射至左肩，疼痛可随呼吸或咳嗽加剧。应十分重视患者的主诉并及时给予处理。

2.呼吸困难为急性心包炎渗液时最突出的症状，也为慢性缩窄性心包炎最主要症状。护理人员应密切观察患者呼吸频率及节律，及时与医师联系。

3.当患者出现心脏压塞征象时可出现静脉压升高，动脉压降低。严重者可出现休克。由于渗液积聚还可出现体循环淤血症，如肝-颈静脉返流征阳性、胸腹水、面部及下肢浮肿。常有奇脉，并注意有无心律失常发生。

【对症护理】

心包积液护理人员应积极做好心包穿刺术准备，并做好对患者的解释工作，协助医师进行心包穿刺及做好术后护理。

【一般护理】

1.休息与卧位　患者应卧床休息，取半卧位，认真做好一级护理。

2.饮食　给予高热量、高蛋白、高维生素饮食。

3.保持大便通畅　见循环系统疾病护理常规。

4.高热护理　及时做好降温处理，及时更换患者衣裤，定时测量体温并做好记录。

5.吸氧　按循环系统疾病护理常规。

6.心理护理　见循环系统疾病护理常规。

【健康指导】

1.加强个人卫生，预防各种感染。

2.遵医嘱及时、准确地使用药物并定时随访。

第十七节　感染性心内膜炎护理新进展

感染性心内膜炎是指微生物感染心内膜或邻近的大动脉内膜伴赘生物形成。致病菌以细菌、真菌多见，亚急性感染以草绿色链球菌为常见。急性者主要由溶血性链球菌、金黄色葡萄球菌引起，临床分为急性和亚急性两类。

临床表现为急性呈现暴发性败血症过程，高热、寒战、呼吸急促，常诉头、胸、背和肌肉关节痛，常见突发心力衰竭。亚急性起病隐匿，全身不适、软弱无力、食欲不振和体重减轻等非特异性症状；呈现弛张性低热，体温低于39℃。午后和晚上较高，伴寒战和盗汗、头痛、背痛和肌肉关节痛。

【一般护理】

1.休息　卧床休息，保持舒适体位，根据病情安排患者的活动量。

2.饮食　给予高蛋白、高热量、多维生素、易消化的饮食。

3.准确记录出入量。

【病情观察】

1.观察发热及其伴随症状。高热时按高热护理常规。

2.注意皮肤黏膜有无出血点及瘀斑。

3.注意有无栓塞征象，若有腰痛、胸痛、意识障碍等症状时应及时处理。

4.注意有无呼吸困难、浮肿、咳嗽、尿量减少等心功能不全表现。心力衰竭时按心力衰竭护理常规。

5.长期使用抗生素应注意有无霉菌感染。

【健康教育】

1.指导患者保持口腔、皮肤清洁，适当进行锻炼，增强体质。

2.在停止治疗后2周内出现体温再度升高、结节、食欲缺乏和乏力等应考虑复发，及时就诊。

第十八节　风湿性瓣膜病护理新进展

心脏瓣膜病是指由于各种病因引起单个或多个瓣膜的功能或结构异常，导致瓣膜狭窄或（和）关闭不全。风湿性心脏瓣膜病简称风心病，风湿炎症过程所致的瓣膜是病变。其中又以二尖瓣狭窄为常见，多合并二尖瓣关闭不全。

临床表现二尖瓣狭窄早期无症状，随着病情的进展出现呼吸困难、咳嗽、咯血、急性肺水肿等，呈现二尖瓣面容，心尖区出现舒张期隆隆样杂音；二尖瓣关闭不全，轻度仅有轻微呼吸困难，严重者有急性左心衰、急性肺水肿或心源性休克、心尖区出现舒张期吹风样杂音。

【一般护理】

1.休息　心律失常伴有心功能三级以上者应绝对卧床休息，协助患者更换体位，并做肢体主动和被动活动。

2.饮食　给予低盐、高热量、高蛋白、多维生素、易消化饮食。

【病情观察】

1.观察患者有无神志改变，注意疼痛程度及部位、四肢活动度，以判断有无栓塞。

2.注意体温、皮肤黏膜有无出血点及瘀斑，应警惕感染性心内膜炎发生。

3.使用洋地黄类药物应注意有无中毒反应；使用利尿剂时注意观察尿量及定期监测电解质的变化。

4.心力衰竭者按心力衰竭护理常规。

（一）二尖瓣狭窄行球囊扩张时按球囊扩张手术护理常规

【健康教育】

1.指导患者避免诱发因素，如上呼吸道感染等。

2.预防风湿热发生，控制风湿活动。

3.坚持服药，观察药物疗效和副作用。

4.育龄妇女，注意避孕。

5.定期复查。

第十九节　慢性肺源性心脏病护理新进展

【病情观察】

1.观察神志、血压、心率、心律、呼吸节律、频率、深浅以及有无发绀、体温、水肿、尿量等变化。

2.了解各类药物的作用和副作用。慎用镇静安眠药，以免诱发或加重肺性脑病；慎用地高辛类药，以免引起洋地黄中毒。

3.血气分析和各项化验指数观察。

【对症护理】

1.根据血气分析和临床情况合理给氧。

2.病情加重出现肺性脑病者可行气管插管及人工呼吸机通气（按人工呼吸机护理常规）。

【一般护理】

1.保持呼吸道通畅，鼓励咳嗽、排痰、更换体位，危重患者可帮助翻身、拍背。

2.按病情做好各种护理记录。

3.必要时作痰培养加药敏连续2次。

4.正确记录和计算静脉输液量和滴速。以免加重心脏负担，诱发心力衰竭。

5.适当卧床休息，避免劳累，以减轻心脏负担。

6.饮食护理。嘱患者不要饱食，限制钠盐摄入，避免诱发心力衰竭。

7.劝患者戒烟，以控制慢性支气管炎的加重。

【健康指导】

按本系统疾病护理常规。

第二十节　人工心脏起搏器安置术护理新进展

【目的】

人工心脏起搏是用人造脉冲电流刺激心脏，带动起搏的治疗方法。主要用于治疗缓慢的心律失常，也可治疗异位快速心律失常及诊断。

【术前准备】

1.用物准备　常规消毒治疗盘一套，静脉切开包、起搏器（检查其性能，如对脉冲发放器、起搏导管、电池、相关电极及接头插件进行测试）、手套、1%普鲁卡因、多头带，心电示波器、除颤器、吸引器、气管插管、呼吸机及氧气、各种急救药品。

2.患者准备

（1）向患者及其家属做好解释工作，解除其顾虑及紧张情绪，以取得合作。

（2）根据起搏器的需要，做相应手术部位备皮，做普鲁卡因及青霉素过敏试验。

（3）术前禁食。排空大小便，术前半小时给镇静剂。

（4）建立静脉通路，吸氧。

3.环境准备　如在床边做紧急临时起搏，术前病室内进行紫外线照射消毒，准备X光机等。

【术中配合】

1.患者平卧，按常规消毒手术部位皮肤。

2.临时起搏，常选用右侧股静脉穿刺。永久性起搏选用静脉切开，锁骨下静脉或头静脉穿刺。

3.协助医师将电极导管送至右心室心尖部心内膜下。后连接起搏器配合固定导管。

4.术中严格无菌操作。连续心电监护，注意观察心脏停搏及室性心律失常的发生。

5.手术结束时，伤口先覆盖酒精纱布。后用无菌纱布覆盖包扎，再以沙袋压迫6～8小时。

6.护送患者回病室，详细交代术中的情况，安置起搏器的类型、起搏间值及频率。

【术后护理】

1.术后应安置在冠心病监护病室内　安置永久性起搏器者，应绝对卧床2～3日，禁止安置起搏器侧的肢体上抬超过头部。安置临时起搏器者，应卧床休息，尽量减少翻身。禁忌牵拉起搏导线。

2.心电监护2～3日　如病情不稳定，心律不齐或停搏，可适当延长。

3.术后1周内每天换药1次，注意伤口有无渗血及局部感染情况。

4.密切观察生命体征　记录出入液量，详细填写临床护理记录单（包括水、电解质、血气分析、起搏阈值及起搏故障等）。

5.密切观察并发症　如感染、起搏器故障、电极移位，偶有心脏穿孔（出现心包摩擦音、心脏压塞症状）、膈肌收缩引起呃逆、血栓形成栓塞等，应早期预防，及早发现及处理。

6.保健指导　指导患者掌握有关使用起搏器知识，简单的故障排除方法及伤口处理；随身携带异丙肾上腺素或阿托品，以备急用；指导患者避免接近高压电场和各种电源，避免接触各种电源，以防触电及引起起搏器故障；定期复查心电图，检测起搏器的安置和起搏功能等。

第二十一节　心脏电复律护理新进展

【目的】

电复律是利用短暂高压强电流，使全部心肌同时除极、消除异位快速性心律失常，尤其是对药物治疗无效者（如转复心室颤动、心房颤动和扑动、室性和室上性心动过速），可使之恢复窦性心律。

【术前准备】

1.用物准备：电复律器、心电示波器、抢救车、各种急救药、抗心律失常药、麻醉药、气管插管一套，氧气、硬板床或心脏按压板，生理盐水纱布或导电糊。

2.患者准备

（1）择期复律者应安置在单独房间，并做好解释工作，消除其恐惧心理，以取得合作。

（2）试服奎尼丁患者，应观察心律、心率、血压及有无奎尼丁反应；服用洋地黄类药物者，术前1～2日停药。

3.纠正低钾和酸中毒。

4.电击前禁食，排空大小便。

5.建立静脉通道，吸氧。

6.记录心电图，了解心律失常的性质。

【术中配合】

1.患者睡硬板床（或垫心脏按压板），解开衣领、腰带。

2.检查及调试电复律器（试机、充电、检测机内放电及同步性能）。

3.配合麻醉（紧急除颤无须麻醉），安定静脉注射（不稀释），必要时由麻醉科医师给小剂量硫喷妥钠，以达到睫毛反射消失或进入朦胧状态为宜，严密观察呼吸。

4.将两电极板用盐水纱布包裹或涂上导电糊，分别置于患者适当位置。按需要充电。

5.放电后即进行心电示波监护合作心电图记录。

【术后护理】

1.连续心电监护心律、心率、呼吸、血压，每半小时测量一次，直至平稳，并给予吸氧。

2.观察神志、面色及肢体活动情况，并做记录。

3.绝对卧床休息2～3日。给高热量、高维生素、易消化饮食。保持大便通畅。

4.注意观察有无上呼吸道感染、栓塞等并发症和皮肤灼伤等。

5.观察服用奎尼丁的患者有无药物副作用，对术前做抗凝治疗者，术后仍需给药，并做凝血监护。

6.出院时指导患者，避免过度劳累、情绪激动、进食刺激性食物等诱发因素。

第二十二节　急、慢性胃炎护理新进展

胃炎是指各种病因所致的胃黏膜的炎性病变。按临床发病的缓急，一般分为急性胃炎和慢性胃炎两类。另有其他特殊型胃炎，如因链球菌、大肠杆菌等细菌感染引起的急性化脓性胃炎；由于误服或有意吞服腐蚀剂而引起的急性腐蚀性胃炎等。

按消化系统疾病一般护理常规。

【病情观察】

1.严密观察腹痛性质。腹痛剧烈时可给局部热敷或用解痉剂，并观察药物的作用和副作用。

2.呕吐频繁有失水情况时，抽血送检钠、钾、氯及二氧化碳结合力，及时纠正水、电解质紊乱与酸碱失衡，测量脉搏、血压并记录。

3.病情严重的患者卧床休息。呕吐剧烈时，需床旁守护，记录呕吐次数、性质及量，清除呕吐物并漱口。

【一般护理】

1.对于不同病因所致的急、慢性胃炎，给予不同心理护理。如吞服强酸、强碱有自杀企图的患者，应给予精神安慰，引导患者适当的情绪发泄以达到心理平衡，并帮助患者正确对待各种矛盾。

2.加强饮食管理。病情轻者可给清淡流质饮食，并多饮水，剧烈呕吐时应暂禁食。强酸中毒性胃炎可给牛奶、蛋清类。强碱中毒性胃炎，可给橘子汁起中和作用。

3.忌饮大量烈性酒、茶等。避免进食过冷、过热、刺激性食物，少食多餐。

【健康指导】

1.注意饮食卫生，勿吃腐败变质的食物。

2.不暴饮暴食。

3.养成良好的生活习惯，保持饮食规律性。

第二十三节　消化性溃疡护理新进展

消化性溃疡是指发生在胃和十二指肠球部的慢性溃疡，也可发生在食管下端、胃空肠吻合口周围。溃疡的形成与胃酸、胃蛋白酶的消化作用有关，故称消化性溃疡。十二指肠溃疡多见于青壮年；胃溃疡发病年龄较晚，男性多于女性。胃溃疡与十二指肠溃疡，两者之比约为3∶1。

消化性溃疡的病因与胃酸和胃蛋白酶分泌增多、幽门螺杆菌感染、非甾体消炎药、遗传及精神情绪等因素有关。

临床以慢性过程、周期性发作与节律性上腹部疼痛为主要特征。

【病情观察】

1.及时了解患者有无腹痛、嗳气、反酸、恶心、呕吐等表现。

2.当患者出现四肢厥冷、脉速、血压下降、黑便、腹痛剧烈、呕吐，提示有出血、穿孔等并发症，应及时报告医师处理。

【一般护理】

1.嘱患者保持安静，急性发作或有并发症时应卧床休息。

2.指导患者用药并观察药物副作用。抗酸药应在两餐之间或临睡前服药；黏膜保护剂、宜研碎或嚼碎；长期服用出现便秘者可给予缓泻剂。

3.饮食护理　应少量多餐。以柔软、易消化、清淡为原则，忌粗糙生冷或多纤维饮食，保证足够的热量和维生素，尽量避免食用刺激胃液分泌亢进的食物，如浓茶、咖啡、烟酒和辛辣调味品。进食时细细咀嚼。伴消化道出血时，应根据病情禁食。

【健康指导】

1.向患者讲解疾病注意事项，避免精神紧张、过度疲劳，生活要有规律，遵守饮食疗法。

2.正确服药，坚持服药，以防旧病复发。

3.加强观察，如发现有上腹部痛、不适、压迫感、恶心呕吐、黑便，应及时就诊。

4.如需用对胃黏膜有刺激的药物时，应在医生指导下服用。

第二十四节　急性胰腺炎护理新进展

急性胰腺炎是指胰酶在胰腺内被激活后引起胰腺组织自身消化的化脓性炎症。常见于胆道疾病、胆管阻塞、大量饮酒、暴饮暴食、手术创伤、感染等时引起。以青壮年居多。

临床以急性上腹痛、恶心、呕吐、发热、血淀粉酶与尿淀粉酶增高、重症伴休克、腹膜炎等为主要特征。

【病情观察】

1.严密观察患者体温、脉搏、呼吸、血压、神志的变化。

2.认真听取患者主诉，腹部疼痛的部位、性质、时间等。

3.使用胃肠减压时应观察引流液的颜色、内容物及量。

4.注意观察患者有无出血倾向，如脉速、出冷汗、血压下降等休克表现，以及患者有无腹胀、肠麻痹、脱水等症状，发现异常及时报告医师。

【对症处理】

1.患者剧烈疼痛辗转不安时，应注意安全。必需时加用床档，防止坠床。

2.抑制胰腺分泌、禁食和胃肠减压使胰腺分泌减少到最低限度，避免和改善胃肠胀气并保持管道通畅。

3.急性期按常规做好口腔、皮肤护理，防止褥疮和肺炎发生。

【健康指导】

1.应向患者讲清本病好发的特点及治疗中注意事宜，悉心安慰患者，使其情绪稳定积极配合治疗。

2.注意饮食卫生。

3.禁食高脂饮食、避免暴饮暴食，以防旧病复发。

第二十五节　肝硬化护理新进展

肝硬化是一种以肝组织弥漫性纤维化、假小叶和再生结节形成特征的慢性肝病。主要由病毒性肝炎、酒精中毒、胆汁淤积循环障碍、工业毒物或药物、代谢营养障碍等引起。

临床表现以肝功能损害和门静脉高压为主要特征，晚期可出现消化道出血、肝性脑病、继发感染等严重并发症。

【病情观察】

1.根据病情随时观察神志、表情、性格变化以及扑翼样震颤等肝昏迷先兆表现。

2.观察鼻、牙龈胃肠等出血倾向，若有呕血及便血时做好记录，及时与医师联系做对症处理。

【对症处理】

1.对躁动不安的患者，应用约束带、床栏等保护性措施，以免坠床。

2.饮食以高糖、优质蛋白、低脂肪、低盐、多维生素软食。忌吃粗糙过硬及油炸的食物。

3.伴有水肿和腹水的患者应限制水和盐摄入（每日3～5g）。

4.肝功能不全昏迷期或血氨升高时，限制蛋白在每日30g左右。

5.正确记录24小时出入液量。

6.禁烟、忌酒、咖啡等刺激性饮料及食物。

【一般护理】

1.肝功能代偿期患者，可参加力所能及的工作；肝功能失代偿期患者应卧床休息。

2.大量腹水的患者，可采取半卧位或取患者喜欢的体位，每日测腹围和体重，详细记录，衬衣、裤要宽松合适，每日温水擦身，保持皮肤清洁、干燥；有脐疝时要用腹带保护；有牙龈出血者，用软毛刷或含漱液清洁口腔，切忌用牙签剔牙。

3.适当补充多种维生素，尤以维生素B族类。

4.注意观察用利尿药后的尿量变化及电解质情况。随时与医生取得联系。

【健康指导】

1.保持良好心情。

2.按时正确用药。

3.正确指导患者生活规律，注意劳逸结合。

4.避免感冒等各种感染和不良刺激。

第二十六节　溃疡性结肠炎护理新进展

溃疡性结肠炎是一种病因未明的直肠和结肠的慢性炎症性疾病。病理表现为结肠黏膜和黏膜下层有慢性炎症细胞浸润和多发性溃疡形成，也称非特异性溃疡性结肠炎。本病多见于20～40岁，男女发病率无明显差别。

1.根据病情观察腹泻的频率次数和大便的性状。

2.暴发型患者因大便次数频繁，应观察是否有口渴、皮肤弹性减弱、消瘦、乏力、心悸、血压下降等，水、电解质紊乱与酸碱失衡和营养障碍的表现。

3.如病情恶化、毒血症明显、高热伴腹胀、腹部压痛、肠鸣音减弱或消失，或出现腹膜刺激征、提示有并发症应立即与医师联系协助抢救。

【对症护理】

1.腹痛应用解痉剂时，剂量宜小，避免引起中毒性结肠扩张。

2.严重发作者，应遵医嘱及时补充液体和电解质、血制品，以及纠正贫血、低蛋白血症等。

3.需行结肠内窥镜或钡剂灌肠时，以低压生理盐水灌肠做好肠道准备，避免压力过高防止肠穿孔。

4.指导患者以刺激性小、纤维素少、高热量饮食。大出血时禁食，以后根据病情过渡到流质和无渣饮食，慎用牛奶和乳制品含糖高的食品。

【一般护理】

1.连续便血和腹泻时要特别注意预防感染，便后温水坐浴或肛门热敷，改善局部循环。并局部涂擦抗生素软膏。

2.需行药物保留灌肠时，宜在晚睡前执行，先嘱患者排便，取左侧卧位，行低压盐水灌肠。

3.轻者适当休息，指导患者晚间安然入睡，重视午睡，重症患者应卧床休息，以减轻肠蠕动和肠痉挛。

【健康指导】

1.向患者讲解此病的诱发因素、治疗后的效果，并保持情绪稳定。

2.按时正确服药，配合治疗和护理。

第二十七节　糖尿病护理新进展

糖尿病是指一组由遗传和环境因素相互作用而引起的临床综合征。因胰岛素分泌绝对或相对不足，导致血糖升高，出现糖尿病症状而引起脂肪、蛋白质、水及电解质等代谢异常。可能与遗传、自身免疫、病毒、基因突变、组织对胰岛素产生抵抗及其他因素如生活方式改变、高热量饮食、体育锻炼减少等因素有关。

高血糖为其重要临床特征，表现为多饮、多尿、多食和消瘦。重症或应急时可发生酮症酸中毒或其他急性代谢紊乱，久病可致脏器损害。

【病情观察】

1.有无泌尿道、皮肤、肺部等感染，女性有无外阴部皮肤瘙痒。

2.有无食欲减退，恶心、呕吐、嗜睡、呼吸加快、加深。呼吸呈烂苹果气味及脱水等酮症酸中毒表现。

3.有无低血糖。

4.有无四肢麻木等周围神经炎表现。

5.辅助检查　尿糖定性、空腹血糖检查及口服葡萄糖耐量试验（COTT）。测定均要准确符合操作规范。

【对症护理】

1.饮食护理。

(1)让患者明确饮食控制的重要性，从而自觉遵守饮食规定。

(2)应严格定时进食。对使用胰岛素治疗的患者尤应注意。

(3)检查每次进餐情况，如有剩余，必须计算实际进食量，供医师治疗中参考。

(4)控制总热量，当患者出现饥饿感时可增加蔬菜及豆制品等副食。

(5)有计划地更换食品，以免患者感到进食单调乏味。

2.应用胰岛素的护理。

(1)胰岛素的保存：中效及长效胰岛素比普通胰岛素稳定。同样在5℃情况下，前两者为3年而后者为3个月，使用期间宜保存在室温20℃以下。

(2)应用时注意胰岛素的换算。

(3)剂量必须准确。

(4)两种胰岛素合用时，先抽吸胰岛素，后抽吸鱼精蛋白胰岛素。

(5)胰岛素注射部位选择与安排：胰岛素常用于皮下注射，宜选皮肤疏松部位，有计划按顺序轮换注射。每次要改变部位，以防注射部位组织硬化、脂肪萎缩影响胰岛素的吸收。注射部位消毒应严密，以防感染。

(6)低血糖反应：表现为疲乏，强烈饥饿感，甚至死亡。一旦发生低血糖反应，除立即抽血检查血糖外，可口服糖水或静注50%葡萄糖40 mL，待患者清醒后再让其进食，以防再度昏迷。

【一般护理】

1.生活有规律，身体情况许可，可进行适当的运动，以促进碳水化合物的利用。减少胰岛素的需要量。

2.注意个人卫生，预防感染。糖尿病患者常因脱水和抵抗力下降，皮肤容易干燥发痒。也易合并皮肤感染，应定时给予擦身或沐浴，以保持皮肤清洁。此外，应避免袜紧、鞋硬引起血管闭塞而发生坏疽或皮肤破损而致感染。

3.按时测量体重以做计算饮食和观察疗效的参考。

4.必要时记录出入水量。

5.每日分3～4段留尿糖定性。必要时测24小时尿糖定量。

【健康指导】

1.帮助患者（或家属）掌握有关糖尿病治疗的知识，树立战胜疾病的信心。

2.帮助患者学会尿糖定性试验，包括试剂法和试纸法有关事项。

3.掌握饮食治疗的具体措施，按规定热量进食，定时进食，避免偏食、过食与少食，采用清淡食品，使菜谱多样化，多食蔬菜。

4.应用降糖药物时，指导患者观察药物疗效、副作用，掌握其处理方法。

5.帮助患者及其家属学会胰岛素注射技术，掌握用药方案，观察常见反应。

6.预防和识别低血糖反应和酮症酸中毒的方法及低血糖反应的处理。

7.注意皮肤清洁，尤其要保持足部、口腔、阴部的清洁，预防感染，有炎症、痈和创伤时要及时治疗。

8.避免精神创伤及过度劳累。

9.定期门诊复查。平时外出时注意随带糖尿病治疗情况卡。

第二十八节　酮症酸中毒护理新进展

糖尿病代谢紊乱加重时，脂肪动员和分解加速。大量脂肪酸在肝经β氧化产生大量乙酰乙酸、β-羟丁酸和丙酮，三者统称为酮体。血酮升高为酮血症，尿酮排出增多称为酮尿，临床上统称为酮症。这些酮体均为较强的有机酸，可大量消耗体内储备碱，超过机体的处理能力；镁代谢紊乱进一步加剧。血酮继续升高便发生代谢性酸中毒，即酮症酸中毒。

【病情观察】

1.酮症酸中毒患者逐渐出现疲乏软弱，极度口渴，厌食，恶心、呕吐。

2.呼吸加速，呼气时有酮味（烂苹果样气味）。

3.随着失水加重出现脱水，尿量减少，皮肤干燥无弹性，眼球下陷。

4.严重时可出现休克。表现为心率加快、脉细速、血压下降、四肢厥冷等，患者呈嗜睡而渐入昏迷。

5.实验室检查，血糖明显升高，血二氧化碳结合力明显降低，血酮增高，尿糖强阳性，尿酮阳性，血白细胞增高等。

【对症护理】

1.确诊酮症酸中毒后，绝对卧床休息，应立即配合抢救治疗。

2.快速建立静脉通路，纠正水、电解质紊乱与酸碱失衡，纠正酮症症状。

3.遵医嘱运用胰岛素　小剂量胰岛素应用时抽吸剂量要准确，以减少低血糖、低血钾、脑水肿的发生。

4.协助处理诱发病和并发症，严密观察生命体征、神志、瞳孔（见昏迷护理常规）.协助做好血糖的测定和记录。

5.饮食护理　禁食，待昏迷缓解后改糖尿病半流质或糖尿病饮食。

6.预防感染　必须做好口腔及皮肤护理，保持皮肤清洁，预防褥疮和继发感染，女性患者应保持外阴部的清洁。

7.血管病变的护理　除按糖尿病一般护理外，还应根据不同部位或器官的血管病变进行护理。

8.神经病变的护理　控制糖尿病，应用大量维生素B，局部按摩及理疗，对皮肤感觉消失者应注意防止损伤。

9.做好保健指导　使患者或家属掌握有关糖尿病治疗的知识，树立战胜疾病的信心。

【一般护理】

同糖尿病护理。

第二十九节　甲状腺功能减退症护理新进展

甲状腺功能减退症（简称甲减），是指由多种原因引起的甲状腺激素合成、分泌或生物效应不足所致的一组内分泌疾病。根据起病年龄可分为呆小症（克汀病）、幼年型甲减和成年型甲减。成年型甲减主要是由于自身免疫性炎症引起的。

临床表现为畏寒、食欲缺乏、肌肉软弱无力、心动过缓、黏液性水肿、嗜睡、便秘、女性月经失调、性欲减退等。

【一般护理】

1.安排舒适的环境，调节室温。

2.休息　重症者应卧床休息，伴有嗜睡或精神症状时应注意安全，以免发生意外。

3.饮食　给予高热量、高蛋白、低盐、低脂易消化的饮食，多食蔬菜和水果，以防便秘。

4.保持皮肤清洁　每日用温水擦洗并涂以润滑油，以防干裂或感染。

【病情观察】

1.观察患者体温、脉搏、呼吸、血压、神志等。若体温低于35℃，呼吸浅慢，心动过缓，血压降低，嗜睡等症状，及时协助处理。

2.观察体重和水肿情况，及早发现黏液性水肿昏迷先兆，准确记录出入量，定期测体重。

3.黏液性水肿昏迷者，除按昏迷护理常规外，还应及时保暖，静脉给予甲状腺素和氢化可的松，并持续吸氧。

4.应用甲状腺制剂时应注意有无心动过速、心律不齐、心绞痛、多汗、兴奋等过量表现，并慎用麻醉剂、安眠药、镇静剂，以免加重病情。

【健康教育】

1.避免感染和创伤，注意保暖。

2.避免过度劳累，注意个人卫生，保持皮肤清洁。

3.慎用安眠、镇静、止痛药等。

4.坚持长期服药，定期复查甲状腺功能。

第三十节　尿崩症护理新进展

按内科及本系统疾病的一般护理常规。

【病情观察】

1.准确记录患者尿量、尿比重、饮水量，观察液体出入量是否平衡，以及体重变化。

2.观察饮食情况，如食欲不振以及便秘、发热、皮肤干燥、倦怠、睡眠不佳等症状。

3.观察脱水症状，如头痛、恶心、呕吐、胸闷、虚脱、昏迷。

【对症护理】

1.对于多尿、多饮者应给予辅助与预防脱水，根据患者的需要供应水。

2.测尿量、饮水量、体重，从而监测液体出入量，正确记录，并观察尿色、尿比重等及电解质、血渗透压情况。

3.患者因夜间多尿而失眠、疲劳以及精神焦虑等，应给予护理照料。

4.注意患者出现的脱水症状，一旦发现要尽早补液。

5.保持皮肤、黏膜的清洁。

6.有便秘倾向者及早预防。

7.药物治疗及检查时，应注意观察疗效及副作用，嘱患者准确用药。

【一般护理】

1.患者夜间多尿，白天容易疲倦，要注意保持安静舒适的环境。

2.在患者身边经常备足温开水。

3.定时测血压、体温、脉搏、呼吸及体重，以了解病情变化。

【健康指导】

1.患者由于多尿、多饮，要嘱患者在身边备足温开水。

2.注意预防感染，尽量休息，适当活动。

3.指导患者记录尿量及体重变化。

4.准确遵医嘱给药，不得自行停药。

5.门诊定期随访。

第三十一节　急性肾盂肾炎护理新进展

肾盂肾炎为常见的尿路感染，主要是由细菌引起的肾盂、肾盏和肾实质的感染性炎症。本病多见于女性，女与男之比约为10∶1，尤以婚育年龄女性、女婴、老年妇女患病率最高。

按内科及本系统疾病的一般护理常规。

【病情观察】

1.注意观察患者有无尿频、尿急、尿痛等尿路刺激症状，有异常及时通知医生。

2.观察药物不良反应。

【对症护理】

1.收集尿标本时应注意除急症外以留取晨尿为宜，并立即送检。留取中段尿做细菌培养时，必须严格执行无菌操作。

2.其余按本系统护理常规。

【健康指导】

1.做好卫生宣教，帮助患者养成勤洗澡、勤更衣的卫生习惯。

2.女性患者要注意经期、婚后及孕期卫生。保持会阴部清洁。

3.坚持服药，定期门诊复查。

第三十二节　急性肾炎护理新进展

急性肾炎是一组起病急，以血尿、蛋白尿、水肿和高血压为主要表现，且可有一过性氮质血症的一组疾病。本病常有前驱感染，多见于链球菌感染后或由其他细菌、病毒和寄生虫感染后引起。

【病情观察】

1.密切观察血压、浮肿、尿量变化。每日记录血压、尿量，出现有血压上升、尿量减少时，应该警惕合并心力衰竭、脑水肿、尿毒症、高血压的发生。

2.观察患者体温、脉搏、呼吸、血压、神志变化，发现异常及时报告医师。

3.观察用药不良反应。

【对症护理】

1.每周测体重2次，对水肿严重者及使用利尿剂者应逐日测量，并记录液体出入量。

2.其余按本系统一般护理常规。

【健康指导】

1.预防感染，尤其是上呼吸道感染易发季节，更应注意预防。

2.定期门诊随访。

3.保持皮肤清洁，注意个人卫生，预防皮肤感染。

4.女性患者近期不宜妊娠，以防复发。

第三十三节　急性肾功能衰竭护理新进展

急性肾功能衰竭简称急性肾衰，是指各种病因导致的肾功能短时间内急剧减退，以肾小球滤过率明显减低所致的氮质血症，以及肾小管功能障碍所致的水、电解质紊乱与酸碱失衡为临床表现的一组综合征。

【病情观察】

1.少尿期观察。

(1)严密观察病情变化，监测水、电解质平衡，按病情做好各种护理记录。

(2)观察患者有无嗜睡、肌张力低下、心律不齐、恶心、呕吐等高钾血症，有异常立即通知医师。

(3)血压异常按本系统疾病护理。

2.多尿期观察　注意观察血钾、血钠的变化及血压的变化。

3.恢复期观察　观察用药不良反应，定期复查肾功能。

4.其余按本系统疾病护理常规。

【对症护理】

1.少尿期。

(1)严格限制液体进入量，以防水中毒，按医嘱准确输入液体。

(2)饮食护理：既要限制入量又要适当补充营养，原则上应是低钾、低钠、高热量、高维生素及适量的蛋白质。

2.多尿期　供给足够热量和维生素，蛋白质可逐日加量，以保证组织的需要，给予含钾多的食物。

3.恢复期。

(1)给予高热量、高蛋白饮食。

(2)鼓励逐渐恢复活动，防止出现肌肉无力现象。

【一般护理】

1.少尿期。

(1)绝对卧床休息，注意肢体功能锻炼。

(2)预防感染，做好口腔及皮肤护理，一切处理要严格执行无菌操作原则，以防感染。

（3）如行腹膜透析或血透治疗，按腹透、血透护理常规。

2.多尿期。

（1）嘱患者多饮水或按医嘱及时补液如补充钾、钠等，防止脱水、低钾和低钠血症的发生。

（2）以安静卧床休息为主。

3.恢复期：控制及预防感染，注意清洁及护理。

【健康指导】

1.注意增加营养。

2.适当参加活动，避免过度劳累。

3.定期复查。

第三十四节　特发性血小板减少性紫癜护理新进展

特发性血小板减少性紫癜是指血小板免疫性破坏，外周血中血小板减少的出血性疾病。主要与感染、免疫、遗传因素及雌激素等有关。

临床以广泛皮肤、黏膜或内脏出血、血小板减少、骨髓巨核细胞发育成熟障碍、血小板生存时间缩短及抗血小板抗体出现为主要特征。

【一般护理】

1.休息　急性发作时，应卧床休息，出血严重或血小板自身低于$20 \times 10^9/L$，应绝对卧床休息。

2.心理护理　避免情绪紧张及波动，一旦发生出血应给予安慰、疏导及心理支持。

3.饮食　给予富含营养、多维生素、温软易消化的饮食，忌过硬、带刺食物摄入。有消化道出血者应禁食或进温凉流质。

4.保持口鼻腔清洁，勿用手挖鼻及用牙签剔牙。

5.修剪指甲，衣物宜宽大、柔软。

6.勿用力排便，保持大便通畅。

7.保持情绪稳定。

【病情观察】

1.观察患者生命体征变化。

2.观察有无出血倾向，注意有无皮肤出血点或瘀斑、鼻出血、牙龈出血等，如有头痛、呕吐或呕血、便血，应考虑脑出血或消化道出血，及时协助处理。

【药物护理】

1.观察药物作用及副作用。

2.应用肾上腺糖皮质激素时应向患者解释该药引起的库欣综合征，如满月脸等，停药后可恢复。同时易合并感染、高血压、糖尿病等。

3.应用免疫抑制剂可引起骨髓造血功能抑制、末梢神经炎、出血性膀胱炎等，必要时停药。

4.严禁使用磺胺类、阿司匹林等药物。

【健康教育】

1.适当活动，避免劳累。

2.注意休息及营养，增强体质。

3.保暖，避免受凉，预防感染。

4.避免外伤及强体力活动。

5.坚持治疗，定期复查血小板。

第三十五节　缺铁性贫血护理新进展

缺铁性贫血是指体内储存铁（包括骨髓、肝、脾及其他组织内）消耗殆尽，不能满足红细胞生成的需要而发生的贫血。属小细胞低色素性贫血。主要是铁摄入不足及慢性失血所致。

临床以贫血、组织缺铁及发生缺铁的基础疾病为主要特征。

【一般护理】

1.休息　严重贫血（血红蛋白60 g/L）应卧床休息，必要时输血。

2.饮食。

（1）给予高热量、高蛋白、多维生素、刺激小、易消化的饮食，纠正偏食的习惯。

（2）加富含铁剂的食物，如蛋黄、牛肉、豆类等，注意饮食搭配，以增进食欲。

3.保持口腔清洁，防止口腔炎、口角炎的发生。

【病情观察】

观察贫血程度及皮肤、口腔、舌、神经、精神症状。

【对症护理】

1.严重时卧床休息，限制活动。

2.口服铁剂易引起胃肠道反应，应从小剂量开始，餐后或餐中服用，忌饮茶。加用维生素C，以利铁剂吸收。口服液体铁剂用吸管，以防牙齿染黑。血红蛋白恢复正常后，仍应服铁剂3～6个月。

3.注射铁剂时应深部注射，有硬结的部位给予热敷，警惕铁剂过敏反应，如面色潮红、头痛、荨麻疹、高热等，严重者可发生过敏性休克。

4.口服铁剂后会出现黑便，告知患者紧张。

【健康教育】

1.解释血红蛋白正常后用铁剂的时间及意义。

2.说明缺铁性贫血的病因，保持合理的饮食习惯，不偏食，不挑食。

3.需治疗引起铁吸收不良或丧失过多的原发病。

4.定期复查血常规。

第三十六节 再生障碍性贫血护理新进展

再生障碍性贫血是指由多种因素导致造血干细胞的数量减少或功能异常，从而引起红细胞、粒细胞、血小板减少的临床综合征。发病多见于青壮年，男性多于女性。主要与药物及化学物质、物理因素、病毒感染，其他如阵发性睡眠性血红蛋白尿、慢性肾功能衰竭、胸膜病等因素有关。

临床以进行性贫血、出血、反复感染为主要特征，根据病情轻重、起病缓急、病程长短将再障分为急性和慢性两型。

【病情观察】

1.观察急性期患者情况。感染症状以及出血部位、程度，尤其要观察有无重要脏器出血如颅内出血等症状。

2.观察慢性再障患者有无进行性贫血加重、急性发作表现。

【对症护理】

1.贫血、出血、感染时按本系统症状护理常规执行，做好成分输血护理，控制出血和感染，但要禁用可能与再障病因有关的药物如某些解热镇痛剂。

2.重型再障可给予保护性隔离，严格执行消毒隔离制度，减少并发症。

3.长期应用雄性激素可出现水潴留、痤疮、毛发增多、女性患者停经等症状。应用糖皮质激素可出现类库欣综合征症状，应对患者加以观察和做好解释工作，注意防护，尽可能减少各种药物的不良反应。应用丙酸睾酮应做深部肌肉注射，并经常检查局部有无硬结，防止感染。

【一般护理】

1.保持病室清洁，空气新鲜，定期消毒。保持患者口腔、皮肤清洁卫生，尽可能减少感染因素。

2.急性型再障以休息为主，病情危重时绝对卧床休息，慢性型无严重贫血时可适当活动，但要防止碰、撞、跌跤等。

3.给予高蛋白、高维生素、富有营养、易消化食物，勿食坚硬、刺激性食物。

4.急性型再障疗效差，患者易产生悲观消极情绪；慢性型再障病程长，患者易失去耐心和信心，应做好相应的心理护理。

5.准确采集血标本，协助做好骨髓穿刺检查，以了解病情变化。对长期接触可以引起再障的理化因素的工作人员要定期检查血象。

【健康指导】

1.避免接触有毒、有害化学物质及放射性物质，警惕家用染发剂、杀虫剂毒性对人体的损害，避免应用某些抑制骨髓造血功能的药物如氯霉素、保泰松等。

2.对患者加强疾病知识教育，预防感染和出血，坚持治疗，不擅自停药，定期复诊。

3.适当锻炼，增强体质，促进治愈。

第三十七节　脑出血性疾病护理新进展

蛛网膜下腔出血是指颅内血管破裂后，血液流入蛛网膜下腔，分为自发性与外伤性两大类。非外伤性脑实质内的出血称为脑出血。常见部位有内囊出血、脑桥出血、小脑出血、脑室出血等。

按神经系统疾病一般护理常规。昏迷按昏迷护理常规。

【病情观察】

1.观察意识、瞳孔、血压、脉搏、呼吸等变化。若压眶反射消失、血压增高、脉搏、呼吸不规则，应考虑出血未止。须及时采取措施。

2.及时发现脑疝前驱症状。如头痛剧烈、呕吐频繁、烦躁不安、意识模糊、两侧瞳孔大小不等、嗜睡等。若出现一侧瞳孔散大、光反应迟钝、血压升高、脉搏变慢、呼吸不规则，即有脑疝存在，应立即静脉应用脱水、降脑压药物，给予吸氧，并协助医师抢救。

3.观察呕吐物和大便的颜色、性质。及时留取标本，以了解胃内有无出血。

【对症护理】

1.急性期绝对卧床休息4周以上，侧卧于患侧。头部制动抬高15°~30°避免不必要的操作。各项护理操作应轻柔，翻身角度不宜大。病室安静、避光。

2.保持呼吸道通畅。及时吸除口腔、气管分泌物、呕吐物。舌后坠时，应用拉舌钳。定时翻身，预防吸入性肺炎和肺不张。

3.中枢性高热给予物理降温，但头部禁用酒精。

4.控制补液量和速度，以防突然脑压增高导致脑疝。用脱水剂时可快速给药，以保持脱水效果。随时观察血压、尿量变化及水、电解质紊乱情况，并记录出入液量。

【一般护理】

1.发病48小时内应禁食，以后根据病情放置胃管。给低脂、高蛋白流质及一定量的水分。入液量每天保证2000 mL左右，以维持营养及水、电解质和酸碱平衡。

2.保护肢体和皮肤。定时慢动作翻身，当翻向健侧时，患侧部垫枕，以防关节强直。病情稳定48小时后，进行肢体运动康复指导和训练。

3.保持大小便通畅，患者常有便秘，尿潴留或尿失禁，应给予相应护理。切忌用力排便，以免诱发再出血。

4.保持情绪稳定，限制陪客，避免精神刺激。

【健康指导】

出院时，指导患者出院后加强肢体的功能锻炼，脑出血应控制饮食。生活要有规律。注意情绪稳定，劳逸结合。

第三十八节　脑缺血性疾病（脑栓塞、脑血栓）护理

脑栓塞是指各种栓子沿血液循环进入脑动脉，引起血流中断，而出现相应供血区的脑功能障碍。脑血栓形成是指颅内外供应脑部的动脉血管壁发生病理变化，使血管腔变狭窄，或在此基础上形成血栓，最终完全闭塞，引起该血管供应范围内的脑梗死。

【病情观察】

1.观察意识、瞳孔、呼吸、脉搏、血压的变化，并记录。注意有无意识障碍、头痛、呕吐等脑水肿、颅内压增高的症状。

2.对脑栓塞者，要严密观察有无新的栓塞形成或合并颅内出血等。如出现突然失语、肢体疼痛、腹痛、意识逐渐不清等症状，必须及时通知医师，采取相应措施。

3.观察扩血管、扩容、抗凝、溶栓剂等药物的副作用，注意有无出血倾向和出血、凝血时间延长现象，并随时观察血压。

【对症护理】

1.急性期卧床休息1～2周。取平卧。头偏向一侧。头部禁用冰袋或冷敷，以免影响脑供血。

2.瘫痪肢体保持功能位。病情稳定后，应尽早被动运动和按摩，以防肌肉萎缩和肢体挛缩畸形。

3.每2～3小时翻身1次，以免瘫痪的一侧长期受压而形成褥疮。

4.对呼吸困难者应给予氧气吸入。头痛、烦躁不安者，按医嘱给止痛镇静剂。

【一般护理】

1.给低脂、低盐、高维生素、易消化的食物。忌烟、酒。有意识障碍及吞咽困难者给鼻饲流质饮食。

2.心理护理　患者常因肢体瘫痪、语言障碍、大小便失禁、生活不能自理而烦恼，护理人员应关心、体贴、解释，使其树立治疗信心。

3.对有失语者，要加强语言训练，训练内容尽可能联系日常生活。

【健康指导】

出院时，指导患者及家属做瘫痪肢体按摩和被动运动，坚持语言训练。劝其戒烟，勿过量饮酒，避免劳累，生活要有规律。

第三十九节　癫痫护理新进展

癫痫是一组反复发作的神经无异常放电所致的暂时性中枢神经系统功能障碍的临床综合征。常见病因主要是遗传、脑损伤。

临床以具有暂时性、刻板性、间歇性和反复发作为主要特征。

按神经系统疾病的一般护理常规。

【病情观察】

1.癫痫持续状态的患者应尽快按医嘱用药控制发作，应用强中枢抑制剂做静脉注射时，需一人专心缓慢注射，另一人监护癫痫发作情况。

2.严密观察瞳孔、呼吸、血压、心率变化及患者的昏迷程度和用药反应。如有瞳孔缩小、血压下降、昏迷加深、呼吸变浅，应建议药物减量。

3.观察癫痫发作的类型，发作持续时间及次数。

【对症护理】

1.癫痫大发作时立即让患者睡平，解开衣领、衣扣，头偏向一侧，保持呼吸道通畅，及时给氧；对呼吸功能不恢复者，及时做人工辅助呼吸。

2.尽快在患者上下臼齿之间垫开口器或牙垫、手帕，防止咬伤舌头和颊部。

3.禁止向患者强行灌水喂药及暴力按压抽搐肢体，以免造成窒息、吸入性肺炎及骨折、脱臼等。

4.专人陪护，详细记录发作经过、时间和主要表现。

5.防止脑水肿导致脑疝。保证脱水剂静脉快速滴入，高热时予以物理降温。

6.注意有无精神症状，少数患者抽搐停止后，意识在恢复过程中，有短时间的兴奋躁动，应加强保护，以防自伤或他伤。

7.根据癫痫发作的类型遵医嘱用药，注意观察用药疗效和副作用。

【一般护理】

1.保持环境安静，避免光、声刺激。保证患者睡眠充足，不能让患者单独离开病区活动。

2.做好心理护理，帮助克服自卑、恐惧心理，应向患者及其家属讲解有关疾病常识，以取得配合。

3.间歇期可下床活动。出现先兆时应即刻卧床休息。

4.给予高热量、清淡饮食。少进辛辣食物，避免过饱。

5.注意保暖、防止感冒。炎热季节防止中暑。不可用口表测温。

【健康指导】

出院时应指导患者坚持长期正规定期门诊随访。保持乐观情绪，生活、工作应有规律，避免过度劳累。忌烟酒。不能从事高空作业、驾驶等工作。随身携带个人资料，写上姓名、地址、病史、电话等，以备发作时及时了解和联系。

第四十节　急性炎症性脱髓鞘性多发性神经病护理新进展

急性炎症性脱髓鞘性多发性神经病又称格林-巴利综合征，为急性或亚急性起病，大多可恢复的多发性脊神经根麻痹和肢体瘫痪的一种疾病。

按神经系统疾病一般护理常规。

【病情观察】

1.注意心率、心律、血压变化，防止因迷走神经受累而引起心搏骤停。如有心肌损害，输液速度要缓慢，并记录出入液量。

2.注意呼吸频率与节律。如咳嗽无力，有反常呼吸，系提示呼吸肌瘫痪，应立即吸氧，行人工辅助呼吸，通知医师，并准备气管切开或气管插管，备好人工呼吸器等。

3.注意有无水、电解质紊乱与酸碱失衡及其临床表现，协助医师纠正。

4.观察四肢对称性肌无力的程度，是否累及躯干、肋间肌、面部等。

【对症护理】

1.急性期卧床休息，取侧卧位，以利呼吸道分泌物流出。如有呼吸肌瘫痪，取平卧，头偏向一侧。

2.保持呼吸道通畅，预防肺炎及肺不张，及时吸痰。如痰液黏稠，可作雾化吸入、拍背。

3.对肢体疼痛严重者，应按医嘱给予镇静止痛剂，但禁用麻醉性止痛剂如哌替啶等。

4.观察激素、免疫抑制剂等药物的作用、副作用。

5.对面神经受损、眼睑不能闭合者。要涂以抗生素眼膏，加用眼罩，以防角膜溃疡及结膜炎。

【一般护理】

1.给予营养丰富，易消化的饮食。对吞咽困难者，及早鼻饲。禁止经口进药物与饮食。

2.加强心理护理。消除患者因呼吸困难而产生的紧张情绪。尤其是应用人工呼吸器者，树立治疗信心，积极配合抢救。

3.瘫痪肢体应保持功能位，两足可用足托。病情稳定后，定时做被动运动、针灸按摩，鼓励主动运动。

4.保持口腔及皮肤清洁。勤翻身，保暖，忌用热水袋，防止烫伤。

【健康指导】

出院时，应指导患者及其家属学会被动运动及按摩方法，鼓励肢体瘫痪者坚持功能锻炼，减少后遗症。按时服药，保证足够的营养，避免着凉及感冒。

第三章　外科护理新进展

第一节　胸部损伤护理新进展

胸部损伤是指暴力、跌倒或钝器撞击胸部，引起胸壁或胸膜腔内损伤。分为闭合性和开放性损伤两类。临床以胸痛、呼吸困难、咯血及休克为主要特征。

1.当肋骨骨折时，首先了解是单根骨折、多发骨折，还是多处开放性骨折，有无休克和肺及胸膜损伤等症状.以便及时采取急救措施。

2.一般单纯性肋骨骨折可用胶布或胸带固定。每日检查固定是否松懈，如有松懈应及时重新包扎。固定3～4周后除去。

3.多发肋骨骨折胸壁软化时，应予急救。用大棉垫胸外固定浮动胸壁，以减轻反常呼吸，同时保持呼吸道通畅，纠正休克。严重的浮动胸壁者，用牵引或考虑气管切开，辅助呼吸。

4.多处开放性骨折，彻底清创后处理，并给予破伤风抗毒素注射。

5.严密观察呼吸、脉搏、血压。必要时吸氧、补液、输血。

6.生命体征平稳时取半卧位。鼓励并协助患者咳嗽，排痰，早期离床活动。必要时给予超声雾化吸入等。

第二节　气胸护理新进展

1.闭合性气胸。

（1）立即吸氧，做好安置胸腔闭式引流术的准备，必要时开放输液通道，以便输血、补液。

（2）协助医生安置胸腔引流管，置管后按胸腔闭式引流术护理。

（3）严密观察呼吸、脉搏、血压。

（4）加强呼吸道管理，鼓励并协助患者咳嗽，做深呼吸、雾化吸入等。以防肺部并发症。

2.开放性气胸。

（1）立即用凡士林纱布、棉垫封闭伤口，变开放性气胸为闭合性气胸。

（2）按闭合性气胸护理常规。

（3）清创缝合伤口，按医嘱应用破伤风抗毒素及抗生素。

3.张力性气胸。

（1）立即在患侧锁骨中线第二肋间穿刺抽气或行胸腔闭式引流术。密切观察水封瓶水柱波动，有无气体排出。

（2）术后24～48小时如仍见大量气体漏出，可考虑开胸探查，视情况做肺叶切除，缝合肺、支气管裂口或支气管吻合术。

（3）严密观察呼吸、脉搏、血压。积极做好抢救准备。

（4）血压平稳后改半卧位，并按医嘱给予抗生素应用。

（5）加强呼吸道管理，预防肺部并发症。

第三节　食管癌手术护理新进展

食管癌是我国比较常见的一种恶性肿瘤。男性多于女性，比例为2∶1～4∶1，其发病部位以食管中段为多见，多数为鳞癌。

病因可能与早期接触或食用亚硝胺类化合物或霉变食物，慢性食管炎症，不良饮食习惯，进食过热、过快、过硬及粗糙食物，嗜烟酒，食物中缺乏维生素A、维生素B_2等微量元素有关。

临床表现早期无明显的症状，偶有吞咽食物哽噎感，停滞或异物感、胸骨后闷胀或针刺疼痛，中晚期主要为进行性吞咽困难，肿瘤侵犯邻近组织和器官可出现相应症状，如声音嘶哑、食管气管瘘、肺部感染等。

【术前准备】

1.营养补充，改善全身状况。根据患者的吞咽程度给予饮食，有贫血、脱水、营养不良者酌情给予输血、补液、静脉高营养等。

2.加强口腔护理，减少术后并发症；对于有明显食管狭窄和炎症的患者，术前口服肠道抗生素，减轻炎症和水肿。

3.消化道准备术前1天进少渣饮食，晚8时后禁食，并用肥皂水灌肠1次。结肠代食管手术准备：手术前1天下午1时、2时、3时、6时、9时各服甲硝唑200mg、庆大霉素0.5g；下午4时后口服10%甘露醇1000mL，半小时内服完；术前3天进少渣饮食，术前1天进流食，晚8时后禁食，并行肥皂水清洁灌肠1次。

4.手术当日清晨为患者置消毒胃管并保留。

【术后护理】

1.按胸外科术后护理常规及麻醉后常规护理。

2.术后应重点加强呼吸道护理，协助咳嗽、咳痰，必要时行鼻导管吸痰或气管镜吸痰，清除呼吸道分泌物，促进肺扩张。

3.禁食期间加强口腔护理，保持口腔清洁。

4.胃肠减压护理。保持通畅，注意观察引流液的颜色及量。

5.严密观察切口渗出情况，保持局部清洁，密切注意有无切口感染、裂开及吻合口瘘的征象。

6.术后3～5日，胸管拔除后，鼓励患者下床运动。

7.饮食护理。

（1）禁食期间给予TPN、EN支持，保持输液通畅，观察药物反应。

（2）食管及贲门术后5～7日。根据胃肠功能的恢复及术中吻合口张力、血供情况而决定进食时间。自少量饮水起，流质、半流质软食，少量多餐。结肠代食管术后进食时间宜适当延迟。

（3）胃代食管术后，加强饮食指导：少量多餐，避免睡前、躺着进食，进食后务必慢走，或端坐半小时，防止返流，裤带不宜系得太紧，进食后避免有低头弯腰的动作。

（4）给予高蛋白、高维生素、低脂、少渣饮食，并观察进食后有无梗阻、疼痛、呕吐、腹泻等情况。若发现症状应暂停饮食。

8.胸腔引流的护理：除按一般胸腔引流护理外，应特别注意胸液的质和量。若术后血清样胸液过多或粉红色中伴有脂肪滴，应警惕乳糜胸可能。

第四节 肺切除护理新进展

【术前准备】

1.用抗感染及支气管扩张药物，并做体位排痰，必要时记录痰量。

2.鼓励患者做深呼吸、有效咳嗽。

3.向患者说明术后正确卧位的必要性和方法。

4.术晨清洁口腔，术前30分钟东莨菪碱0.3mg，杜冷丁50mg，肌肉注射。

【术后护理】

1.给氧每分钟流量3～5L，术后第二天改为间歇吸氧或按需要给氧。

2.让患者保持平静，减少躁动，以最大限度减少氧耗。

3.肺切除术后，未清醒时，采取仰卧位。清醒后改半卧位。肺叶切除患者可健侧卧位。全肺切除患者，避免完全侧卧，可采取1/4侧卧位。

4.观察神志、意识、有无发绀、气管移位及呼吸模式。

5.静脉补液的护理：观察出血、失液情况，注意纠正水、电解质平衡。补液速度不宜过快，保持30滴/min左右，限制盐水输入，以免肺水肿发生。

6.胸腔引流的观察。

（1）全肺切除尤其伴有胸膜粘连或胸膜全肺切除的患者，术后应严密观察胸液渗出量及血压变化。

（2）全肺切除术后所置的胸腔引流管一般呈钳闭状态，每1～2小时酌情放出适当气体或液体，术后24小时可拔胸管。

（3）由于拔除胸管未做残腔处理，胸腔内有中等量的胸腔积液，起稳定纵隔作用。拔管后应严密观察患者呼吸情况，以防胸腔积液量过多引起纵隔移位。

8.呼吸道护理：术后24～48小时内，每隔1～2小时协助患者咳嗽，做深呼吸；加强超声雾化吸入，并做健侧的拍背、有效咳嗽，保持健侧呼吸音清晰，应避免剧烈咳嗽。

9.术后早期开始活动手术侧上肢，先练习上举动作，以后可自由活动。

10.术后第一天，可进少量流质，3天后鼓励进软食。

第五节　肺癌手术护理新进展

肺癌大多发生于支气管黏膜上皮，又称支气管肺癌，发病年龄大多40岁以上。可能与长期大量吸烟及被动吸烟，大气环境污染，长期接触放射线物质及遗传、肺部慢性感染等因素有关。

临床表现与肿瘤的部位、大小，是否压迫、侵犯邻近器官以及有无转移等情况有关。早期多无症状，仅有慢性咳嗽。癌肿较大时造成支气管不同程度的阻塞，表现为胸闷、哮喘、气促、发热、胸痛等。晚期压迫、侵犯邻近器官、组织可出现同侧膈肌麻痹、吞咽困难、声音嘶哑、上腔静脉综合征、持续性剧烈胸痛等症状。

【术前护理】

1.耐心向患者解释手术的重要性，调整患者的心理状态，使其配合手术治疗。

2.协助各项检查，如心、肺功能、肝肾功能、PT等。

3.术前戒烟2周，注意口腔卫生。

4.教会患者练习有效咳嗽、深呼吸，排痰困难者给予雾化吸入每日2次，持续3～5日。肺功能低下者给予吸氧30分钟，每日2次，持续3～5日。

【术后护理】

1.呼吸道护理。

（1）观察胸廓呼吸运动是否对称、有无呼吸困难。

（2）保持呼吸道通畅。鼓励患者深呼吸、有效咳嗽，协助拍背、排痰，必要时吸痰。

（3）给予雾化吸入，湿化气道，易于分泌物排出。

（4）遵医嘱应用有效抗生素，防止肺部感染。

2.保持胸腔引流管通畅，全肺切除后胸腔引流管应夹管，开放时间视病情而定，一般1～2小时开放1次，每次2～5分钟。

3.术后24～48小时内适当应用镇痛剂，用药时观察其效果及反应。

4.鼓励患者早期离床活动。活动量应循序渐进。年老体弱、心血管疾病者可适当推迟活动时间。

5.并发症护理

（1）大出血：观察伤口渗血、胸腔引流液、中心静脉压、血压、脉搏、呼吸、尿量等情况，以了解出血量。术后3小时胸腔引流量大于100 mL/h呈鲜红色，且伴有生命体征变化，应考虑有活动性出血，需立即通知医生，必要时再次手术止血。

（2）张力性气胸：密切观察患者有无胸闷、气促、呼吸困难、气管移位等情况，如有异常及时处理。

（3）肺不张、肺炎：鼓励患者有效咳嗽，协助排痰，必要时行支气管镜吸痰。

（4）心律失常：术后持续心电监护，发现心律失常及时协助处理。

（5）肺水肿：对于年老患者及全肺切除者，应注意单位时间内输液量和速度。

（6）皮下气肿：气体量少时可以自行吸收；气体量多时放置胸腔引流管，并保持引流管通畅，定时挤压，及时调整引流管位置。

（7）胸腔积液：观察呼吸情况，若有呼吸音低、呼吸困难、皮下气肿等应立即取患侧卧位，放置胸腔引流管。

【健康教育】

1.戒烟，改变不良的生活习惯，改善生活环境和居住条件。

2.保持良好的心态。

3.学会循序渐进的扩胸伸臂运动，增加肺活量。

4.巩固化疗、放疗或免疫治疗，定期复查。

第六节　心脏瓣膜置换手术护理新进展

心脏瓣膜的功能是维持心内血液的正确方向，由心房流向心室及由心室流向大动脉。当瓣膜发生狭窄或闭锁不全严重及药物治疗不能维持时，可行瓣膜置换手术。

按体外循环心内直视手术护理常规。

【术前护理】

1.向患者解释术后注意事项及长期抗凝治疗的必要性，以消除顾虑，使其配合治疗。

2.详细询问有无出血病史，检查凝血酶原时间及活动度。

3.备皮范围按心脏手术要求。

【术后护理】

1.保持心包及纵隔引流管的通畅，定时挤压，防止心包压塞。

2.病情观察。

（1）观察患者神志及四肢活动情况，注意有无血栓形成，发现异常及时通知医生，调整药物剂量。

（2）观察心率、心律变化。

（3）观察心音变化：①出现置换瓣膜的拍击音及有无关闭不全的杂音，拟为瓣周漏及瓣膜失灵的征象。②听诊心脏有瓣膜声缺如，可能发生卡瓣现象，应立即叩击胸前区3～4次。并进行胸外心脏按压，通知医生给予处理。

3.应用正性肌力药物和血管扩张剂时应观察药物疗效及副作用。

4.维持水、电解质的平衡。

5.抗凝治疗护理。

（1）应用抗凝治疗术后第2日晨测凝血酶原时间及活动度。

（2）口服华法林药物应定时、定量，药量准确。

（3）观察抗凝药物有无过量征象，如鼻出血、皮下淤血、牙龈出血、血尿及大便隐血阳性等现象，若出现以上症状，及时协助处理。

【健康教育】

1.指导合理使用抗凝药、利尿剂、强心剂及注意事项，定期检查凝血酶原时间及活动度。

2.嘱患者逐渐适应更换机械瓣后心跳时发出异常心音，必要时给予镇静药。

3.休息半年，避免劳累和活动量过大。

4.定期复查，若发生意外及时就诊。

第七节　胸腔闭式引流术护理新进展

【目的】

1.排除胸腔内气体和液体。

2.重建胸腔负压，使肺复张。

3.维持纵隔的正常位置。平衡两侧胸腔压力。

【术前准备】

1.备好引流装置。

2.向患者介绍胸腔闭式引流的目的及注意事项，以取得配合。

3.放置引流管的位置，根据引流目的不同选择。

（1）排除气体：一般放置在患侧第2肋间锁骨中线处。

（2）引流积液：一般放置在患侧第7、8肋间，腋中线或腋后线。

（3）引流脓液：应放在脓腔最低处。

4.穿刺置管固定，连接水封瓶，瓶内置生理盐水密封，玻璃管下端浸入水面3~4cm，水封瓶置低于胸腔60cm的位置。

【术后护理】

1.血压平稳后取半卧位。

2.妥善固定，防止扭曲滑脱。

3.保持引流通畅，如有堵塞可挤压引流管。

4.严格无菌操作，防止逆行感染。

5.搬运或更换引流瓶时应用两把血管钳夹，防止气体进入胸膜腔。

6.记录胸腔闭式引流的量、颜色及性质，如有较多血性液体，考虑有活动性出血；如有较多气体逸出考虑有新的损伤，应及时处理。

7.观察水封瓶中玻璃管水柱波动情况。

8.胸腔引流48~72小时后，观察无气体逸出或24小时引流小于50mL、脓液小于10mL，无呼吸困难，摄胸片见肺复张良好即可拔管。拔管后用无菌凡士林纱布、敷料覆盖，并观察有无胸闷、气促、皮下气肿。

第八节　甲状腺手术护理新进展

【术前准备】

1.甲状腺功能亢进者术前准备。

（1）口服复方碘化钾溶液，从3滴/次开始，逐日每次增加1滴，每日3次。或者10滴，每日3次，连续服2周。

（2）心率大于90次/min者，口服普萘洛尔（普萘洛尔）10~20mg，每日3次；脉搏小于60次/min者，每日2次。

（3）测定基础代谢率，控制在正常范围。

（4）保护突眼，白天用墨镜，睡时涂眼药膏。

（5）进食高热量、高维生素饮食。

（6）术前禁用阿托品。

2.让患者了解术中体位，并指导患者做颈部固定活动的练习，以适应术后的需要。

3.准备气管切开包、氧气、吸引器。

【术后护理】

1.颈丛麻醉或全麻清醒后取半卧位，床边备气管切开包。

2.严密观察血压、脉搏、呼吸、体温的变化，观察有无声音嘶哑、呛咳、呼吸困难等症状。

3.手术当日禁食，术后1天进温凉流质，避免过热或刺激性食物，防止呛咳。

4.引流管护理　术后切口引流接一次性负压引流器，观察引流液的性质与量。

5.甲亢术后继续服复方碘化钾溶液7天，每日3次，从15滴开始逐日减少1滴直至停止。

6.并发症的观察及预防　严密观察病情，防止呼吸困难、窒息、声音嘶哑、失音、音调降低、误咽、甲状腺危象、手足抽搐等并发症。

【健康指导】

1.练习颈部运动，防止瘢痕挛缩。

2.如有声音嘶哑、音调变低者，出院后应继续行理疗、针灸，以促进恢复。

3.指导患者了解甲状腺功能减退的临床表现，门诊随访。

第九节　乳腺癌根治术护理新进展

乳癌是指乳腺组织或导管内发生的恶性肿瘤。好发年龄在40～60岁。主要与性激素的变化、遗传因素以及乳腺囊性增生病变有关。而高脂饮食也是乳腺癌发病的重要因素之一。

临床表现为乳房包块多发生在乳房外上象限，且增长速度较快，皮肤显“橘皮样”改变，破溃时呈菜花状溃疡、恶臭。乳头出现凹陷，乳头溢液，淋巴结肿大，最早发生在同侧腋窝淋巴结，晚期有血行转移。

【术前准备】

1.心理护理。

2.对于妊娠及哺乳期患者，应终止妊娠及断乳。

3.备皮范围　见“备皮法”，如需植皮，取患侧乳房上的皮肤，应注意乳头及乳晕部的清洁；取患乳对侧大腿皮肤，备皮范围应包括会阴部的阴毛，手、膝关节。

【术后护理】

1.体位　全麻清醒后半卧位，椎管内麻醉平卧6小时后改半卧位，抬高患侧上肢。

2.切口处用胸带加压包扎，注意患侧上肢皮肤的颜色、温度、脉搏，防止过紧引起肢体供血不良，过松不利皮瓣或皮片与胸壁紧贴愈合。

3.观察患者有无气胸的征兆，以及胸闷、呼吸窘迫等。

4.做好负压引流管的护理，根据患者需要调节负压，妥善固定，引流管长度以患者床上翻身的长度为宜，观察引流液的颜色、性质和量。引流量每小时超过100mL，提示有活动性出血，应立即报告医生及时处理。引流管一般放置3～5日，引流液颜色变淡，24小时小于10mL，局部无积血、积液，可考虑拔管。

5.上肢的功能锻炼　3日内患肢制动，3～5日后活动肘部以上，7日后活动肩部。拆线后加大肩部活动范围，指导患者进行患肢的爬墙运动、梳理头发等以恢复肢体功能。

【健康指导】

1.指导锻炼，防止瘢痕挛缩。

2.遵医嘱口服他莫昔芬（三阿替洛尔）等药物。

3.每月自查健侧乳房，避开月经前期及月经期。方法：坐位或直立位，健侧上肢自然下垂，对侧手平触乳房有无肿块及乳头处有无分泌物，忌刺激及捏乳房。

4.健侧或患侧局部周围有包块者请及时门诊随访。

5.化疗者按化疗期护理。

第十节　胃、十二指肠疾病手术护理新进展

胃溃疡和十二指肠溃疡是常见的消化道疾病，发病率很高，好发于青壮年。

目前认为主要发病因素是胃酸和胃蛋白酶分泌过多、胃黏膜屏障作用的破坏以及

近年发现的幽门螺杆菌感染。季节、情绪波动、饮食失调可诱发。胃、十二指肠溃疡经过严格的内科治疗，大多可以基本治愈。仅少数因有严重并发症或经内科治疗无效者，才需外科手术治疗。

临床以慢性过程、周期性发作与节律性疼痛为主要特征。主要并发症为出血、穿孔、幽门梗阻及癌变等。

【术前护理】

1.纠正贫血及营养不良，指导合理膳食。

2.观察病情变化，注意有无急性穿孔、出血、幽门梗阻等并发症发生。

3.幽门梗阻者，术前应置胃肠减压管，术前3日每晚用3%高渗盐水洗胃，以减轻胃壁水肿。

4.胃癌波及横结肠时应做肠道准备。选择肠道不易吸收的抗生素口服。

5.术前晚行清洁灌肠。

6.术日晨禁食、水，置胃管及导尿管。

【术后护理】

1.血压平稳后取半卧位。

2.病情观察。

（1）观察生命体征变化，每半小时测量血压、脉搏、呼吸1次。

（2）观察腹胀及肠蠕动情况，术后24～48小时禁食，术后第3～4日肠蠕动恢复后可拔除胃管，给予饮水及过渡到流质，术后第5～6日进半流质饮食，术后第7～9日根据病情进软食。忌进生硬、油炸、刺激性食物。

3.保持各种引流管通畅，妥善固定，防止引流管扭曲、受压及脱落。

4.鼓励早期活动，活动量根据个体差异而定。

5.并发症护理。

（1）胃出血：观察胃管引流情况及血压、脉搏变化。若短期内从胃管内流出大量鲜血、呕血或黑便，持续不止，趋向休克情况，应立即再次行手术止血。

（2）感染：注意切口情况及体温变化。

（3）吻合口梗阻：观察呕吐的性质及量，必要时置胃肠减压管。

（4）倾倒综合征：患者餐后应平卧10～20分钟，少食多餐，控制碳水化合物的摄入，使其逐渐适应，并观察进食有无出现上腹部胀痛，心悸、头晕、出汗、呕吐、腹泻甚至虚脱等症状。

（5）吻合口瘘：注意有无发热及腹膜刺激征，若出现严重腹膜炎，须立即进行手术。

【健康教育】

1.保持心情舒畅，适当活动，避免劳累及受凉。

2.少食多餐，避免生冷、硬、辛辣等刺激性食物，忌食胀气、油脂及过甜食物，饭后卧床30～60分钟以预防倾倒综合征。

3.保持大便通畅。

4.注意有无腹痛、反酸、嗳气、恶心、呕吐、黑便、便血，发现异常及时就诊。

5.定期复查。

第十一节　胆囊摘除、胆总管探查术护理新进展

胆石症是指胆道系统包括胆囊或胆管内发生结石的疾病。胆道感染是属于常见的疾病，按发病部位分为胆囊炎和胆管炎。

主要因素是细菌感染，胆汁淤积，胆汁成分发生变化而形成胆结石。结石形成后可影响胆汁排出，胆汁淤积、细菌繁殖又可加重感染。

临床根据结石大小、存在部位、有无引起梗阻而临床表现不同。胆囊结石常有明显症状，急性发作时出现胆绞痛；肝外胆管结石出现腹痛、寒战、发热和黄疸夏柯三联征；肝内胆管结石以右上腹持续性闷胀，痛伴畏寒、发热、败血症、休克等症状。

【术前准备】

1.了解病情，做好解释工作，使患者保持良好的心理状态。

2.给予低脂、高蛋白、高维生素饮食，术前禁食、禁水6小时。

3.遵医嘱做好抗炎处理。

4.急性发作期的病情观察　腹痛的性质、范围、部位及程度、有无黄疸等。

【术后护理】

1.术后6小时改半卧位，全麻患者吸氧4～6小时。

2.观察生命体征的变化，继续观察患者腹部体征及皮肤、巩膜黄疸情况，防止术后出血及胆管梗阻、胆瘘。

3.有黄疸者，术后继续使用维生素K，观察鼻腔、口腔、切口及引流管有无出血，

全身皮肤瘙痒者可用乙醇棉球轻擦，局部忌抓、忌水烫、忌肥皂擦洗，防止皮肤出血及感染。

4.保持胃管、T型管、腹腔引流等有效，观察引流液量、色和性质。

5.饮食　恢复胃肠道功能后给予低脂流质，渐给予低脂半流，低脂普食。

6.根据患者个体情况术后第2日或第3日可协助患者下床，刺激肠道功能恢复。

7.T管引流8~10日可拔管，拔管前行试夹管，T管造影。造影后T管开放引流24小时。延期拔管、带管出院患者根据相关因素加强健康指导。

【健康指导】

1.忌进高脂、油腻食物，如感上腹部饱胀、消化不良者，服消炎利胆片、多酶片等。

2.勿暴饮暴食、忌烟酒辛辣等刺激性食物。

3.如大便不成形或腹泻者，注意调整饮食，一般术后1个月此症状会慢慢消失。

4.休息1个月，一般3个月后恢复正常工作。

第十二节　腹腔镜胆囊切除术护理新进展

腹腔镜胆囊切除术（laparoscopic cholecystectomy，LC），是在电视腹腔镜引导下，利用专用器械，通过腹壁小切口在腹腔内施行胆囊切除的微创手术。它具有创伤小、手术操作简单、术后疼痛较轻、恢复较快、住院时间短、瘢痕小等优点。

【手术方式】

气管插管全麻，分别在患者脐上缘、右肋缘下、锁骨中线位及右腋前线位、上腹正中近剑突处作直径5~10mm的4个切口，经脐旁切口插入气腹针建立气腹，再置入腹腔镜，经另3个小孔分别置入带电凝的钳、剪及分离钩，将腹腔镜与电视摄像系统连接，通过监视器荧光屏观察腹腔内情况及胆囊切除的手术操作，最后通过腹部小切口将胆囊拉出体外。

【术前护理】

1.心理护理　多数患者并不了解LC的手术过程，因而心存疑虑，包括对麻醉以及对结石是否能取出的担心。因此术前指导十分必要。应该向患者介绍手术的适应症、手术方式、可能发生的并发症以及注意事项，可让其与病房中腹腔镜术后的患者交流，以消除患者和家属的思想顾虑。

2.术前检查　术前行B超检查或CT检查，了解胆总管、肝内胆管有无结石、胆管急性炎症或疑有癌变，如有，应避免做LC。常规检查心电图、胸片以及生化等，了解重要脏器功能情况，了解影响手术的潜在因素，使患者能安全接受手术。

3.术前常规准备。

（1）术区备皮：按上腹部手术范围备皮，因在脐旁置入腹腔镜，故特别注意脐部卫生，以松节油棉签或双氧水棉签清洗脐孔后，再用碘伏棉签擦拭，注意动作轻柔，以免擦破脐孔皮肤。

（2）胃肠道准备：术前1天进易消化的少渣半流，术前禁食6小时，一般不需常规置胃管或灌肠。

（3）术前锻炼：嘱吸烟患者戒烟，练习胸式呼吸及咳嗽、咳痰等动作，讲解床上翻身和下床活动的技巧。

【术后护理】

1.全麻后常规护理　患者去枕平卧，吸氧4～6小时，术后6小时取半卧位。

2.吸氧　术后持续吸氧2～3L/min，可提高氧分压，加速CO_2排除。术后应常规给氧4～6小时，且密切观察呼吸情况。

3.生命体征的监测　术后监测P、R、BP，4～6次，每2小时1次至平稳，对于脉率快、血压下降者，应注意有无腹腔内出血。

4.引流管的观察　LC术后一般不放置引流管，但对于粘连较重者、术中估计有出血、胆漏时需放置引流管。要防止引流管扭曲、堵塞，定时挤压，观察引流液的性质、颜色、质量，一般于术后24～48小时引流量小于20mL后可拔除。

5.术后并发症的观察护理　因LC操作的不直接性及其所特有的技术、环节等因素，故存在特殊的并发症。

（1）腹腔内出血：这是LC较为常见的并发症，多为术中钛夹位置不当或脱落，引起胆囊床渗血所致。术后应观察血压情况、敷料颜色以及引流液的颜色与量。对于术后24小时出现血性引流液突然增多（大于200mL），同时伴有脉搏增快、血压下降或敷料渗液较多，应及时通知医生处理，必要时再次手术。

（2）胆道损伤、胆漏：这是最为严重的并发症之一，主要原因是肝外胆管和胆囊管处理不当。主要表现为胆汁性腹膜炎。术后应严密观察有无腹痛、腹胀、腹膜刺激症以及皮肤、巩膜的颜色和引流液的性质。发现异常，及时通知医生，必要时手术处理。

（3）皮下气肿：这是由于术中气腹压力过高或穿刺针未进入腹腔，使CO_2向皮下组织扩散所致。严重者会出现面、颈、胸、腹等处明显肿胀伴呼吸困难、血压升高、心率加快。如有上述情况，应给予低流量吸氧，半卧位，备好吸痰器。

（4）急性水肿性胰腺炎：可能是术前合并胆总管小结石或手术过程中的胆囊内小结石脱落、胆囊切除后胆道动力学改变，使胆汁逆流入胰管所致，一般发生在术后5～7日，有急性胰腺炎的临床表现，故术后应严密观察腹痛的性质、部位以及辅助检查的结果。可给禁食、胃肠减压、抑酸等内科保守治疗；胆总管小结石可经十二指肠镜取石。

（5）肩部酸痛：肩部酸痛是LC术后轻微的并发症，可能是残留于腹腔的CO_2刺激双侧膈神经终末细支所致。一般3天可自动缓解。应给患者做好解释工作，也可做适当的按摩和理疗。

【健康指导】

1.注意劳逸结合

2.低脂饮食

3.门诊随诊

第十三节　原发性肝癌手术护理新进展

原发性肝癌是我国常见的恶性肿瘤之一，分别占男、女性恶性肿瘤的第三,四位。高发于东南沿海地区。可发生于任何年龄组，以40～49岁男性多见。

原发性肝癌的病因和发病机制迄今未明，可能与病毒性肝炎、肝硬化、黄曲霉菌、亚硝胺类致癌物、水土等因素密切相关。

临床表现早期缺乏特异性表现，晚期可有局部和全身症状，包括肝区疼痛、肝脏肿大、消化道症状、全身症状、其他症状等，常见并发症有肝性脑病、上消化道出血、癌肿破裂出血及继发性感染等。

【术前准备】

1.疼痛护理　遵医嘱给予止痛药或采用镇痛泵镇痛。

2.心理护理 护士应热情、耐心、服务周到，使之树立起战胜疾病的信心；介绍成功病例或请成功者现身说法，消除患者恐惧紧张心理；对行化疗和放疗所致头发脱落者，应做好心理护理，以消除其顾虑。

3.提供适当的营养 采取高蛋白、高热量饮食。对无法经口进食或进食少量者，可考虑使用全胃肠道外的静脉高营养法（TPN）。

4.注意黄疸程度、出血倾向 为防止术中渗血，可肌注维生素K_3或维生素K_1。按医嘱给予白蛋白、血浆、全血和保肝药物。术前给予清洁肠道，以减少血氨来源，避免诱发肝昏迷。

5.做好各项术前准备。

【术后护理】

1.密切观察患者的心、肺、肾、肝等主要脏器的功能情况，注意血压、脉搏、呼吸、体温、心电图及生化和尿的颜色、量、比重等的变化。

2.密切观察腹腔引流量及性状：如引流量逐日减少，且无出血及胆汁，引流管一般可在手术后3～5日内完全拔出；如为开胸手术，在排除胸腔积液和肺不张后，可在术后2～3日内拔出胸腔引流管；如血性渗液逐日增加，疑有内出血时，应及时向医师报告，必要时行手术探查止血。

3.肝断面出血，按医嘱正确使用止血剂、维生素K_3及输入新鲜血液。术后2日若血压平稳可给予半卧位，但不宜过早起床活动，避免剧烈咳嗽，防止肝断面出血。

4.肝脏切除术后易引起低血糖，护理的主要措施有：

（1）密切监测血糖及尿糖，必要时6小时检查1次，严密观察患者有无心悸、乏力、出汗及饥饿等症状。发现问题及时报告医师。

（2）输入葡萄糖时应做到持续均匀输入，防止血糖急剧上升或下降。

5.继续应用抗生素防治肝创面、胸部、腹部及切口感染。术后注意观察患者的体温、脉搏及腹部状况。如手术3日后体温持续不降、白细胞升高、腹部胀痛，应考虑有感染可能。

6.术后2周内应补充适当的白蛋白和血浆，以提高机体的抵抗力；广泛肝切除后，可使用要素饮食或静脉营养支持。

7.胆汁瘘是肝脏切除术后常见的并发症。应注意观察腹腔引流液的性质；保持引流管通畅，记录引流液的量及性质；观察有无剧烈腹痛、发热等胆汁漏、胆汁性腹膜炎症状。

8.肝功能衰竭是术后威胁生命的严重并发症。术后早期密切观察患者神志情况如有无嗜睡、烦躁不安等肝昏迷前驱症状；严密观察其血氨的变化，血氨高，可遵医嘱给予生理盐水100mL加入食醋50mL，每日灌肠1～2次，再按医嘱配合药物治疗；半肝以上切除的患者，需持续吸氧3～4日，定时检测血氧饱和度，使其维持在95%以上，以增加门静脉血氧饱和度。补充血容量以增加门静脉回流，并按医嘱补充葡萄糖、氨基酸、维生素C以及白蛋白、血浆等保肝药物，以促进肝细胞代偿和再生能力。避免使用巴比妥类及对肝细胞有害的药物。

第十四节　肝脏移植手术护理新进展

肝移植分为原位肝移植和异位肝移植。原位肝移植是目前治疗终末期肝病最有效的方法，指切除病肝后于原解剖位置植入供肝。异位肝移植是指将供肝植入受体脊柱右侧或右侧盆腔内，而原有病肝不予切除。

【术前护理】

1.让患者及家属了解肝移植的必要性，以解除疑虑，树立信心，讲解术前准备及术后配合，以提高移植成功率。

2.给予高碳水化合物、高蛋白、低脂和高维生素饮食，以改善营养状况。

3.术前3日肌肉注射维生素K_1，以纠正凝血功能异常。

4.遵医嘱应用免疫抑制剂及抗生素，协助做好各项检查。

5.术前给予眼药水滴眼、制霉菌素溶液漱口，皮肤皱褶处用75%酒精擦拭。

6.肠道准备：口服肠道不吸收抗生素，术前晚、术日晨用生理盐水清洁灌肠。

【术后护理】

1.专人护理，严格执行保护性隔离制度。

2.给予高蛋白、高碳水化合物、高维生素、适量脂肪饮食，以利肝功能恢复。

3.病情观察。

（1）监测体温：术后30分钟测体温1次，体温下降明显或不升予保暖。

（2）监测呼吸：如出现呼吸困难应给予呼吸机辅助呼吸。

（3）监测神志：准确记录其清醒时间，如长时间不清醒，应考虑有无缺血性脑病、脑水肿、肝性脑病等，应及时协助处理。

（4）严密监测心率、血压、中心静脉压等变化。

（5）观察有无黄疸，详细记录黄疸发生的时间和程度。

（6）监测肝功能，及时补充白蛋白、维生素，以纠正凝血机制异常，尽早应用护肝及利胆药物。

4.应用免疫抑制剂，以环孢素A为主，辅以硫唑嘌呤和甲泼尼龙的三联用药，观察药物的副作用，每日测定环孢素A全血低谷浓度，持续至术后3个月。

5.保持各种引流管通畅，观察引流液量、颜色及性质，并详细记录每小时出入量（包括尿液、胃液、胆汁及腹腔各种引流液）。

6.并发症护理。

（1）急性排斥反应：观察神志，皮肤、巩膜有无黄染，腹部体征，体温，胆汁量及肝功能情况，出现异常立即遵医嘱给予甲泼尼龙作激素冲击疗法。

（2）血管吻合口破裂：观察生命体征及腹部体征变化，注意切口渗血及腹腔引流液情况。

（3）肝动脉血栓形成：如体温突然升高、肝功能异常、肝脾肿大、腹痛等，一旦发生，及时协助处理，遵医嘱应用低分子葡萄糖酐、复方丹参静脉滴注，口服阿司匹林、潘生丁，每周行彩超检查肝动脉血流情况。

（4）感染：严格执行消毒隔离制度，及时应用广谱抗生素及抗病毒药物，并给予2%碳酸氢钠溶液漱口及制霉菌素涂手足指（趾）甲及皮肤皱褶处。

【健康指导】

1.恢复期，注意体力锻炼，适当户外活动，避免劳累。

2.采用高蛋白、高碳水化合物和低脂饮食，避免生、冷、刺激性食物及饮酒。每周测体重一次。

3.指导患者正确服药，注意观察有无肝肾毒性、血压升高等不良反应。

4.做好出院指导，详细介绍出院后的注意事项。告知患者，定时来院复诊；正确服用免疫抑制剂；尽量避免到公共场所；注意T管保护等。

第十五节　急性胰腺炎手术护理新进展

急性胰腺炎分为单纯水肿型和出血坏死型两类，前者多见，经内科治疗后大多数均能痊愈；后者病情严重、凶险，进展快，并发症多，常因并发休克、多脏器功能衰竭而危及生命。

主要病因为胰液排出受阻，过量饮酒，暴饮、暴食，创伤，胰腺缺血及其他因素如代谢紊乱、高脂血症、某些药物所致。

临床以腹痛、恶心、呕吐与腹胀、发热与黄疸、休克、腹膜刺激征、出血征象为主要特征。

【术前护理】

1.禁食，胃肠减压。

2.遵医嘱抑酶、抗感染，纠正水、电解质紊乱。

3.对症处理，促进胃肠道功能的恢复。腹胀者，可使用生大黄导泻。

4.监测血尿淀粉酶、血糖、肝、肾功能及生化指标，监测SpO_2、尿量、生命体征，了解重要脏器的功能。

5.黄疸者术前常规补充维生素K，改善凝血功能。

6.手术日晨置胃管及导尿管。

【术后护理】

1.按外科手术后一般护理常规及麻醉后护理常规。

2.禁食，胃肠减压。

3.半卧位。

4.严密观察体温、脉搏、呼吸、血压、监测血尿淀粉酶、血糖与尿糖，了解重要脏器功能情况，遵医嘱对症治疗。

5.完全胃肠外营养以及肠内营养按有关章节护理常规。

6.各种引流管的护理

胃管、尿管、腹腔双套管（冲洗引流管）、T型管的护理参照有关章节。

肠造瘘管、胰引流管的护理。

（1）保持引流管的通畅。

（2）观察引流液的量、颜色、性质，并记录。

（3）更换引流袋及倾倒引流液时需注意无菌操作，防止逆行感染。

（4）空肠造瘘管早期作胃肠减压使用，待恢复肠蠕动后可给予要素饮食，2～3周后恢复饮食可拔除空肠造瘘管。

（5）胰引流管待2周后引流液转为无色透明、量逐日减少、腹部无阳性体征、切口愈合好即可予以拔管。

7.急性出血坏死性胰腺炎术后行腹腔冲洗时，要正确记录冲洗量及引流量，病情较重者记录出入量。

【健康指导】

1.饮食宜清淡，忌油腻，勿暴饮暴食。

2.忌烟酒等刺激性的食物。

3.积极治疗肠道蛔虫、胆总管结石等病症。

4.遵医嘱服药。

第十六节　石膏固定护理新进展

【一般护理】

1.凡行石膏固定患者应进行床头交接班，倾听患者主诉，并观察肢端皮肤颜色、温度、肿胀、感觉及运动情况，遇有血液循环障碍，立即报告医师，并协助处理。

2.石膏凝固前需搬运患者时，须用手掌托住石膏，忌用手指捏压，预防变形与折断。寒冷季节，未干涸的石膏需覆盖被毯时应用支架托起。

3.石膏包扎不宜过紧，以免产生压迫。将患肢抬高，预防肿胀、出血。寒冷季节更需注意石膏固定部位的保暖，以保障患肢远端的血液循环。观察和判断石膏固定肢体的远端血液、感觉和运动状况。密切注意患肢肿胀程度，皮肤温度、颜色及感觉的改变等。

4.会阴及臀部周围的石膏易受大小便污染，除保持局部清洁外，该部位石膏开口大小要适宜。有污染时，及时用软毛巾擦拭干净。换药时，及时清除分泌物，严重污染时，更换石膏。

【预防褥疮】

经常观察和检查露予石膏外的皮肤，石膏边缘及足跟、肘部等未包石膏的骨突处，每日按摩2次以促进血循环，防止褥疮形成。

【出血观察】

1.石膏内面切口出血时，应观察石膏表面、边缘及床单有无血迹。

2.判断石膏表面血迹是否扩大，若发现石膏表面有血迹渗出，应在血迹边缘用笔画圈标记，并注明日期和时间。如发现血迹边界不断扩大，应报告医师。

【功能锻炼】

指导患者加强未固定部位的功能锻炼及固定部位的肌肉等长舒缩活动。定时翻身，患肢置功能位。病情允许时，适度下床活动。

第十七节　关节镜术后护理

【术前准备】

1.心理护理　向患者解释手术的目的，取得配合。

2.按硬膜外麻醉术前常规护理。

3.根据医嘱备齐各项常规检查报告，如血常规、尿常规、出凝血时间测定、肝肾功能、心电图、患肢的X线片。

4.皮肤准备　患侧肢体切口的上、下各20cm处。

5.手术前1日，根据医嘱做血型测定、备血，完成常规药物的皮肤敏感试验，手术前晚10时后禁食，12时后禁水。

6.手术日晨按医嘱给术前用药。

【术后护理】

1.腰麻后常规护理。

2.卧位　术后6小时平卧位，头侧向一侧。

3.根据医嘱定期观察并记录体温、脉搏、呼吸、血压。

4.患肢抬高约20°，保持膝关节接近伸直位，减轻肿胀。

5.注意观察切口出血情况，一般切口采用加压包扎的方法。如果切口渗血较多，应及时通知医生更换敷料，并保持床单的清洁。

6.观察足趾的末梢循环，温度、肤色和运动，防止因包扎过紧引起血液循环障碍。

7.功能锻炼　术后第1日开始练习股四头肌等长收缩，促进血液回流，减轻肿胀，为抬腿运动做好准备。术后第2日开始做抬腿运动。

8.如果关节腔内积液消退，可做膝关节伸屈练习，过早练习会加重关节腔内积液。

9.应早期下地活动，但不可过早负重。

【健康指导】

1.膝关节保暖，夜间抬高下肢。

2.按照要求进行下肢的功能锻炼，直到关节的疼痛消失、下肢行走如常。

3.定期随访。

第十八节　断指（肢）再植术护理新进展

断肢（指）再植是指完全或不完全断离的肢体在光学放大镜的助视下重新接回原位，恢复血液循环，使之成活并恢复一定功能的高精细手术。

常见的致伤原因有切割伤、碾轧伤、挤压伤、撕裂伤及火器伤等。根据损伤程度不同，一般可分为完全性断离，不完全性断离，多发性断离。

临床以低血容量性休克、中毒性休克为主要特征。

【现场急救】

1.注意伤员的全身情况，如有休克或其他危及生命的合并损伤，应配合医生迅速抢救。

2.做好现场急救处理，止血、包扎。

3.正确保存断离肢体。

（1）离体的肢体应用无菌敷料或清洁布类包裹。

（2）转送时间久或炎热季节，应将离断肢体保存在低温环境中。

（3）保持肢体干燥，切忌使用任何液体浸泡。

4.迅速转送有条件进行肢体再植的医院。

【急诊科处理】

1.注意患者全身情况，遵医嘱严密观察体温、脉搏、呼吸、血压等。

2.如患者全身情况稳定，遵医嘱摄患肢X线片、配血及送必要的化验检查等术前准备工作。

3.连同离断肢体送手术室施行手术。

4.遵医嘱常规TAT预防注射。

【术后护理】

1.病室要求　相对无菌，室温保持23～25℃，湿度60%为宜。

2.按臂丛或硬膜外麻醉后常规护理。

3.遵医嘱观察再植肢体的皮温、肤色、毛细血管充盈情况。

（1）皮温：正常应与健侧相似或略高1～2℃。

（2）肤色：颜色应与健侧一般红润，皱纹明显，指（趾）腹丰满。

（3）毛细血管充盈时间正常：指压皮肤和甲床后，在1～2秒内恢复充盈。

（4）观察伤口渗血情况。

（5）动态观察病情变化且详细记录，及时发现问题。

4.平卧10～14日。患肢略高于心脏水平。

5.保暖，促进血液循环：术后遵医嘱可用60～100W照明灯照射再植的肢体，灯距约为30～45cm，24小时持续，一般约需2周左右。

6.防止血管痉挛，如有以下情况需及时处理。

（1）疼痛：给予止痛剂，禁用血管收缩剂。

（2）呕吐：镇静止吐。

（3）尿潴留：应及时导尿。

（4）便秘：禁用灌肠，可用开塞露通便，或口服泻药保持大便通畅。

7.术后2～3周，可做理疗以减轻患肢肿胀。

【健康指导】

1.患肢保暖。

2.告诉患者术后2～4周经摄片证实骨折愈合，拔除钢针后，即可行主动或被动锻炼，并教会患者锻炼方法。

3.定期门诊随访，如有特殊情况，随时就诊。

第十九节　游离足趾移植再造手术护理新进展

【术前护理】

1.做好心理护理　告知患者手术名称、方法、效果及配合等，取得配合。

2.按医嘱对有脚癣或炎症患者进行处理。

3.术前1周训练床上大小便，以防术后大小便困难导致血管痉挛，影响手术成功。

4.术前遵医嘱做好各种检查，并做好配血准备及药物过敏

试验。

5.皮肤准备　修剪指（趾）甲，剃去毛发。一般备皮范围上、下超过两个关节。

6.手术日晨测体温、脉搏、呼吸，如有病情变化，如发热、感冒、月经来潮应延期手术。双手缺失患者需留置导尿。

7.进手术室前，按麻醉要求遵医嘱常规给药。

【术后护理】

1.按全麻护理常规。

2.遵医嘱密切观察再造手指的血循环，一旦发现血管危象，及时通知医生。

3.观察游离移植足趾端渗血情况，如有出血，加压包扎。

4.引起血管痉挛因素是多方面的，如剧烈疼痛、尿潴留、精神紧张、呕吐、大小便困难、经常翻身、身体压于患侧、寒冷刺激等，针对上述各种原因，要及时采取相应措施。

5.再造手指术后2～4周，遵医嘱可做再造手指主动或被动锻炼。

第二十节　游离皮瓣移植术护理新进展

【术前护理】

1.心理护理　手术后被动体位时间久，生活绝对不能自理，要有心理准备。

2.协助做好各种检查，肝肾功能、心电图、出凝血时间测定。

3.术前训练床上大小便，以适应术后卧床需要，劝其戒烟。

4.手术野皮肤准备　术前1天备皮，包括受区与供区皮肤。

5.术前1天，遵医嘱做血型测定、备血，完成药物过敏试验。

6.手术日晨按医嘱使用术前用药。

【术后护理】

1.按硬膜外麻醉或全麻护理常规护理。

2.卧位 平卧14小时左右，患侧抬高，略高于心脏水平。双下肢桥式交叉皮瓣应四周垫稳，搬动时，双下肢同时抬高，防止皮桥血管蒂撕脱。

3.严密观察生命体征，定期记录体温、脉搏、呼吸，必要时吸氧。儿童游离背阔肌皮瓣禁用呼吸抑制剂，如哌替啶等。

4.局部观察 遵医嘱局部烤灯照射14天左右，方法同上。注意观察皮温、肤色、毛细血管充盈，并与健侧对比。发现皮瓣血循环障碍，及时通知医生。

5.做好裸露部位的保暖，防止感冒及肺部感染发生。

6.预防皮肤感染 背阔肌皮瓣创面大、渗血多，无菌巾直接垫于床上。保持床面清洁及床单干净。

7.按石膏固定护理。

8.正确进行皮温测定，并定时定点与健侧皮温相比较。

第二十一节 臂丛神经损伤手术护理新进展

【术前准备】

1.心理护理 向患者解释手术的目的及手术后功能恢复情况，取得配合。

2.备齐各项常规检查报告，如血常规、出凝血时间、肝肾功能、心电图、X线片。

3.手术前1天，做好药物过敏试验，并做好记录。

4.皮肤准备 认真做好手术野皮肤的清洁，术前可沐浴1次，并修剪指甲，减少术后感染。清洁范围包括患手、患肢，如臂丛神经损伤者，增加患侧颈部、胸部、腋下。

5.使患者掌握术后石膏固定的体位及注意事项。

6.手术前日晚10时后禁食，必要时给予镇静药物。

7.手术日晨，按医嘱给予术前用药。

【术后护理】

1.按臂丛麻醉或全麻术后护理。

2.定时观察、记录体温、脉搏、呼吸、血压，按病情需要，认真做好分级护理。

3.患侧肢体保持功能位，可适当抬高。

4.做好石膏固定护理。注意患肢有无被石膏压迫的症状，如观察肢端皮肤颜色、温度、肿胀及感觉运动情况，如果发现异常，及时向医师汇报。

5.臂丛神经损伤者。术后如上臂于内收位，屈肘置于胸前的固定者，应观察石膏是否过紧，影响呼吸。如发现异常，应向医师汇报，以便及早处理。

【健康指导】

1.经常活动患肢手指，防止关节僵硬。

2.术后应遵照医嘱长期应用神经营养药物，促进神经再生。

3.石膏绷带一般固定3~6周，去除石膏托或石膏筒后逐步伸直锻炼。

4.在神经再生过程中，可同时进行物理治疗。

第二十二节　腰椎间盘突出症手术护理新进展

【保守疗法护理】

1.按骨科疾病一般护理常规。

2.卧硬板床。急性期严格卧床三周，禁止坐起和下床活动。卧床期间宜在腰部垫小枕，根据患者耐受程度逐日增高至10~15cm。

3.给予局部热敷和按摩。

4.起床时使用腰围，睡倒时脱下，无症状即应除去。

5.加强腰背肌锻炼。

6.恢复期禁止举重和弯腰。

7.向患者讲解发病机理，防止复发。

8.进行牵引治疗的患者，按牵引护理常规。

【手术治疗护理】

1.按骨科一般护理常规。

2.平卧6小时后协助患者翻身。

3.观察伤口渗血情况，若渗出液过多，患者有恶心、呕吐、头痛等症状，须考虑脊膜破裂。如脊髓液外流，应立即处理。

4.做好患者生活护理。

5.术后1周帮助患者锻炼腰背肌，做背伸活动，并指导患者做直腿抬高活动，避免术后神经根粘连。

第二十三节　骨盆骨折护理新进展

1.按骨科严重创伤护理常规。

2.卧硬板床。

3.观察有无腹胀、腹痛、肛门流血情况。

4.观察有无泌尿系统损伤表现，必要时行导尿术。

5.如有皮下出血和肿胀，应在皮肤上标记其范围，观察出血进展情况。

6.如骨折不移位或移位不显著，可使髋部屈曲，以减少疼痛。

7.骨盆悬吊牵引者，吊带应平坦，完整无褶，以防褥疮。吊带宽度要适宜，不应上下移动。大小便时注意清洁。

8.尿道损伤患者保留导尿应严格无菌操作。观察尿液性质、质量及颜色并记录。

9.保持患者大便通畅，多饮水、多食水果、蔬菜，必要时服缓泻剂。

10.为防止骨折移位，勿随意搬动或更换体位。每1～2小时用50%红花酒精按摩尾骶部及其他骨突部位，以防褥疮形成。

11.行牵引的患者，按牵引护理常规。

12.指导患者做股四头肌收缩和踝关节伸屈等被动活动。

第二十四节　全髋和人工股骨头置换术护理新进展

【术前准备】

1.按骨科手术一般护理常规。

2.按硬膜外麻醉或全麻术前常规护理。

3.备齐各项常规检查报告，如血常规、尿常规、出凝血时间测定、肝肾功能、髋部及胸部X线片、心电图等。

4.术前2～3日开始按医嘱使用抗生素。

5.手术野皮肤准备：上至剑突以下，下至膝关节以上，前面超过腹中线6～7cm，后面超过脊柱6～7cm。

【术后护理】

1.按硬膜外或全麻术后常规护理。

2.保持患肢外展、中立位，术后6周内避免做如内收、屈曲动作，以防髋关节的脱位。

3.密切观察患者体温、脉搏、呼吸、血压等全身情况及局部切口出血情况。

4.切口负压吸引，保持引流管通畅，注意引流液的性质和量。

5.患肢皮肤牵引2～3周。一般采用皮肤牵引，老年人皮肤易受到胶布粘贴而过敏、破溃，可使用海绵包扎做牵引，牵引重量应小于2kg。

6.功能锻炼。

（1）术后6～12小时后即进行股四头肌锻炼。

（2）牵引拆除后，可将上身抬高20°～30°，在膝关节下垫软枕1只，使膝关节保持微屈状态。同时可以活动踝关节，以防远端关节僵硬。

（3）6周内忌屈曲、内收及内旋，可在两下肢中间放软枕1只，以防止髋关节脱位。

（4）6～8周后可下床，适当负重。

7.预防并发症及感染。

（1）预防肺炎、肺栓塞及血栓性静脉炎，鼓励患者利用牵引架上拉手抬高身躯，以促进呼吸及血液循环。

（2）经常保持床铺平坦、干燥、清洁、无渣屑，预防褥疮。

（3）预防泌尿系统感染。

8.预防髋关节脱位　术后6周内应嘱患者勿将两腿在膝部交叉放置，3个月内勿坐小矮凳，勿蹲下，勿爬陡坡。

第二十五节　化脓性关节炎手术护理新进展

化脓性关节炎是指化脓性细菌引起的关节内感染，多见于儿童。

常发生在大关节，以膝、髋关节为多。

最常见的致病菌为金黄色葡萄球菌，其次为溶血性链球菌、肺炎球菌等。主要是因关节开放性损伤、急性血源性感染或因关节疼痛封闭治疗时消毒不严而引起。

临床表现为起病急，高热、寒战等急性感染全身表现，关节局部红、肿、热、痛，表浅关节有波动感，活动受限，剧痛；关节多处于屈曲畸形位，久之发生关节挛缩，并发病理性脱位、半脱位。

按骨科疾病手术一般护理常规。

【术前护理】

1.卧床休息，患肢给予制动，固定于功能位，搬动时动作要轻稳，以免引起疼痛。

2.给予高蛋白、高热量、多维生素、易消化饮食，必要时给予输血、血浆、白蛋白等。

3.密切观察神志、体温、脉搏等变化，注意有无高热、惊厥及转移性脓肿征象。

4.高热者按高热护理常规。

5.必要时协助做脓液培养、血培养、药物敏感试验。

【术后护理】

1.密切观察患者生命体征变化。

2.局部开窗或钻孔冲洗引流护理。

(1)保持切口引流通畅，引流袋应低于患肢50cm，以防止引流液返流。引流袋每日更换1次。

(2)观察引流液量、颜色及性质，并记录。

(3)注意引流管内有无血凝块、脓液堵塞、管道受压、扭曲、松动及脱落，应及时处理。

(4)及时更换冲洗液及倾倒引流液，严格无菌操作，避免逆行感染。

(5)合理调节滴速，随着冲洗液颜色变淡逐渐减量，直至引流液澄清为止。

3.采用皮牵引或石膏托患者应限制患肢活动以减轻疼痛，防止病理性骨折和关节畸形。

4.应用大剂量抗生素时观察其疗效和不良反应。

5.功能锻炼。

(1)急性炎症期卧床休息，行股四头肌等长收缩、踝关节运动。

(2)急性炎症消退后，关节、骨质未见明显破坏，体温正常2周后可鼓励患者逐渐进行关节伸屈功能锻炼。

（3）必要时辅以理疗。

6.长期卧床者应防止肺部感染、泌尿系统感染及褥疮等并发症发生。

【健康教育】

1.加强营养，增强抵抗力。

2.指导患者关节功能和肌肉锻炼。

3.定期复查，如有红肿等感染现象，应立即就诊。

第二十六节　单纯性脊柱骨折手术护理新进展

脊柱骨折是骨科常见的损伤，胸腰段骨折发生率最高，尤其为颈椎、腰椎。主要是由于外伤所致，如高处坠落、车祸、躯干部挤压伤等。

临床表现为局部疼痛和压痛。腰椎肌肉痉挛，不能站立，翻身困难，腰椎骨折致腹膜后血肿，出现腹胀、肠蠕动减慢等。

按骨科手术一般护理常规。

【术前护理】

1.平卧硬板床，保持脊柱的稳定性。搬动时保持脊柱水平位，并在一直线上，切忌躯干扭曲。

2.给予高热量、高蛋白、多维生素、富含粗纤维的食物。

3.急性症状未控制时切忌床上活动。胸、腰段脊柱骨折应鼓励患者床上行四肢主动运动。

4.训练床上排便习惯，切忌离床排便。

5.保持皮肤清洁，每2小时翻身1次，防止褥疮发生。

【术后护理】

1.平卧硬板床，保持脊柱的稳定性，可垫海绵垫、水垫等，床铺要平整、干燥以防褥疮。

2.病情观察。

（1）观察患者生命体征变化及肢体活动度。

（2）注意切口部位渗血、渗液情况，保持引流通畅。

3.保持大便通畅，必要时给予缓泻剂。

4.根据病情鼓励患者行床上腰背肌锻炼，具体为仰卧位（挺胸、背伸）、俯卧位（飞燕点水姿势）。

5.给予心理支持，保持心理健康。

【健康教育】

1.加强腰背肌锻炼，术后6周可协助患者离床活动。

2.嘱患者勿弯腰，逐渐增加运动量，必要时给予腰围保护。

3.定期复查。

第二十七节　截瘫护理新进展

截瘫是指脊柱的骨折和脱位、骨骼本身的病变、肿瘤等造成的脊髓平面以下的感觉、运动和反射丧失。

临床表现为不同平面节段的脊髓损伤，表现不同临床征象。颈髓损伤表现为四肢瘫；胸髓损伤表现为截瘫；腰髓、脊髓圆锥损伤表现为下肢肌张力增高、腱反射亢进；马尾损伤出现受伤平面以下感觉和运动障碍及膀胱和直肠功能障碍等。

【一般护理】

1.休息　平卧硬板床，保持脊柱的稳定性，翻身时头、颈、胸、腰段脊柱呈一直线，勿扭曲。高位截瘫者，颈部两侧给予沙袋制动。

2.饮食　给予高热量、高蛋白、多维生素、粗纤维饮食，鼓励多饮水。

3.心理护理　了解患者心理变化，有针对性地进行安慰，解除长期卧床、生活不能自理以及担心预后出现的焦虑、压抑的心理。

4.保持皮肤清洁，定时翻身，预防褥疮的发生。

5.保持大便通畅，必要时服缓泻剂或灌肠。

【术后护理】

1.保持呼吸道通畅，预防肺部感染。

（1）经常变换体位。

（2）鼓励咳嗽、咳痰，协助拍背，痰液黏稠不易咳出给予雾化吸入。

（3）对高位截瘫者早期行气管切开术者，按气管切开术护理常规。

（4）若发生肺部感染，遵医嘱应用抗生素。

2.长期保留导尿者应预防泌尿系统感染。

（1）保持尿管、引流袋无菌，必要时膀胱冲洗。

（2）训练膀胱收缩功能。

（3）导尿管每2周更换1次。

（4）若发生泌尿系统感染，遵医嘱应用抗生素。

3.正确估计截瘫程度，协助患者进行功能锻炼。

（1）肢体未瘫痪部位进行主动运动，如利用哑铃或拉弹簧锻炼上肢及胸背部肌肉；仰卧或伏卧位时锻炼腰背肌；借助辅助工具练习站立和行走。

（2）已瘫痪的下肢每日协助做充分伸直和外展，防止关节僵直的被动运动。

4.进行颅骨牵引者，按颅牵引护理常规。

【健康教育】

1.教会正确搬动方法。

2.制订功能锻炼计划，使残存功能最大限度地发挥，增强日常生活自理能力。

第二十八节　截肢手术护理新进展

截肢是指通过手术切除失去生存能力、生理功能及危及生命的部分或全部肢体，以挽救患者的生命。

适用于四肢严重毁损伤；肢体广泛挤压伤合并急性肾衰；肢体有严重特异性感染危及生命；冻伤或烧伤而致肢体坏死；血管疾病并发肢体坏死；四肢恶性肿瘤无远处转移；慢性骨髓炎久治不愈，肢体又难以恢复功能；四肢先天性畸形不能手术矫正，严重影响功能。

按骨科疾病手术一般护理常规。

【术前护理】

1.危重患者应先抢救生命，纠正休克，并监测生命体征变化。

2.向患者及其家属介绍截肢的必要性，消除顾虑，配合手术。

3.患肢制动。

4.严密观察患肢局部皮肤色泽、伤口出血、渗出以及肢端血液循环等情况，及时为医生提供病情变化的动态信息。

【术后护理】

1.床旁使用护栏，防止患者坠床。

2.病情观察。

（1）观察患者生命体征变化。

（2）观察残端伤口出血情况，若有大出血倾向，立即应用止血带止血，高位截肢发生大出血时应用沙袋压迫止血。

3.保持引流管通畅，观察引流液的量、色和性质。

4.抬高残端，2日后放平肢体。局部弹力绷带加压包扎固定，以防残端关节挛缩。

5.残肢疼痛时，遵医嘱适量应用镇痛剂、镇静剂。

6.残肢反应期后，鼓励患者床上行残肢后伸锻炼，2周后拆线可扶拐下地，并进行残肢肌肉、关节主动性运动，适度撞击、拍打增强皮肤耐受性。为安装假肢做准备。

【健康教育】

1.术后6个月可装配假肢，教会患者残肢锻炼。

2.培养独立生活能力。

3.定期复查。

第二十九节　先天性髋关节脱位手术护理新进展

先天性髋关节脱位是一种常见的先天性畸形。主要是由于髋臼和股骨头先天发育不良或异常，胎儿在宫内位置不正常以及韧带、关节囊松弛所致，女性多见。

临床表现为会阴部增宽，患侧髋关节活动受限，肢体短缩，臀部、大腿内侧皮肤皱襞增多、加深与健侧不对称。股骨大转子上移，牵拉患肢有弹响声或弹响感。

【术前护理】

1.骨牵引、皮牵引者按骨牵引、皮牵引护理常规。

2.备皮，局部有感染灶或破损不可手术。

3.做好各项术前准备。

【术后护理】

1.按连硬外或全麻后护理常规。

2.病情观察。

（1）密切观察患者生命体征变化，警惕感染征象。

（2）进行蛙式支架外固定或使用蛙式、单髋人字形石膏固定。应检查石膏的松紧度，肢体有无受压、卡压，边缘有无刺激及末梢血液循环等情况。

（3）注意石膏内有无出血、石膏表面渗血情况。

3.保持引流管通畅，防止扭曲、受压、松动、脱落等，并观察引流液的量、颜色及性质。

【健康教育】

1.保持石膏清洁、干燥，防止大小便污染。

2.石膏或支架固定3个月后拆除，鼓励行主动伸屈髋关节锻炼，逐渐离床活动。

3.定期复查。

第三十节　抽搐护理新进展

【抽搐发作时的护理】

1.应有专人护理，做好安全防护，防止患者坠床或摔伤。

2.口腔内放入牙垫，防止舌咬伤。

3.保持呼吸道通畅。防止误吸和舌后坠而引起窒息。及时清除呼吸道分泌物，必要时气管切开。

4.详细记录发作情况及肢体抽搐时间，对连续发作者要记录发作次数。

5.发作时不能强行喂食或用物理方法阻止患者的抽动，预防并发症发生。

6.维持合理的营养供给。持续发作者，给予鼻饲。

7.加强基础护理，保持患者舒适。

【抽搐发作停止后的护理】

1.尽量让患者安睡以恢复体力。

2.持续发作停止后，应注意有无精神异常情况。

3.做好基础护理，保持患者舒适，预防并发症发生。

4.督促患者按时服用抗癫痫药物，无特殊情况不可减量或停药。

第三十一节　颅内压增高护理新进展

颅内压增高是颅脑外科疾病的共有征象。颅内压是指颅内容物对颅腔所产生的压力，通常用脑脊液的压力来代表。

正常颅内压成人为70～200mmH_2O，儿童为50～100mmH_2O，颅内压持续地超过200mmH_2O时称为颅内压增高。

1.保持患者安静，嘱患者卧床休息，勿随意外出活动。

2.密切观察患者的意识、瞳孔、血压、脉搏、呼吸的变化，每4小时测量1次并记录。

3.如有阵发性剧烈疼痛，频繁呕吐，往往是脑疝的前驱症状，除加强观察、应用脱水剂外，需通知医师给予处理。禁用杜冷丁、吗啡等麻醉类药物。

4.如有反复呕吐，遵医嘱应用止吐药物，暂禁食。

5.预防便秘，遵医嘱给予患者通便剂。注意不可高位灌肠，以免增加颅内压导致脑疝形成。

第三十二节　肾脏损伤护理新进展

肾脏损伤是指外来暴力直接或间接作用于肾区所致，分为开放性损伤、闭合性损伤、医源性损伤。临床以休克、血尿、疼痛以及腰腹部肿块为主要特征。

【一般护理】

1.休息　取平卧位，绝对卧床休息2～4周，减少搬动。

2.心理护理　消除患者紧张情绪，增加其安全感。

3.注意保暖，防止呼吸道感染。

4.预防便秘，常规使用缓泻剂，防止腹压增加引起继发性大出血。

【病情观察】

1.观察患者生命体征变化，注意有无出血性休克发生。

2.注意尿液的量、颜色及性质，如尿色加深且腹部包块增大伴血压下降，应积极做好术前准备。

3.观察肾区及腹部体征变化，注意有无腹痛、腹胀等腹膜刺激征。

4.定时测量体温，如体温升高持续不退，警惕肺部及。肾周感染。

【健康教育】

1.3个月内勿参加重体力劳动。

2.注意血压变化。

第三十三节　肾脏手术护理新进展

【术前护理】

按泌尿及男性生殖系统外科一般护理常规。

【术后护理】

1.按泌尿及男性生殖系统外科一般护理常规。

2.卧床休息2～3日后逐步下床活动。对肾修补、肾盂切开的患者，有继发出血可能，应卧床至1周。肾部分切除术患者应卧床2周，取头低脚高位，以防肾下垂。

3.术后24小时禁食。如肠功能恢复良好，可逐步进食，注意少进易胀气食物。如有腹胀，可行肛管排气或按医嘱给药物。

4.观察出血和排尿情况　定时测量生命体征；注意伤口引流物量、性状及有无出血；密切观察，防止肾切除后肾蒂血管结扎线脱落而危及生命；注意尿少或尿闭情况的发生，观察有无血尿。

5.保持各引流管通畅。肾造瘘患者引流不畅需要冲洗时，每次量不超过5 mL，压力不可过大，严格无菌操作。拔管前一天，应夹管观察，并做肾盂造影，证实尿路通畅后拔管。造瘘口盖无菌敷料，侧卧位，以防漏尿。

6.肾切除患者，补液速度宜慢，以免增加唯一肾脏的负担。

7.保持切口周围皮肤的清洁干燥，敷料浸湿及时更换。

8.一肾切除的女性患者，在病情稳定药物治疗结束后2年内，应避免妊娠。

第三十四节　全膀胱切除手术护理新进展

全膀胱切除手术用于多发性膀胱癌浸润者，复发快、每次复发肿瘤时期肿瘤体积大且明显边界者等。手术方式是切除整个膀胱，前列腺、精囊，并清扫盆腔淋巴组织，同时行尿液改道或行回肠代膀胱术。

【术前护理】

1.按泌尿及男性生殖系统外科疾病一般护理常规。

2.做好心理护理。术前向患者充分说明手术的必要性和自我管理尿液的方法，使其配合手术。

3.给予高热量、高蛋白饮食，以增加机体的抵抗力。

4.术前3天给尿路消毒剂，必要时冲洗膀胱，鼓励患者多饮水，以冲淡尿液。

5.肠管代膀胱者，做好肠道清洁准备。术前3天每晚灌肠1次，术晨清洁灌肠，按医嘱给肠道杀菌剂。

【术后护理】

1.按泌尿及男性生殖系统外科疾病一般护理常规。

2.标明各种引流导管在体内引流的部位和作用，保持通畅，注意无菌操作，定时更换引流装置。观察各引流液的量和性质，分别记录引流量，并及时倒空。

3.观察腹壁造瘘口肠管的血运，及时更换敷料，保护瘘口周围皮肤。如系肛门排尿者，亦应保护肛周皮肤。

4.直肠代膀胱术后，因肛门括约肌的作用，尿液潴留在直肠内，增加了肠道对尿液电解质的吸收，可造成高氯性酸中毒，故术后定期测血电解质，及时纠正。

5.注意观察术后肠梗阻、肠瘘等并发症。对尿粪合流的患者，注意泌尿系逆行感染的发生。

第三十五节　前列腺摘除手术护理新进展

前列腺增生症是以排尿困难为主要特征的老年男性疾病。可能与老年激素代谢异常有关。临床表现为尿频、尿急、进行性排尿困难、急性尿潴留等。

【术前护理】

1.按泌尿及男性生殖系外科疾病一般护理常规。

2.有尿潴留或并发尿路感染、肾功能不良时，术前应留置导尿1周左右。

3.手术日晨留置导尿，用生理盐水冲洗膀胱至冲出液体澄清后，保留100mL在膀胱内，使之稍充盈，以利于手术操作。冲洗完毕拔出导尿管，清洁阴茎及周围皮肤。

4.加强老年人的安全及心理护理。对合并高血压、心脏病、肺气肿、糖尿病等患者，按内科护理常规。

【术后护理】

1.按泌尿及男性生殖系外科疾病一般护理常规。

2.立即将耻骨上膀胱造口管及尿道内气囊导尿管连接于密闭式冲洗装置，气囊导尿管的充水管与引流管切勿接错。

3.膀胱冲洗时，冲洗速度应视出血情况而定，出血多加快冲洗速度，出血少则慢，防止导管阻塞。

4.手术后出血可随尿液引出，应严密观察血压、脉搏变化。出血较多时，可按医嘱在冲洗液中加入止血药物，注入后夹管半小时，或用低温冲洗液冲洗，亦可全身应用止血剂。

5.耻骨上膀胱造瘘4～6日拔管后可有漏液，及时更换敷料，保护好造瘘口周围皮肤，并保持床单干燥。

6.按医嘱给抗生素。定时清洁尿道外口的分泌物，防止感染。

7.术后1周内，禁肛管排气或灌肠，以免损伤前列腺窝引起出血。便秘时可口服缓泻剂。

第三十六节　肾盂切开取石术护理新进展

肾结石位于肾盂和肾盏中，较小的结石常聚集在。肾下盏，上尿路（肾输尿管）结石好发于20～50岁，常与年龄、性别、职业、社会经济地位、饮食成分和结构、水分摄入量、代谢和遗传等因素有关，它的主要临床表现为疼痛（肾盂内大结石及肾盏结石可无明显临床症状，仅表现为活动后镜下血尿）、血尿、脓尿及无尿。

【术前护理】

1.若有尿路感染，术前应按医嘱应用抗生素控制感染。

2.术前1小时摄定位片，然后嘱患者卧床。

【术后护理】

1.术中肾脏完全游离者，术后应卧床1～2周。

2.注意观察尿液颜色，有无血尿发生。

3.注意切口渗出情况，术后如有渗尿，应及时更换敷料，以免切口感染。

4.有负压引流管者，应持续负压吸引，并记录引流量，负压袋（或负压瓶）每日更换1次。

5.结石疏松、多发性结石者，术后排尿时用纱布过滤，以了解有无残石排出。

6.术后7天，摄尿路平片，了解有无残留结石或碎片及其部位。

【健康指导】

鼓励患者多饮水，多运动，多食新鲜蔬菜、水果、酸性食物，以防结石再发。

第三十七节　输尿管切开取石术护理新进展

输尿管结石绝大多数来自肾脏，由于输尿管的直径自上而下、由粗变细，结石常停留在输尿管解剖上的3个狭窄部位：肾盂输尿管交界处、输尿管越过髂血管处、输尿管的膀胱壁段。由于下段输尿管比上段窄，所以结石大量在输尿管下1/3处停留。肾和输尿管结石单侧为多，双侧占10%。主要临床表现为疼痛、呈现阵发性绞痛，患者常常疼痛难忍，辗转不安，并伴有恶心、呕吐。根据结石对鼓膜损伤的程度不同，可表现为肉眼或镜下血尿，以后者更为常见。

【术前准备】

1.做好中段尿培养，有尿路感染者，根据医嘱甩抗生素控制感染。

2.监测血肌酐、尿素氮、肌酐清除率，了解对侧肾脏功能。

3.术前1小时拍摄定位片，然后患者卧床。定位片与以前拍摄的X线片一起带入手术室，以做比较。

【术后护理】

1.注意观察尿液颜色，有无血尿，记录24小时尿量。

2.注意观察切口渗出情况及有无漏尿发生，如有漏尿可于漏尿处插入一根多孔之硅胶管，并需用负压吸引。经常更换切口敷料，保持局部清洁干燥。

3.术后腹胀明显者可予肛管排气。

【健康指导】

鼓励患者多饮水，以防结石再发。

第三十八节　钬激光输尿管下段结石碎石术护理

钬激光是一种脉冲式激光，对周围组织的损伤小，可通过软光纤维传递，具有切割、气化、凝固、止血等功能，与输尿管镜相结合，是治疗输尿管结石的有效方法。它是一种微创技术，具有住院时间短、痛苦小等优点，碎石效率高，结石排净率高，可粉碎任何结石，可同时处理狭窄、息肉等并发症，具有良好的可重复性，可用于各种方法治疗后的复发性结石及排石、体外震波碎石等保守治疗失败的患者。

【术前护理】

1.做好中段尿培养，有尿路感染者，根据医嘱用抗生素控制感染。

2.向患者简要介绍此项技术的原理、方法、手术效果、并发症及注意事项，使患者以最佳心态接受手术。

3.术前1小时摄定位片，嘱患者卧床。定位片与以前拍摄的X线片一起带进手术室，以做比较。

【术后护理】

1.患者术后常规放置三腔导尿管，妥善固定，24小时内严密观察尿液颜色、性状并计量。

2.观察有无并发症发生：疼痛（输尿管穿孔）、发热、尿血等，如有异常，及时通知医生并给予相应处理。

3.观察有无留置双“J”管引起的不良反应，如尿路刺激症状及尿液逆流等。给予解痉治疗，调整体位，指导患者站立排尿，定时排空膀胱等。

4.拔尿管后，鼓励患者多饮水、勤排尿，并观察尿中有无细小碎石排出。

5.出院后半月来院拔除双“J”管。

第四章　儿科护理新进展

第一节　早产儿护理新进展

1.体重低于2000g的早产儿，应放入暖箱（按暖箱操作常规），各种治疗、护理应集中进行。

2.吸吮能力差、喂奶后有呕吐或体重低于1500g的未成熟儿，宜采用鼻饲或滴管喂养。喂哺时，易发生发绀的患儿，可以在喂哺前后几分钟，给予氧气吸入。

3.吸氧患儿，应采用空氧混合仪给氧。持续吸氧不超过3天。

4.密切观察病情变化，严密观察早产儿生命体征，进食情况，精神反应，哭声、反射、面色及皮肤颜色等变化。发现异常及时汇报医生，及时处理。

第二节　新生儿颅内出血护理新进展

新生儿颅内出血是新生儿时期常见的缺氧或产伤引起的脑损伤。主要表现为：意识改变、眼症状、颅内压增高、呼吸改变等症状。

1.按新生儿护理常规。

2.保持绝对安静，抬高床头，尽量减少对患儿的移动和刺激，护理工作尽量集中进行，动作做到轻、稳、准，忌沐浴。

3.观察病情，如出现烦躁不安、尖叫、呻吟、呼吸暂停等，立即报告医师。

4.保持呼吸道通畅，及时清除呼吸道分泌物，防止发生窒息，病情好转后，遵医嘱按需喂养。

5.危重者、暂不喂奶者，按医嘱给予静脉补液，保证液量按需滴入。

6.必要时氧气吸入，注意选择适当的给氧方式。

7.按医嘱给予镇静剂、脱水剂等。

8.做好出院指导，嘱定期门诊随访。

第三节　新生儿破伤风护理新进展

新生儿破伤风是由破伤风杆菌侵入脐部而引起的急性感染性疾病，临床以全身骨骼肌强直性痉挛和牙关紧闭为特征。

1.控制痉挛，保持呼吸道通畅。

（1）置单独、安静、光线较暗的病房内，专人看护。

（2）各种治疗护理尽量集中进行。

（3）氧气吸入，有缺氧、发绀者间歇用氧，选用面罩给氧。避免鼻导管给氧。

（4）遵医嘱给予破伤风抗毒素、镇静剂等。

（5）避免反复穿刺，最好使用留置针。

（6）密切观察病情变化。尤其注意观察抽搐发生的时间、强度、持续时间和间隔时间。备齐抢救用物。

2.按接触隔离实施隔离措施，一切接触患儿的用品应先消毒再清洗，医用废物须焚烧。

3.每日口腔、脐部护理1～2次，脐部伤口换下的敷料焚烧。

4.早期痉挛频繁者应禁食，给予静脉营养支持。在喉痉挛减轻后，给予鼻饲喂养。喂养前先检查胃内余奶，超过奶量1/3，可暂停1次。病情稳定后，遵医嘱按需喂养。

第四节　新生儿败血症护理新进展

新生儿败血症是指细菌侵入血循环并生长、繁殖、产生毒素造成的全身感染，主要是由于新生儿免疫系统功能不完善，皮肤黏膜屏障功能差、血中补体少等因素引起。其病原菌以葡萄球菌、临床以全身严重中毒症为主要特征。重者出现硬肿、出血倾向、休克、DIC。

【一般护理】

（1）鼓励母乳喂养，病情危重拒奶者，应给予鼻饲喂养或静脉营养，以保证足够的营养、水分和热量。

（2）高热者应调节环境温度，按高热护理常规。体温不升者应采取保暖措施，以维持正常体温。

（3）保持呼吸道通畅，必要时给氧。

（4）注意保护血管，有计划地更换穿刺部位。

（5）消除局部病灶，如脐炎、鹅口疮、皮肤破损等，促进皮肤病灶早日痊愈，防止感染继续蔓延扩散。

【病情观察】

（1）观察呼吸及面色，注意有无呼吸不规则、发绀或面色苍白。

（2）观察消化道症状，注意有无呕吐、腹胀、腹泻。

（3）观察神经及精神症状，注意有无烦躁不安、精神萎靡、嗜睡、昏迷，若出现呻吟、尖叫、两眼凝视或抽搐，应及时协助医师处理。

（4）注意有无出血倾向，观察出血部位和出血量。

（5）观察药物作用及副作用。

（6）配合做好脓液、血液培养和药敏，以了解抗生素使用的效果。

第五节　肺炎护理新进展

肺炎系不同病原体或其他因素所致的肺部炎症。以发热、咳嗽、气促、呼吸困难和肺部湿啰音为共同临床表现。此病是儿科常见疾病中能威胁生命的疾病之一。

【病情观察】

1.观察有无嗜睡、精神萎靡、烦躁不安、昏迷、惊厥、呼吸不规则等神经系统症状，及时通知医师及时处理。

2.观察有无面色苍白、烦躁、气急加剧、心率加速、肝脏在短期内急剧增大等心力衰竭的表现。护士应熟悉洋地黄药物治疗的剂量及使用注意事项。

3.观察呼吸的频率、节律、深浅度的改变，如发现有双吸气、呼吸暂停等中枢呼吸衰竭危象，应与医师联系，及时处理。

4.合并脓胸、脓气胸，应配合医师抽气排脓，或做胸腔闭式引流。

【对症处理】

1.高热时，按高热护理常规。

2.气急烦躁时，给予半卧位，氧气吸入，按医嘱用镇静剂。

3.重症患儿，做好口腔护理，以增进食欲，防止真菌性口腔炎。

4.补液时应严格控制静脉输液速度，以防肺水肿及心力衰竭的发生。纠正呼吸性酸中毒时应用碱性药物，速度宜慢。天气寒冷时，进行输液的肢体要注意保暖。

5.氧气吸入。根据缺氧情况决定氧浓度。

6.保持呼吸道通畅，清除口、鼻腔分泌物，必要时喂奶及服药前吸痰，鼓励患儿咳嗽排痰，勤翻身，轻拍患儿背部，促使其咳痰。分泌物黏稠而不易咳出时，可采用超声雾化吸入。

【健康教育】

1.饮食应富有营养、易消化的流质或半流质，有气急、发绀的患儿，在喂奶或喂药时应抱起，奶头孔不宜过大。咳呛严重者，必要时可用滴管或鼻饲管喂养。

2.准确执行医嘱，严密观察药物毒副作用。

第六节　哮喘护理新进展

支气管哮喘，简称哮喘，是由嗜酸性粒细胞、肥大细胞和T淋巴细胞等多种细胞参与的气道慢性变态反应性炎症，使易感者对各种激发因子具有气道高反应性，并可引起气道缩窄。临床表现为反复发作性咳嗽和伴有哮鸣音的呼气性呼吸困难，常在夜间(和)或清晨发作、加剧，又自行缓解或治疗后缓解，以1～6岁患病较多，大多在3岁以内起病。

【一般护理】

1.保持病室空气新鲜，阳光充足，环境安静、舒适、室内避免放置花、鸟、羽毛等易引起过敏的物质。

2.保证休息，做好心理护理，鼓励锻炼，提高活动耐力。

3.饮食宜选清淡易消化饮食，鼓励多饮水。避免诱发哮喘发作的食物，如牛奶、蛋、鱼虾等。

4.哮喘发作时给予半卧位，保持呼吸道通畅，按医嘱用镇静剂、解痉剂及氧气吸入或氧喷治疗，并观察疗效。

【病情观察】

严密观察面色、呼吸、脉搏、如有心力衰竭现象应立即与医师联系处理。各种处理后，症状不见改善，而出现意识不清，发绀、呼吸浅、呼吸暂停等呼吸衰竭征象时，立即做人工呼吸，并通知医师，做好气管内插管的一切准备工作。

【健康教育】

健康教育，鼓励锻炼，提高活动耐力，寻找哮喘发作因素，去除各种诱发因素。

第七节　充血性心力衰竭护理新进展

充血性心力衰竭简称心衰，是指心脏在充足的回心血量的前提下，心搏出量不能满足周身循环和组织代谢的需要，而出现的一种病理生理状态。心功能代偿期，临床无症状。心功能失代偿期，出现静脉回流受阻，体内水潴留、脏器淤血等。

1.按儿科一般护理常规及先天性心脏病护理。

2.绝对卧床休息，取半卧位。保持呼吸道通畅，必要时吸氧。给予易消化、营养丰富的饮食，少量多餐，控制钠盐的摄入。

3.应用洋地黄类药物治疗时的护理。

（1）严格按时间及剂量给药，宜在饭前口服，以免呕吐。

（2）用洋地黄前用听诊器听心律及心率（1分钟），并做好记录。如年长儿心率每分钟低于80次，婴幼儿每分钟低于100次，应与医师联系后再决定是否用药。

（3）洋地黄达到疗效的主要指标是：心率减慢、气促改善，肝脏缩小、尿量增加、安静、情绪稳定。

（4）密切注意洋地黄的毒性反应，如有无恶心、呕吐等肠胃道症状，有无嗜睡、昏迷、视力模糊、绿视等神经系统症状，以及有无心律失常，如期前收缩、心动过缓等，应及时报告医师。

4.心理护理，密切注意其心率、心律、呼吸及血氧情况。

5.严格控制补液量及补液速度。

第八节　病毒性心肌炎护理新进展

病毒性心肌炎是指病毒侵犯心脏，以心肌炎性病变为主要表现的疾病，伴有心包炎和心内膜炎。

临床表现为发病前1～4周内有呼吸道或消化道的病毒感染史而出现相应的局部或全身症状，重者可发生心力衰竭、心源性休克、心律失常或心脑综合征。

【一般护理】

1.保持环境安静，温、湿度适宜，阳光充足，减少不良刺激。

2.急性期伴有心力衰竭和心脏扩大者应绝对卧床休息3～6个月，病情好转后逐渐增加活动量。

3.给予高热量、高蛋白、多维生素、易消化饮食，心功能不全伴水肿者应限制钠盐及水摄入量。

4.呼吸困难者，给予氧气吸入。

【病情观察】

1.密切观察体温、脉搏、心率、心律、呼吸、血压变化，注意有无心源性休克发生。

2.注意有无乏力、胸闷、心悸、心前区不适等心肌受累表现。发现异常及时协助处理。

3.观察洋地黄毒性反应，用药前后应测量心率、了解心前区不适等心肌受累表现，发现异常，及时协助处理。

4.慢性心肌炎患儿长期服用激素时，应注意观察有无高血压、低血钾、消化性溃疡等副作用。

5.控制输液的速度及量，以防肺水肿及心力衰竭的发生。

【健康教育】

1.向患儿及家长介绍医疗保健知识，使之对疾病有正确认识。

2.加强锻炼，增强体质，防止呼吸道、消化道等病毒感染，在疾病流行期少去公共场所，一旦发病及时就诊。

3.注意营养，保证休息，防止复发。

第九节　先天性心脏病护理新进展

1.避免患儿情绪激动、剧烈活动及啼哭，以免加重心脏负担。保持大便通畅，保持病房安静，适当限制体力活动。

2.注意营养，给予高蛋白、高热量、多种维生素饮食，给予足够的水分。

3.加强对病情的动态观察，注意神志、面色、呼吸等，并注意有无气急、烦躁、心率增快等心力衰竭早期症状。如呼吸困难者，给予半卧位及氧气吸入；如有烦躁不安、心率增快现象，应及时与医生联系处理。

4.需静脉补液时，输液速度必须严格控制，不宜太快，以防加重心脏负担，促使心力衰竭。

5.四联症患儿护理。

（1）给予足够的水分，定期喂开水，必要时静脉补液，预防脱水。

（2）加强护理，避免啼哭，以免引起脑缺血、缺氧。一旦发生，应将小儿置于膝胸卧位并配合医生进行抢救。如年长儿主诉头痛时，应提高警惕，防止昏厥。

第十节　小儿腹泻护理新进展

小儿腹泻是因多种病原、多种因素引起的以大便次数增多和大便性状改变为特点的一组临床综合征，是儿科的常见病。根据病因分为感染性和非感染性两类，以前者更为多见。

【一般护理】

1.饮食宜清淡易消化，少量多次。重型腹泻应暂时禁食，指导饮食卫生。

2.遵医嘱给予正确补液，掌握输液速度和补液原则："先快后慢，先盐后糖，先浓后淡，见尿补钾"。

3.加强生活护理及皮肤护理。勤换尿布，预防红臀。

4.预防交叉感染，接触患儿后应注意清洗双手，做好大便的管理，保持床单整洁。

【病情观察】

1.观察呕吐、腹泻的次数、颜色、性质、尿量。

2.密切观察脱水情况，如皮肤弹性、前囟凹陷程度、精神状态等。

【健康教育】

1.宣传母乳喂养的优点，指导合理喂养。

2.注意饮食卫生。

3.增强体质，适当户外活动，防止受凉或过热。

第十一节　急性肾炎护理新进展

急性肾小球肾炎简称急性肾炎，是儿科常见的免疫反应性肾小球疾病，主要临床表现为急性起病、水肿、血尿、蛋白尿和高血压。本病多见于感染之后，其中多数发生于溶血性链球菌感染之后，被称为急性链球菌感染后肾炎。而由其他感染因子引起的急性肾炎，称为急性非链球菌感染后肾炎。

1.密切观察病情。

（1）及时发现并发症的发生，如患儿出现烦躁、喘憋、不能平卧、头疼、眩晕、呕吐、尿少等症状时，应警惕有无心力衰竭、高血压脑病、急性肾功能衰竭的发生，应立即报告医师，及时处理。

（2）观察降压药的疗效，利血平肌肉注射时，应及时复测血压，因此药可致患儿鼻塞、嗜睡、面红、直立性低血压。在护理时嘱患儿缓慢起床及站立，避免直立性低血压发生。

2.准确记录24小时出入量，并注意尿色的改变。

3.协助留取晨尿，及时送检。

4.应用利尿剂期间，每日测体重1次，了解水肿增减情况。

5.注意保暖，减少探视，防止感冒加重病情。

6.饮食　有浮肿及高血压患儿，应限制钠盐摄入，每日1～2g。有氮质血症时应限制蛋白质的摄入量，每千克体重0.5g/d。除非严重少尿或循环充血，一般不必严格限水。

7.休息　发病2周内，应卧床休息，待浮肿消退、肉眼血尿消失、血压正常，才可下床在室内活动。血沉降至正常可恢复上学，但应避免剧烈运动，直至阿迪氏记数恢复正常，才能正常活动。

第十二节　营养不良护理新进展

【一般护理】

1.病室应保持清洁，阳光充足，温、湿度适宜，防止交叉感染。

2.调整饮食

（1）指导家长合理喂养。

（2）循序渐进地给予高热量、高蛋白、多维生素饮食。

（3）观察患儿的消化情况，如大便的形状、气味等，根据情况添加辅食，不可操之过急。

3.保持口腔、皮肤清洁，防止并发症发生。

4.定期测体重，评估营养状况是否改善。

5.输液、输血时，应控制滴速和液体总量，防止心力衰竭及肺水肿的发生。

【病情观察】

1.注意面色、呼吸、脉搏及神志的变化。

2.注意有无水、电解质紊乱与酸碱失衡，尤其是夜间应防止低血糖发生。

（一）合并多种维生素缺乏的护理

1.维生素A缺乏时常出现眼干燥症、角膜炎或角膜溃疡，可用生理盐水湿润角膜或涂金霉素眼膏。

2.肌注维生素A和维生素D时部位准确，穿刺宜深。

3.维生素C缺乏时易引起毛细血管脆弱、黏膜出血，护理时动作应轻柔。

【健康教育】

1.向家长讲解营养不良的常见病因及预防方法。

2.指导家长合理喂养，讲解母乳喂养的重要性。

3.加强户外活动，多晒太阳，注意补充富含维生素D、钙、蛋白质等营养食品，防止佝偻病发生，定期复查。

第十三节　维生素D缺乏性佝偻病护理新进展

维生素D缺乏性佝偻病简称佝偻病，是指缺乏维生素D所致的一种慢性营养缺乏病，见于婴幼儿，主要是由于日光照射不足，维生素D摄入不足；生长速度快，需要维生素D增多。

慢性肝胆、胃肠道疾病可影响维生素D的吸收、利用。

临床分为活动期（初期、激励期）、恢复期和后遗症期。活动期主要表现为易激惹、烦躁、易惊、夜啼、多汗枕秃、骨髓改变、颅骨软化、方颅、佝偻病手镯或足镯、肋骨串珠、鸡胸或漏斗胸；恢复期可见下肢弯曲成“O”形或“X”形腿；后遗症期仅遗留不同程度的骨骼畸形。

【一般护理】

1.病室光线充足，空气新鲜，每日定时户外活动，直接接触阳光。

2.采用母乳喂养，及时添加辅食及补充维生素D和钙片，喂鱼肝油时直接滴在舌面上，保证达到指定剂量。

3.避免早坐、久坐、早走，保持正确姿势，宜侧卧位，预防骨髓畸形骨折。护理操作时应避免重压和强力牵拉。

【药物护理】

1.维生素D注射时宜深部肌肉注射，以利吸收。注射维生素D制剂前，必须口服钙剂1周或静脉补钙3日，以免使血钙降低而发生搐搦。

2.静脉注射钙剂时应稀释后缓慢推注，以免血钙突然升高引起心搏骤停。

3.钙剂勿与牛奶混合喂服，宜在两餐之间。口服10%氯化钙时，应稀释3～5倍，以免刺激胃黏膜。

【健康教育】

1.提倡母乳喂养，并及时添加辅食及维生素D。应从生后第2周开始给予维生素D预防剂量，每日400～800 U。

2.合理安排生活，要经常进行户外活动和日光浴。

3.注意母亲孕期和哺乳期的保健，饮食应富有营养并多晒太阳。

第十四节　血液病护理新进展

1.防止交叉感染，单病种应安排在同一病室（重点为白血病患儿），避免与感染性疾病的患儿接触，室内空气保持流通，每天通风2次，每天紫外线消毒1次。限制探视者。

2.防止出血。

（1）婴幼儿期患儿，要加强安全保护措施，防止由于外伤引起出血。

（2）尽量少用肌肉注射药物，以免局部出血。必须注射时。须较长时间压迫止血，防止再出血发生。

（3）采血后，用干棉球压迫止血，直至不出血，并加强观察是否有出血现象。

（4）宜用软毛牙刷，避免挖鼻以免损伤鼻腔黏膜，引起出血和继发感染。

3.出血护理。

（1）鼻中隔出血：患儿应平卧。少量渗血，用1：1000肾上腺素棉球或吸收性明胶海绵剪成条形填塞鼻孔，鼻额部冷敷。大量出血时，报告医师，应请耳鼻咽喉科会诊，用碘仿纱条进行后鼻孔填塞，一般保存24～48小时。应经常用消毒液状石蜡滴入鼻孔以保持润滑，并加强口腔护理。

（2）口腔出血：常见为牙龈出血，局部处理可用吸收性明胶海绵压迫止血。饮食不宜过热过硬，以免刺激引起再度出血。

（3）胃肠道出血：患儿禁食，要密切观察面色、脉搏、血压、尿量。记录呕吐、便血量，如患儿有面色苍白、四肢冰冷、出冷汗、心悸等症状，应及时报告医师，采取抢救措施。

（4）颅内出血：患儿有头痛、头昏、嗜睡、神志模糊、瞳孔散大等神经系统症状，应去枕平卧，头侧向一侧，保持呼吸道通畅，做好大静脉穿刺，氧气吸入等抢救准备。

4.预防感染。

（1）严格按无菌原则进行技术操作。

（2）注意皮肤清洁干燥，防止破损。保持会阴部清洁，对白细胞降低者，可用1：5000高锰酸钾坐浴，每日1次，防止肛旁脓肿发生。

（3）加强口腔护理，每餐饭后漱口，按医嘱可用0.05%氯己定或复方硼砂溶液漱口。

5.化疗时护理。

（1）注意保护静脉，穿刺宜从远心端到近心端，并熟练掌握穿刺技术。

（2）静脉注射药物时，药物不能外漏，推药前后，均用生理盐水冲静脉。万一药液外漏，用25%硫酸镁湿敷，0.25%～1%普鲁卡因局封。

（3）鞘内注射时，术后须平卧4～8小时，并注意观察有无头痛、恶心、呕吐、感觉障碍等毒性反应。

（4）激素治疗时，注意保暖，预防继发感染，避免摔跤，防止骨折。

（5）患儿使用化疗药物后常有恶心、呕吐、食欲减退、脱发及骨髓抑制情况发生，甚至出现出血性膀胱炎等反应，因此应嘱患儿多饮开水或按医嘱补液，应使用新鲜配制药液。

6.增加营养、注意饮食卫生，给予高蛋白、高维生素、高热量饮食，鼓励患儿进食，多饮水。

7.消除心理障碍，建立战胜疾病的信心。

第十五节　营养性缺铁性贫血护理新进展

营养性缺铁性贫血是指由于体内铁储存缺乏引起血红蛋白合成减少导致低色素小细胞性贫血，主要是由于先天性储铁不足、饮食缺铁、生长发育快及丢失过多或吸收减少引起，以婴幼儿及青少年发病率最高。

临床表现为起病缓慢、面色苍白、乏力、食欲不振、对周围环境缺乏兴趣、注意力不集中、智力及动作发育迟缓，严重者可出现心力衰竭。

【一般护理】

1.注意休息，适量活动，对严重贫血者，应根据其活动耐力下降程度制定休息方式、活动强度及每次活动时间。

2.给予营养丰富的饮食，如动物肝脏、鸡蛋、蔬菜、水果等，注意合理添加辅食，纠正偏食、挑食等不良习惯。

3.保持口腔清洁，预防感染。

【药物护理】

1.口服铁剂应饭中或餐中服用，以减少胃肠刺激。

2.铁剂不宜与牛奶、钙剂和咖啡等同服，以免影响铁的吸收。

3.口服液体铁剂时应使用吸管。以免牙齿长时间接触铁剂而变黑。服用铁剂后大便发黑应事前告诉家属，停药后可恢复正常。

4.注射铁剂应精确计算剂量，分次深部肌肉注射，每次应更换注射部位，以免引起组织坏死。

5.观察疗效。铁剂治疗有效者，用药后3～4日网织红细胞上升，1周后可见血红蛋白逐渐上升。如服药3～4周无效，应查找原因。

【健康教育】

1.掌握科学的喂养知识。

2.合理安排膳食，培养良好的饮食习惯。

3.加强体育锻炼，增强其抗病能力。

第十六节　原发性血小板减少性紫癜护理新进展

原发性血小板减少性紫癜（ITP）是指血小板免疫被破坏，外周血中血小板减少的出血性疾病，是小儿最常见的出血性疾病。主要病因是病毒体吸附于血小板表面，改变血小板抗体性而导致的一种自身免疫性能低下的疾病。

临床以自发性皮肤黏膜出血、血小板减少，束臂试验阳性为主要特征。

【一般护理】

1.急性期应卧床休息，血小板低于$20 \times 10^9/L$时，常有自发性出血，应绝对卧床休息。

2.给予高蛋白、高热量、多维生素的饮食，禁食坚硬及带刺食物，牙龈出血、消化道出血者应给予温凉流质饮食，出血量多时应禁食。

3.做好患儿及家属的心理护理，消除恐惧。

【病情观察】

1.观察生命体征变化。

2.注意有无出血倾向，如皮肤黏膜、消化道、泌尿道、颅内出血等症状。

3.监测血小板数量的变化。

【防止出血】

1.限制剧烈活动，忌玩锐利玩具，以免碰伤、刺伤、摔伤。

2.减少肌肉注射，以免发生深部血肿。

3.尽量避免哭闹，以免加重出血。

【健康教育】

1.教会患儿及家属压迫止血方法。

2.知道自我防护方法，防止上呼吸道感染。

3.避免使用阿司匹林等抗凝药，以免加重出血。

第十七节　急性白血病护理新进展

急性白血病是指造血干细胞的克隆性恶性疾病，发病时骨髓中异常原始细胞（白血病细胞）大量增殖并浸润各器官、组织，使正常造血功能受到抑制，临床分为急性淋巴细胞白血病和急性非淋巴细胞白血病两大类。

临床上多数起病较急，少数起病缓慢，以发热、贫血、出血等白血病细胞浸润引起的症状为主要特征。

【一般护理】

1.根据病情适当休息，有高热、严重贫血、出血症状，以及在化疗过程中，应绝对卧床休息。

2.给予高蛋白、高热量、多维生素、易消化的饮食，鼓励患儿进食，化疗期间多饮水。

3.中枢神经系统白血病，鞘内注射后，须去枕平卧8小时。

【病情观察】

1.观察体温的变化。

2.注意口腔、咽喉、肛周皮肤有无异常。

3.观察皮肤黏膜、消化道、泌尿道及颅内有无出血倾向。

4.注意有无白血病细胞浸润脑膜的表现。

5.高热时按高热护理常规，忌用酒精擦浴。

【防止出血】

1.保持口腔清洁，忌食坚硬食物，防止牙龈出血。牙龈出血时可用吸收性明胶海绵贴敷或肾上腺素棉球压迫止血。

2.勿用手挖鼻，鼻出血时可用1%麻黄素或0.1%肾上腺素棉球填塞。

3.有颅内出血征兆时，应制动，头部罩冰枕，吸氧。

4.消化道出血时，按消化道出血护理常规。

【预防感染】

1.保持病室环境整洁，每日空气消毒。限制探视。

2.严格无菌技术操作，保持口腔、皮肤、肛周清洁。

3.患儿白细胞低于$3.0 \times 10^9/L$，行保护性隔离。

【药物护理】

1.观察化疗药的疗效及副作用。

2.化疗时应注意保护血管，防止药液外渗。如有外渗，立即用硫酸镁湿敷或用生理盐水加利多卡因及地塞米松局部封闭，外涂美宝烫伤药。

【健康教育】

1.少去公共场所，防止上呼吸道感染。

2.适当进行体育锻炼，增强抗病能力。

3.定期复查。

第十八节　中枢神经系统感染性疾病护理（化脓性脑膜炎、病毒性脑膜炎）新进展

化脓性脑膜炎是指各种化脓菌引起的脑膜炎，主要是由肺炎链球菌（肺炎双球菌）、流感嗜血杆菌、脑膜炎双球菌引起，以婴幼儿多见，病死率较高。

临床以发热、头疼、呕吐、烦躁、惊厥、脑膜刺激征和脑脊液改变为主要特征。

病毒性脑炎是指由各种病毒引起的一组以精神和意识障碍为突出表现的中枢神经系统感染性疾病，80%由肠道病毒引起。

临床以脑实质损害及颅内高压为主要特征。首发症状多有不同程度的发热、意识障碍，轻者出现表情淡漠、嗜睡，重者出现颅内压增高，严重者出现脑疝甚至呼吸循环衰竭。

【一般护理】

1.保持室内安静，避免不良刺激。

2.给予富有营养、清淡、易消化的流质或半流质饮食，不能进食者给以鼻饲。

3.取平卧位或头高足低位，抬高头部15°~30°，频繁呕吐时取侧卧位，腰穿后应

去枕平卧6～8小时。

4.保持皮肤、口腔清洁，如昏迷患儿应做好眼部及耳部护理。眼睑不能闭合者可用金霉素眼膏涂眼，并用生理盐水纱布遮盖。注意勤翻身、拍背，防止褥疮及坠积性肺炎的发生。

5.高热时应用冰枕或冰袋敷大血管处，也可用酒精擦浴或服用退热药物。

6.惊厥时应将头偏向一侧，及时吸出口、鼻、咽部分泌物，保持呼吸道通畅，防止窒息。压舌板放于上下臼齿之间，防止舌咬伤。

7.恢复期应加强功能锻炼，促进语言、运动功能的恢复。

【病情观察】

1.观察生命体征、神志及瞳孔的变化。若出现意识障碍、囟门改变、瞳孔改变、躁动不安、频繁呕吐、四肢肌张力增高等惊厥先兆，提示有脑水肿、颅内压升高的可能；若出现呼吸节律不规则、瞳孔忽大忽小或两侧不等大对光反应迟钝、血压升高，提示有脑疝、呼吸衰竭。

2.注意有无并发症发生，患儿在治疗中发热不退或退而复升、前囟饱满、颅缝裂开、呕吐不止、频繁惊厥，应立即协助处理。

3.颅内压增高者，腰穿前应先快速静脉输入脱水剂，防止脑疝发生，同时要避免药液外渗。如发生渗出，立即用硫酸镁湿热敷，以免引起局部组织坏死。

【健康教育】

1.保持皮肤清洁干燥，防止褥疮。

2.指导家属及患儿锻炼的方法，如语言训练、肢体按摩及被动运动等。

3.注意保暖，预防上呼吸道感染。

4.定期复查。

第十九节 保暖箱应用护理新进展

【目的】

保暖箱使用是用科学的方法，创造一个温度和湿度相适宜的环境，使患儿体温保持稳定，以提高未成熟儿的成活率。

【一般护理】

1.入保暖箱条件。

(1)凡出生体重在2000g以下的新生儿。

(2)体温不升、新生儿硬肿症等异常新生儿。

2.保暖箱温度与湿度标准。

温度是根据早产儿体重及出生天数决定，见下表。相对湿度为55%~65%。

不同体重早产儿暖箱温度参考表

新生儿体重(g)	保暖温度(℃)				湿度
	35	34	33	32	
1000以下	出生10天以内	10天以后	3周以后	5周以后	55%~65%
1000~1500	/	初生10天内	10天以后	4周以后	同上
1500~2000	/	初生10天内	2天以后	3周以后	同上
大于2500	/	/	初生2天内	2天以后	同上

3.保暖箱使用方法

(1)使用前将保暖箱预热，一般先调至28℃，然后每小时提高箱温1℃，注意加水于水箱中以保持相对湿度(根据上表，按早产儿体重调节所需温度)。

(2)将患儿仅包裹尿布、穿单衣置温箱。

(3)护理、治疗集中操作，避免过多开启箱门，影响箱温。

(4)勤测体温，根据体温来调节箱温。

(5)暖箱每日用消毒液内外擦拭1次，水箱用水每日晨更换1次。出箱后，彻底消毒，备用。

(6)暖箱不宜放在阳光直射或对流风位置，以免影响箱内温度控制。

4.出箱标准

(1)体重增到2000g左右或以上。

(2)连续3天体温正常且一般情况良好者。

第五章　妇产科护理新进展

第一节　非特异性外阴炎的护理新进展

1.健康宣教　保持外阴部清洁、干燥，避免穿化纤材质及过紧的内裤，宜穿纯棉内裤并每日更换。做好经期、孕期、分娩期及产褥期卫生护理。炎症期间勿饮酒、勿食用辛辣刺激性食物、勿用热水烫洗和刺激性药物或肥皂擦洗，局部严禁挠抓。

2.病因查找　应积极协助医生寻找病因，遵医嘱进行相关检查。

3.指导用药　指导患者正确使用药物，将剂量、使用方法向患者解释清楚。

4.复查与就诊　遵医嘱定期复查，但治疗期间如出现新的症状应及时就诊。

5.抗生素应用　体温升高、腹股沟淋巴结肿大且有压痛的患者，应遵医嘱使用抗生素。

第二节　前庭大腺炎的护理新进展

1.休息　急性炎症发作时需卧床休息。

2.注意局部清洁　可局部热敷，或用1∶5000高锰酸钾溶液坐浴，每日两次。并遵医嘱使用抗生素。

3.引流造口的护理　术前准备引流条，术后局部保持清洁，最好取半卧位利于引流。每日用1∶40络合碘棉球擦洗2次，每日更换引流条，直至伤口愈合。以后继续用1∶5000高锰酸钾溶液坐浴，每日两次。

4.健康宣教　注意个人卫生，尤其是经期卫生；勤洗澡、勤换内裤，外阴处出现局部红、肿、热、痛时及时就诊，以免延误病情。

第三节 滴虫阴道炎的护理新进展

1.健康宣教　注意个人卫生，患病期间应每日更换内裤，并开水煮5～10分钟消毒，置阳光下照晒，以消灭病原体。注意洗浴用具专人使用以免交叉感染。

2.治疗期间禁止性生活　已婚者还应检查男方是否有生殖器滴虫病，前列腺液有无滴虫。若为阳性，需同时治疗。

3.应按医生的方案用药和治疗并按要求随诊。

4.做好卫生宣教　积极开展普查普治工作，消灭传染源。公共洗浴、游泳等场所应严格管理制度，禁止滴虫患者或带虫者进入游泳池。浴盆、浴巾等用具应严格消毒。医疗单位必须做好消毒隔离，防止交叉感染。

第四节 子宫颈炎的护理新进展

1.物理治疗的护理　物理治疗应选择在月经干净后3～7天内进行。治疗后应告知患者阴道分泌物会增多，甚至有大量水样排液，应使用卫生垫，保持外阴清洁，以防发生感染。若已发生感染，应及时就医。治疗后应每天清洗外阴2次，禁盆浴、性交，阴道冲洗2个月，以免发生大出血和感染。同时应按要求定期检查。

2.药物治疗的护理　药物治疗适用于糜烂面积较小和炎症浸润较浅的患者。治疗前取宫颈管分泌物做培养及药敏试验，根据结果选用相应的药物。向患者解释药物的用法及使用注意事项。

3.健康宣教指导　妇女定期进行妇科检查，发现宫颈炎症应积极治疗。治疗前应先进行宫颈刮片细胞学检查，以除外癌变可能。

第五节 子宫颈癌护理新进展

【术前护理】

1.心理护理　手术前评估患者的身心状况以及控制焦虑的应对能力，向患者讲解有关疾病的治疗和预防知识，讲解手术前后的注意事项，减轻患者的不安情绪。

2.阴道准备　术前1日用1：40的络合碘溶液行阴道冲洗两次，冲洗时动作轻柔，防止病变组织破溃出血。对于菜花型宫颈癌，应做好阴道大出血的抢救准备工作，备齐止血药物和填塞包，备好抢救车。需要行全子宫切除的患者，两次冲洗后宫颈处涂龙胆紫，起到消毒和标记的作用。

3.肠道准备　行宫颈癌根治术的患者需术前3天开始肠道准备；若行子宫全切术，术前1日上午口服50%硫酸镁40 mL或术前日晚行110 mL甘油剂灌肠1次，达到清洁肠道的作用。

4.皮肤准备　术前1日备皮，剃除手术部位汗毛和阴毛，范围从剑突下至会阴部，两侧至腋中线，彻底清洁脐部。

【术后护理】

1.根据手术情况按硬膜外麻醉或全麻术后护理常规，观察患者的意识、神志，保持呼吸道的通畅，防止患者躁动而发生意外。

2.严密监测患者的生命体征，观察阴道出血情况，保持腹部和阴道引流管的通畅，观察引流液的性状和量，及时发现腹腔内出血情况。

3.术后导尿管要保留7～10日。拔除前2日开始训练膀胱功能，拔除尿管当天下午测残余尿量，若残余尿量超过100 mL，则需继续保留尿管，并夹闭尿管定时开放，训练膀胱功能。

4.患者手术后7～10日可开始化疗或放疗，放化疗会延迟腹部伤口愈合，因此伤口拆线要推迟，并注意观察伤口愈合情况。拆线时可先部分拆除缝合线，保留张力线，待完全愈合再将缝线全部拆除。

【放疗护理】

1.放疗前护理

（1）心理支持：多数患者对放疗缺乏正确的认识，治疗前应简明扼要地向患者和家属介绍有关放疗的知识、治疗中可能出现的副作用及需要配合的事项。

（2）放疗前，要做肝、肾功能及血象检查，排空小便，会阴部备皮，用1∶5000高锰酸钾溶液冲洗阴道1次，预防阴道、盆腔感染及粘连，增强放疗效果。准备好窥阴器、宫颈钳、阴道盒、宫腔管、纱布等。患者取膀胱截石位，护士协助医生放置阴道盒与宫腔管，将患者推入治疗间，连接好阴道盒与宫腔管盒后装治疗机。

2.治疗中通过电视机和对讲机与患者联系，观察患者情况，如出现心慌、憋气、腹痛等症状，立即停机进入机房内及时处理。

3.放疗后护理。

（1）阴道护理：治疗结束后取出填塞纱布并核对数目，防止纱布留置在阴道内，观察阴道有无渗血和出血，如有出血应用无菌纱布填塞止血。如无出血可做阴道冲洗每日1次，防止阴道狭窄、粘连。

（2）观察膀胱功能：注意患者每日排尿情况，如有排尿困难，超过4小时未解小便需导尿。应鼓励患者多饮水，24小时内入量最好大于8000 mL，注意补充维生素C和维生素K，可遵医嘱服用消炎利尿药物预防感染。

（3）注意血象变化：放疗可抑制骨髓造血功能，出现白细胞下降，严重者可出现血小板的下降。因此放疗患者应定期进行血常规检查。注意个人卫生，避免交叉感染。如白细胞低于3×10^9/L血小板低于（50～100）$\times10^9$/L，血红蛋白低于7 g/L应暂停治疗，同时遵医嘱服用升血象的药物。

（4）皮肤护理：被照射部位的皮肤经放射线的侵袭可出现皮肤反应。皮肤反应多出现在照射后8～10日。放射性皮肤反应一般分为干性和湿性两种。干性反应表现为皮肤瘙痒、色素沉着及脱皮，无渗出物，不会引起感染，但可产生永久性浅褐色斑。此时应给予保护性措施，用无刺激性软膏如维生素AD软膏或羊毛脂涂擦。湿性皮肤反应表现为照射区皮肤有湿疹、水疱，严重时可出现糜烂、破溃，因此要注意放疗区域皮肤的清洁、干燥、避免衣物摩擦。如有水泡出现可涂2%龙胆紫；已经破溃者，应根据局部情况停止放疗，局部敷以抗生素软膏。护士要随时观察患者皮肤颜色和完整性，嘱患者勿挠抓皮肤，注意皮肤的清洁、干燥，内衣及毛巾应柔软、吸湿性好，避免日晒、摩擦、热敷、粘贴胶布及使用含刺激性的肥皂和化妆品。

【健康指导】

1.定期进行妇科检查，建议一般妇女每1～2年检查1次。

2.积极治疗宫颈癌前病变，预防宫颈癌。

3.做好放化疗后不良反应的自我护理宣教工作，预防由血象降低引起的感染和出血。

4.安排好休息和活动时间，劳逸结合，保持心情愉快。

第六节　子宫肌瘤护理新进展

【术前护理】

护士要了解患者手术前焦虑的原因及所承受的心理压力，向她们讲解生殖系统的解剖生理知识，讲解手术的方式及手术后注意事项。

【健康指导】

1.出院以后，休养环境要安静舒适，温、湿度适宜，注意通风，保持空气新鲜。

2.根据自身情况适当活动、锻炼，注意劳逸结合，逐步恢复自理能力。

3.在恢复期要多食用富含维生素、蛋白质、高纤维的食物，如瘦肉、蛋类和新鲜的水果、蔬菜等，以尽快恢复身体机能。

4.注意个人卫生。伤口拆线1周后可洗淋浴，1周内用温水擦身。使用流动的温开水冲洗外阴，勤换内衣裤。3个月内禁止性生活及盆浴。

5.腹部伤口拆线2～3日后，把覆盖伤口的敷料或纱布揭去，以便观察伤口的情况。若伤口出现疼痛、红肿、硬结、渗血、渗液，且伴有体温升高，应及时来医院诊治。

6.手术后1～2周，阴道可有少量粉红色分泌物，此为阴道残端肠线融化所致，为正常现象。若为血性分泌物，量如月经，并伴有发热，应及时到医院就诊。

7.子宫肌瘤剔除术后的妊娠率可达60%，多在3年内，因此年轻未育的患者应在3年内尽快受孕。

8.不具有手术指征者，应遵医嘱随诊。

第七节　卵巢肿瘤护理新进展

1.卵巢癌患者入院后，思想负担重，情绪低落。护士要耐心细致地向患者介绍病室环境，各种规章制度、主管医生和护士，增加患者的安全感和信任感，能积极配合治疗。

2.患者做各种检查和治疗时，要向患者解释目的和注意事项，对患者提出的问题要耐心解答。

3.患者卧床时间长，抵抗力差，易造成皮肤压伤。交接班时要查看患者全身皮肤，每2小时翻身1次，按摩骨隆突处，保持床单的整洁。预防压疮的发生。

4.卵巢癌患者饮食宜清淡，易消化，少食多餐，根据病情和需要选择不同的饮食。

5.卵巢癌手术护理见“围手术期护理”。

6.卵巢癌术后的尿管、引流管、胃管的护理非常重要。要保持其通畅，观察其颜色、质量、性质，出现异常及时报告医生，给予处理。

7.放疗护理同宫颈癌护理中“放疗护理”。

8.化疗护理见妇科肿瘤患者化疗护理。

9.健康指导。

（1）加强妇女防癌知识的普及宣传工作，加强妇女的防癌意识和防癌普查的自觉行为。适龄妇女每年做常规妇科检查，做到早发现、早诊断、早治疗。

（2）手术后坚持化疗，坚持随诊。

（3）家属应在专业护理人员指导下学会患者日常需要的护理技术，如为结肠造口术的患者调整饮食结构，保持造口的清洁，回肠代膀胱患者造口和尿袋的护理知识等。

第八节　滋养细胞疾病护理新进展

滋养细胞疾病是一组由胎盘绒毛滋养细胞过度增生引起的疾病，包括葡萄胎、侵蚀性葡萄胎、绒毛膜癌和极少见的胎盘部位滋养细胞肿瘤。

【葡萄胎的护理】

1.心理护理　详细评估患者对疾病的心理冲突程度及对接受治疗的心理准备，向患者讲解有关疾病的知识及清宫手术的过程，纠正其错误认识，以解除顾虑和恐惧，增强信心。

2.病情观察　严密观察病情观察腹痛及阴道流血情况，检查阴道排出物内有无水泡状组织，并保留消毒纸垫，以评估出血量 及流血性质。流血过多时，密切观察血压、脉搏、呼吸等。

3.预防感染　患者阴道出血期间，保持局部的清洁干燥，每日冲洗会阴1次，监测体温，及时发现感染征兆。

4.生活护理　患者卧床期间，护士应经常巡视，做好生活护理，满足患者的基本生活需要。

5.清宫术的护理　葡萄胎一经诊断应立即行清宫术，为防止术中大出血，术前建立有效的静脉通路，备血，准备好抢救措施，协助患者排空膀胱。术中严密观察患者一般情况，注意有无面色苍白、出冷汗、口唇发绀的表现，及时测量血压、脉搏，防止出血性休克发生。术后注意观察阴道出血及腹痛情况。

6.预防性化疗的护理　部分患者需要进行预防性化疗，按妇科肿瘤化疗患者护理。

7.健康及随访指导。

(1)避孕：葡萄胎后应避孕1年，至少半年，以免再次妊娠与恶变，鉴别困难并且患者机体的康复也需要时间。避孕方法宜选用阴茎套及阴道隔膜。

(2)随诊：葡萄胎患者有10%～20%恶变可能，因此患者要定期随访。尤其是随访尿或血内HCG的变化，可早期发现恶变倾向，对疾病预后尤为重要。葡萄胎清宫术后必须每周查尿1次，直到尿妊娠试验阴性，以后每月1次，半年以后每3个月1次，至少随访2年。随访期间坚持避孕，并注意观察自身症状，如出现不规则阴道出血、咯血时及时就诊。

【滋养细胞肿瘤患者护理】

1.病室环境　脑转移患者应置于单间并有专人护理，病室内保持空气新鲜，暗化光线，防止强光引起患者烦躁、紧张、头痛而加重病情。抽搐的患者应安置床铺，防止发生意外。

2.病情观察　绒癌脑转移是病情已进入晚期，患者可出现因瘤栓引起的一过性症状，如猝然摔倒，一过性肢体失灵、失语、失明等，约数分钟或数小时可恢复。亦可因瘤体压迫致颅压增高，或瘤体破裂引起颅内出血，出现剧烈头痛、喷射性呕吐、偏瘫、抽搐、昏迷等，以上症状往往来势凶猛，护士应随时观察患者病情变化，认真倾听患者的主诉，以便能及时发现病情变化，从而及时进行抢救。

3.生活护理　做好生活护理，满足患者的基本生活需要，保持口腔卫生，协助患者每日用生理盐水漱口。

4.皮肤护理　保持皮肤的清洁干燥及床单的清洁无污物，对偏瘫、昏迷的患者要定时翻身，防止压疮的发生。

5.严格准确记录出入量　认真书写病情记录及准确记录出入量，患者每天的总入量应限制在2000～3000mL，以防止加重脑水肿，同时应尽量控制脑转移患者钠的摄入量。应用脱水药物时，应根据药物的特性掌握好输入速度，以保证良好的药效。

6.脑转移抽搐的护理　脑瘤期由于肿瘤压迫，患者可突然出现抽搐。当抽搐发生时应立即用开口器，以防舌咬伤，同时通知医生进行抢救。保持呼吸道通畅，定时吸痰，有假牙的患者取下假牙防止吞服。抽搐后，患者常有恶心、呕吐，此时为防止患者吸入呕吐物，应去枕平卧，头偏向一侧。大、小便失禁者给予保留尿管并长期开放。昏迷患者要定时翻身叩背，并做好口腔及皮肤护理，防止肺部并发症及压疮的发生。

7.腰穿的护理。

（1）腰穿的目的：①测定颅内压及脑脊液生化及HCG的变化，②注入化疗药物达到治疗目的。可以说腰穿是诊断和治疗的重要手段之一。因此做好腰穿患者的护理是非常重要的。

（2）腰穿前护士协助患者摆好体位，患者去枕侧卧，背齐床边，低头手抱双肩，腰部尽量后凸，使腰椎间隙增宽，便于操作。腰穿一般选择第3或第4腰椎间隙。在治疗过程中要严格无菌操作，防止感染。护士要观察患者的呼吸、脉搏、瞳孔及意识的变化。如有异常发现应停止操作，进行抢救。操作时应注意放脑脊液的速度不可过快，防止形成脑疝。留取脑脊液标本时，一次不可超过6mL。腰穿后患者宜头低脚高位6小时，平卧24小时，以便达到较好的治疗目的，亦可防止低颅压性头痛。腰穿前有颅内压升高或体温升高的患者不能进行腰穿，需控制体温及降低颅压后再进行。

第九节　妇科肿瘤化疗护理新进展

【造血系统反应的护理】

1.白细胞减少的护理。

（1）保持环境的清洁，建立严格的消毒隔离制度。

（2）病情观察：应随时注意患者的血象变化（白细胞及分类细胞数目）。如患者的白细胞下降，每天应监测3～4次体温。若体温超过38.5℃时，及时通知医生，取血做细菌培养，给予降温和抗生素治疗；同时应注意观察患者易发生感染部位有无炎症反应，如 患者有咽痛、咳嗽、口腔溃疡、尿急、尿痛等症状，应及时通知医生处理。

（3）营养支持：增加蛋白质、维生素及其他营养素的摄入，以增强机体抗病能力。同时注意饮食卫生。

（4）卫生指导：保持口腔的清洁，使用盐水或硼酸水漱口。嘱患者每日要清洁外阴，勤洗澡及更换内衣裤，但应注意保暖，避免感冒。

（5）在进行治疗的过程中应严格遵守无菌技术原则，避免医源性感染的发生。

（6）必要时遵医嘱给予抗生素、升白细胞药物，并注意观察用药后的反应。

2.血小板降低的护理。

（1）病情观察：应随时注意患者的血象变化（血小板计数）。如患者在血小板下降期，要密切注意皮肤黏膜有无出血情况，同时注意生命体征的变化，及早发现因血小板下降引起的出血，特别是隐性出血。

（2）根据病情，适当限制患者的活动，防止活动时因体弱无力、贫血而发生外伤及出血意外。

（3）嘱患者用软毛刷刷牙，不要使用牙签剔牙，防止牙龈出血。严重者有必要禁止刷牙，用盐水、硼酸水漱口或给予口腔护理。

（4）嘱患者改掉不良习惯。如抠鼻、咬指甲等，以预防该部位的出血。

（5）饮食指导：给予升血象治疗的同时，应改善患者的饮食，以达到食疗配合药疗的效果。可多食用红枣、花生、红豆粥、菠菜等有助于升血象的食物；忌食辛辣、坚硬粗糙的食物，防止因过强的刺激造成消化道出血；多喝水、吃新鲜水果及蔬菜，避免患者出现便秘，防止因用力排便引起肠黏膜损伤和潜在性的颅内压升高而发生脑出血。

（6）医务人员在进行各种治疗操作时应动作轻柔，尽量避免肌内、静脉注射，慎用止血带。如必须进行注射，注射后要用棉球压迫穿刺部位至无出血为止。

【消化道副反应的护理】

1.食欲不振、恶心、呕吐的护理

（1）心理疏导：恶心、呕吐给患者造成的心理压力很大，使患者难以坚持治疗，造成焦虑和恐惧。护士应注意观察患者的心理状态，适时安慰患者，减轻其心理压力。

（2）饮食指导：给患者创造良好的进食环境，以增进食欲。鼓励患者多进食清淡、易消化的食物，可少食多餐，可选用自己平常喜爱的食物。

（3）患者出现恶心，呕吐时，及时清理呕吐物，且协助患者漱口，更换污染衣被。保持患者周围环境的清洁整齐和空气清新。

（4）详细记录患者的呕吐量及次数，以利医生参考，及时补充水、电解质。

（5）遵医嘱给予镇静、止吐药物，必要时给予静脉营养输注。

2.口腔溃疡的护理

（1）化疗前应了解患者口腔卫生情况，化疗过程中随时评估患者口腔黏膜情况。

（2）保持口腔清洁：勤用盐水或硼酸水漱口，减少细菌在口腔内生长繁殖的机会。

（3）口腔溃疡的护理：患者出现口腔溃疡后，应根据溃疡程度及时给予口腔护理。防止口腔溃疡感染，并促进黏膜愈合。口腔护理的具体方法：先用1%双氧水让患者漱口；再用长棉签蘸15%双氧水为患者擦洗口腔黏膜溃疡处，注意动作要轻柔，尽量除去溃疡表面覆盖的腐败物质及脱落的黏膜，血小板低的患者，切忌擦破口腔黏膜，以避免出血不止；然后用生理盐水高压冲洗，将口腔内的污物冲洗干净；最后用棉棒蘸干后，将口腔溃疡散涂于溃疡处。口腔溃疡引起的疼痛严重影响患者进食、进水等，在患者进食前用0.03%丁卡因溶剂喷涂溃疡部位，以减轻疼痛。同时鼓励患者多咀嚼、多说话，以利唾液（内含溶菌酶）的分泌。口腔溃疡患者饮食应以较清凉、质软、无刺激性食物为主，急救期的患者应给流食。

3.腹痛、腹泻的护理

（1）详细记录患者每天的大便次数，并观察其量、体质及颜色。并且嘱患者将自身腹痛、大便次数增多的情况及时报告医务人员，以便及早采取防范、治疗措施。

（2）如在化疗的过程中患者出现腹泻，应立即停止化疗药的使用。及时留取大便送细菌培养（普通+厌氧）。

（3）饮食指导：不吃不洁、生冷、油腻的食物，养成良好的饮食卫生习惯。鼓励患者多饮用酸奶等含乳酸菌类的饮料。急性期的患者宜禁食，通过输液补充肠道内损失的电解质，恢复期则可进流食。

（4）对疑似伪膜性肠炎的患者，要及时进行床边隔离。备专用便盏，对所有污染粪便均要用石灰水搅拌20分钟处理，患者衣裤床单等应放入专用口袋，先行消毒后再清洗，以防发生交叉感染。

（5）患者因不间断的腹痛、腹泻，无法休息，加之大剂量肠液丢失导致严重脱水、电解质紊乱，体力消耗极大，须卧床休息。

【皮肤黏膜损害的护理】

保护血管，防止药物外渗。护士应熟练掌握静脉穿刺技术，提高一次穿刺成功率，减少反复穿刺造成血管的损伤；有计划、合理地使用血管；使用化疗药物时，应先进行静脉穿刺成功后，再输注化疗药物。如在输注化疗药物，特别是对血管刺激性强的化疗药物时，出现外渗现象，应马上给予处理。处理方法如下：

1.立即停止用药。

2.局部采取封闭治疗，一方面局限药物，以免其对周围组织继续的损害，另一方面减轻患者的疼痛。封闭治疗方法：使用0.4%普鲁卡因（2%普鲁卡因：0.9%生理盐水=1：4），应用局麻的方法在外渗表皮打起一皮丘，皮丘应覆盖或超过药物外渗范围。

3.给予冰袋冷敷药物外渗部位，并嘱患者局部24小时不可接触热物。

【脱发的护理】

1.护士应帮助患者正确面对自身形象的改变。向其讲解化疗引起脱发的原因，并强调脱发是暂时性的，治疗结束后头发会再长出来。

2.协助患者选择假发、围巾、帽子等装饰物，以增进患者的自尊。

【肾功能损害的护理】

1.在化疗的过程中应通过静脉给予大量液体，且严格控制输液速度；同时鼓励患者多饮水，多吃一些利尿食物，如西瓜、冬瓜、黄瓜等。以保证肾脏的持续灌注，维持一定的尿量。

3.详细记录24小时出入量，了解出入量是否平衡及尿量，供医生参考，以及时补充水、电解质。

4.要注意观察患者有无泌尿系统症状，是否有排尿困难、血尿等，出现问题应及时通知医生。

5.遵医嘱及时给予急救药。

第十节　围手术期护理新进展

【腹部手术护理】

1.手术前护理。

（1）焦虑与害怕丧失器官、手术后疼痛及对未来的不确定感有关。

（2）知识缺乏与自身疾病和手术相关的知识有关。

（3）体液不足与术前和手术当天饮食控制有关。

（4）睡眠形态紊乱与环境改变及担心手术有关。

2.护理要点。

（1）心理护理：患者的手术日期及手术方式决定后，护士应深入了解患者的病情及思想状况，进行有针对性的术前宣教。应本着以诚恳、热情、耐心的态度，设法消除患者的顾虑、恐惧及其他不安的情绪。

（2）认真阅读病历，检查患者术前各项化验检查是否完备、正常，如发现问题及时与医生联系。

（3）术前1日为手术患者监测3次体温，并观察患者有无异常情况，如发热（体温＞37.3℃）、上呼吸道感染、月经来潮等，应及时通知医生，及早采取相应措施。

（4）遵照医嘱认真完成各项术前准备工作，并做好相应的宣教。

（5）手术当天，病房护士应与接手术的护士认真核对患者的姓名、床号、手术方式及所携带入手术室的物品和药物，并送患者离开病房。

【阴式手术护理】

1.手术前护理。

（1）主要护理问题：

①焦虑与害怕丧失器官、手术后疼痛及对未来的茫然有关。

②知识缺乏与自身疾病和手术相关的知识有关。

③体液不足与术前和手术当天饮食控制有关。

④ 睡眠形态紊乱与环境改变及担心手术有关。

⑤自我形象紊乱与子宫脱垂的临床表现有关。

（2）护理要点：①手术前护理人员要主动接近患者与其交谈，了解患者的心理状态，帮助患者消除紧张心理，树立战胜疾病的信心，以良好的心态接受手术。②阴道手术患者术前3日开始每日用1∶40络合碘溶液冲洗阴道1次。③发生溃疡、严重子宫脱垂患者先给予治疗后方可进行手术。

（3）肠道准备：①手术涉及直肠及肛门者，术前3日半流食，术前2日流食，术前1日禁食，并口服庆大霉素8万U，每日两次。术前1日清洁洗肠。②手术不涉及肠道者，术前1日口服50%硫酸镁或甘油灌肠剂110mL作用，术前6～8小时禁食水。

（4）皮肤准备：备皮范围上至耻骨联合上10cm，下至会阴及肛周，两侧达股内侧上1/3。

（5）术日晨去手术室前排尿，术前一般不需要放置导尿管，带导尿管及其他用物到手术室。

2.手术后护理。

（1）准备麻醉床及各种物品，如血压计、听诊器、弯盘、引流瓶等。

（2）监测生命体征，每日测体温3次，遵医嘱给予抗生素治疗。

（3）阴道手术患者术后应重点观察阴道出血情况，询问医生有无放置阴道纱条及引流管，并提醒医生按时取出。放置阴道引流管的患者应保持引流管通畅，注意观察引流液的量及性质，并认真记录。

（4）保持外阴清洁、干燥，每日用1∶40络合碘溶液会阴冲洗2次，外阴手术患者每次排便后应及时清洗。外阴癌术后患者应行外阴吹风，每日2次，每次20分钟，并用支架将盖被支起，以利于通风，保持伤口处干燥，利于愈合。

（5）外阴、阴道手术后需要留置尿管3～10日，保留尿管期间，应鼓励患者多饮水，以稀释尿液起到自行冲洗膀胱的作用，并注意保持尿管通畅，观察尿量、尿色。

（6）拔除尿管后，嘱患者适量饮水，观察排尿次数、尿量、有无尿潴留。测残余尿超过100mL应保留尿管，遵医嘱白天每4小时开放1次，夜间完全开放，锻炼膀胱功能。

（7）术后饮食采用静脉麻醉的患者，手术后4～6小时待麻醉恢复后即可进食，手术涉及肠道、肛门应遵医嘱饮食，并通知配膳员。

（8）外阴、阴道手术后，应注意观察患者排便情况，必要时可用缓泻剂，以免大便过于干燥，影响伤口愈合。

（9）术后指导子宫脱垂患者术后半年内应避免增加腹压的活动，如提超过5kg重物等。同时保持大便通畅。适当进行盆底肌肉锻炼，如做缩肛运动等。其他内容同妇科腹部手术出院指导。

第十一节　正常分娩期妇女护理新进展

分娩的全过程是从规律性宫缩开始至胎儿胎盘娩出，称为总产程。临床上根据不同阶段的特点又分为3个产程。

【第一产程的护理】

第一产程又称宫颈扩张期，指从间隔5～6分钟的规律性宫缩至宫颈口开全。初产妇的宫颈较紧，子宫口扩张较慢，约需11～12小时；经产妇的宫颈较松，子宫口扩张较快，约需6～8小时。

1.一般护理。

（1）待产妇于临产后入院，但有特殊情况发生，如胎膜早破、阴道流血量多等情况时应紧急入院。

（2）待产妇入院后，医护人员应热情接待，介绍待产室、产房环境及工作人员，护士应主动与待产妇沟通，消除待产妇紧张、陌生的情绪。

（3）询问、评估并记录待产妇的身体状况，既往病史、孕期情况、此次住院原因等，以便及时发现问题，提供有针对眭的护理。同时要向待产妇讲解产程中各种注意事项。

（4）观察生命体征，临产后体温一般变化不大，脉搏、呼吸可稍有增加。如果待产妇有头晕、眼花、头痛、呕吐、上腹部痛，子宫收缩异常、烦躁不安、呼吸困难等应给予高度重视。

（5）注意阴道流血量，若待产妇阴道流血为鲜红色且量多大于月经量，应及时与医生联系以除外前置胎盘或胎盘早剥等情况发生。

（6）一般初产妇常规行外阴备皮。

（7）灌肠待产妇灌肠的目的是通过反射作用刺激子宫收缩，同时清洁直肠，避免分娩时粪便溢出污染消毒区域。一般初产妇临产后，宫口开大3cm以下且无特殊情况，可给予1%肥皂水灌肠。但若有胎膜破裂、阴道异常流血、心肌病、胎儿窘迫、胎头高浮或胎头下降很低压迫直肠达不到目的时，应禁止灌肠。灌肠后要观察子宫收缩，勤听胎心。

（8）预防尿潴留待产妇临产后护理人员应每2～3小时，提醒其排尿1次，防止尿潴留发生。

2.产程护理。

（1）严密观察产程进展，以及待产妇、胎儿对临产的反应，及时发现影响健康的早期征象，并进行处理。

（2）听胎心音　待产妇临产后应每隔1小时在宫缩间歇时听取胎心音1次，每次听1分钟并记录。宫缩紧时应每30分钟听取1 次。当宫缩停止后，如出现胎心率下降久不恢复、160次/min或＜120次/min、胎心不规律、胎儿监护显示胎心有减速应紧急处理。

（3）观察子宫收缩　最简单的方法是由助产人员以一手手掌放于待产妇腹壁上，触诊手法应柔和，用力适当，不能在腹壁上来回移动。宫缩时宫体部隆起变硬，间歇期松弛变软。应定时连续观察宫缩，每次观察宫缩应3次以上，并做好记录。

（4）肛门检查临产后，应适时在宫缩时进行肛门检查，其次数需要根据胎产次、宫缩强弱、产程进展等情况而定，次数不宜过多。此外，肛门检查还可了解胎膜是否破裂、骨盆腔大小、胎儿先露部及先露部下降的程度。若有异常阴道流血或怀疑有前置胎盘者，应禁止肛查，以免诱发出血。

（5）阴道检查　阴道检查必须在严密消毒后进行，检查者戴无菌手套。阴道检查前、后要向待产妇做好解释工作，取得待产妇的配合，消除其思想顾虑。

（6）减轻产妇由于临产引起的各种不适。

【第二产程的护理】

1.心理护理　第二产程期间护理人员应陪伴在产妇身边，给予安慰和支持，缓解、消除其紧张和恐惧。待产妇出汗多时及时用湿毛巾擦拭，宫缩间歇时协助饮水。

2.指导待产妇正确使用腹压　应严密观察待产妇的一般情况，测血压，听胎心音。指导待产妇在宫缩时屏气用力，增加腹压，将胎儿娩出。待产妇一般采取半坐卧位，双腿屈曲，双脚置于脚蹬上，调整脚蹬到适合双腿的位置，使其高度和角度不致造成腓肠肌的压力，可以有效地支持双脚，待产妇双手握住产床边把手，当宫缩开始时，先吸一口气，吐掉，然后再吸一口气，憋住，如解干大便样向下用力。如果在气用尽后，待产妇觉得子宫仍持续收缩，则再吸一口气憋住，往下用力，如此，一直持续用力到此次子宫收缩结束。待产妇在向下用力时可以将把手往后拉，做出划船的动作，以期更有效地使用腹压。在宫缩间歇时，护理人员可鼓励待产妇尽量放松，安静休息，以保存体力。由于待产妇用力时会丢失大量水分，此时护理人员应协助其饮水，增加待产妇的舒适感。

3.胎儿监护　第二产程宫缩频而强，影响胎盘血循环，易造成胎儿宫内缺氧，应每5~6分钟听胎心音1次，或使用胎心监护仪。若发现胎心异常应立即检查处理，尽快结束分娩。

4.消毒外阴　待产妇采取仰卧位或半坐卧位，双腿屈曲分开，臀下置冲洗盆。先用温水洗去外阴部的血迹、黏液，然后用无菌钳夹取消毒的纱布球或海绵块放入无菌圆碗内，倒入10%消毒肥皂水或络合碘浸泡后，进行两遍外阴消毒。顺序是大小阴唇、阴阜、大腿内侧、会阴及肛门周围。第1遍用无菌清水冲洗，第2遍用无菌生理盐水冲洗。为了防止冲洗液流入阴道，可用消毒纱布球盖住阴道口，冲洗后取下，然后取去冲洗盆，垫上无菌巾。

5.接生者的准备　按手术要求，刷手、穿接生衣、戴手套、铺消毒巾及接生单。备好新生儿睡篮，打开热辐射开放暖箱，开启产包，用好无菌生理盐水、新生儿吸痰器，如为初产妇应准备会阴侧切包及局麻药品。

6.胎头娩出　会阴水肿、会阴过紧缺乏弹力、耻骨弓过低、胎儿过大、胎儿娩出过速等均容易造成会阴撕裂，因此接生者要掌握好胎头娩出的时机。保护会阴的同时协助胎头俯屈，让胎头以最小径线娩出。最好在宫缩间歇时让产妇稍向下屏气，使胎头缓慢娩出，可预防会阴撕裂。

7.脐带处理　用无菌纱布擦净脐根周围后，在距脐根0.5~1.0cm处用气门芯或脐带夹结扎脐带，或用粗丝线分别在距脐根0.5cm、1.0cm处结扎两遍，注意用力适当，必须扎紧，以防脐带出血。于线上0.5cm处剪断脐带，挤净断面上的脐血，由20%高锰酸钾或2.5%碘酒及75%乙醇消毒脐带断面，注意高锰酸钾不可触及新生儿皮肤，以免新生儿皮肤被灼伤。脐带用脐沙包好，脐带卷固定。

【第三产程的护理】

1.协助胎盘娩出　当确认胎盘已经完全剥离时子宫缩时左手握住宫底并按压，右手轻轻拉脐带，协助娩出胎盘，当胎盘娩至阴道口时，接产者用双手捧住胎盘，向一个方向旋转并缓慢向外牵拉，协助胎膜完整剥离排出。

2.检查胎盘胎膜　胎盘娩出后将胎盘铺平，仔细检查胎盘、胎膜是否完整—注意有无胎盘小叶缺损，血管有无断裂，及时发现副胎盘。若发现有残留胎盘和胎膜时，应在无菌操作下植入宫腔内取出残留组织，或行产后刮宫。

3.检查软产道　胎盘娩出后应仔细检查会阴、小阴唇内侧、尿道口周围、阴道及宫颈有无裂开。如有裂伤，应立即缝合。

4.预防产后出血　胎儿娩出后立即遵医嘱肌内注射催产素10U，促使胎盘迅速剥离以减少出血。

5.帮助父母建立最初的亲子关系　新生儿娩出后应抱给母亲看，若新生儿状况稳定，应让父母与孩子相处一段时间，这是亲子依附开始的最佳时机。护理人员可鼓励父母和新生儿做眼对眼的接触，触摸新生儿或者抱抱新生儿等，以巧妙的方法协助亲子关系的建立。

6.新生儿即时护理　新生儿娩出后，采用阿普加评分法判断新生儿有无窒息或窒息的程度。一般于生后1分钟、5分钟各进行1次评分。

（1）新生儿保暖：在新生儿出生后，应立即给予保暖，以预防体热散失过快。用毛巾将新生儿身上的血迹、黏液擦掉，胎脂部位可用消毒花生油棉球拭去，尤其是皮肤皱褶处。整个动作要轻、快，注意保暖，可在辐射开放暖箱台上进行操作。

（2）早开奶：在出生1小时内，若新生儿无异常情况，应裸体与母亲进行皮肤接触，将新生儿放置于母亲的胸部进行早开奶30分钟。通过婴儿吸吮母亲的乳房，可刺激垂体前叶、后叶释放催乳素及催产素，促使早下奶并可预防产后出血，同时也可促进母婴的情感交流。

（3）眼睛护理：出生后用泰利必妥眼药水滴双眼，以预防经过产道时新生儿眼睛受感染。

（4）为新生儿量体重、测身长：将写有母亲姓名和病历号的手腕条系在新生儿的右手腕上，将婴儿右脚底纹印在婴儿病历上，然后把新生儿放在睡篮内，以便随母亲一同进入母婴病室。

7.产后即时护理指胎盘娩出后需继续在产房内观察2小时的一段时间内的护理。产程结束后，护理人员要针对产妇在产后2小时的生理状况、舒适需求以及营养、水分、休息的需要完成一个系统性的评估。给产妇提供擦浴、更换衣服、垫好消毒会阴垫，同时注意保暖，使产妇安静休息。在此期间应观察子宫收缩、宫底高度、膀胱充盈度、阴道流血量、会阴及阴道内有无血肿。一般情况每15～30分钟测量1次血压、脉搏，询问产妇有无头晕、乏力等。观察阴道流血量，膀胱是否过胀，有无会阴、阴道血肿等。产妇分娩后易感口渴饥饿，应给予易消化、富含营养的食物及饮料，以恢复体力。产后观察2小时，若子宫收缩好，阴道流血不多，生命体征平稳时，同新生儿一起送至母婴病室。

第十二节　产褥期护理新进展

【一般护理】

1.环境　产后应有温、湿度适宜、安静舒适的休养环境。室温保持18～20℃，湿度为55%～60%为宜，空气新鲜，经常通风换气，保证室内有充足的光线。通风时避免对流风直吹产妇，夏季要注意防暑。

2.个人卫生　产褥期应每天梳头刷牙，保持整洁及口腔卫生。产褥期早期皮肤排泄功能旺盛，排出大量汗液，尤以睡眠和初醒时最明显，这是正常生理现象。因此，产后衣着薄厚要适当，勤用热水擦身或淋浴，洗发时须注意保暖勿受凉，勤换衣裤、会阴垫及床单等。

3.生命体征　产后24小时内应密切观察血压、脉搏、体温、呼吸的变化。若产妇脉搏加快，应该注意血压、子宫收缩、阴道出血量、会阴或腹部伤口情况，以便及时发现产后出血等病情变化。由于分娩的疲劳，产后24小时内体温略有升高，如≥38℃应及时通知医生。一般产后应每日测量体温、脉搏、血压、呼吸2次。

4.营养　正常分娩后稍事休息，产妇即可进易消化的半流质饮食，以后可根据产妇具体情况进普食。产后的饮食应营养丰富、易于消化、少食多餐，多进食汤汁类可促进乳汁分泌。

5.休息与活动　产后12小时内以卧床休息为主，生命体征平稳后可逐渐增加运动量。产后要鼓励产妇早期下床活动，以增进血液循环、促进子宫收缩、恶露排出及会阴伤口的愈合，同时可促进大小便排泄通畅，并可预防盆腔或下肢静脉血栓形成。产褥期应保证充分的休息和睡眠，避免久蹲或久站及提重物和重体力劳动等。过早负重和疲劳过度会引起腰背和关节酸痛，甚至因盆底肌肉张力恢复欠佳而导致子宫脱垂。

【生殖器官的护理】

1.子宫收缩。

（1）应严密观察宫缩及恶露情况，每30～60分钟观察1次，共4次。产后子宫收缩呈硬球形，子宫底约一般低于脐部居中或偏右侧。如子宫底上升，子宫体变软，可能有宫腔积血，应在腹部按摩以刺激子宫收缩，排除血块，预防产后出血。

（2）测量宫底，在测量时应注意每日在同一时间测量子宫底高度，以准确观察子宫复旧情况。检查前产妇应排空膀胱，仰卧床上，测量由耻骨联合上缘至宫底的距离，并记录。产后第1日，子宫底平脐或脐下1cm，以后每日下降1～2cm，产后1周缩小为如孕12周大小，仅在耻骨联合上方触及，产后10日左右经腹部检查已触不到子宫底，检查子宫底高度的同时应注意子宫及双侧附件有无压痛。产妇出院前，护理人员应向产妇讲解有关子宫复旧的过程，指导产妇如何触摸子宫底，以及出血量多时，如何按摩子宫底。

2.恶露　产后随子宫蜕膜的脱落，血液、坏死蜕膜组织经阴道排出称恶露。观察恶露时，注意其量、颜色和气味的变化。一般在按压子宫底的同时观察恶露情况。正常恶露有血腥味但无臭味，持续4～6周，总量约500mL。产后1～2日可有小血块，血性恶露约持续3日后转为浆液恶露，约2周后变为白色恶露，再持续2～3周后干净。观察时，若恶露量多有较大的血块，应注意是否有宫缩乏力或胎盘残留。恶露有臭味提示可能有宫腔感染。产后的最初8小时内，每隔1小时检查恶露1次，以后每8小时观察1次。

3.会阴护理　分娩后应做好会阴护理，以预防感染，促进会阴伤口愈合，增加产妇的舒适感。产后每日用1∶40络合碘溶液冲洗会阴2次，大便后亦应冲洗。冲洗前先请产妇排空膀胱，冲洗时应由上至下的冲洗，动作要轻柔。冲洗后用干纱布擦干外阴，垫好消毒会阴垫。每次冲洗外阴时要观察恶露量、性质及气味，同时注意观察会阴伤口的情况。平时应保持会阴部清洁干燥，及时更换会阴垫。

【基础护理】

1.尿潴留和便秘的处理　产后产妇尿量增多，充盈的膀胱可影响子宫收缩，因此，护士应于产后4～6小时内主动送便器并协助产妇排尿，但产妇常因会阴伤口疼痛，卧床小便不习惯，产后疲乏，以及分娩过程中膀胱受压肌张力减低等原因影响排尿。如产后6～8小时产妇仍不能自行排尿，应协助产妇坐起或下床小便、用温开水冲洗外阴或听流水声音诱导排尿反射，也可按摩膀胱或针刺三阴交、关元、气海等穴位刺激排尿。用上述方法无效时，应在严格无菌操作下导尿并留置导尿管，开放引流24～48小时，使膀胱肌休息并逐渐恢复其张力，必要时给予抗生素预防感染。产后产妇易发生便秘，护士产后应鼓励产妇多饮水，多食蔬菜及水果，尽早下床运动，防止便秘发生。

2.乳房护理　乳房应保持清洁、干燥，经常擦洗。分娩后第1次哺乳前产妇应洗净双手，用温水毛巾清洁乳头和乳晕。以后每次哺乳前后都用温水毛巾擦洗干净。产妇哺乳时，护士应进行喂养方面知识和技能的指导。哺乳后应将婴儿竖直抱起，轻拍背1～2分钟，排出胃内空气防止婴儿溢奶。产妇在哺乳期应佩戴大小适宜的乳罩，以支持增大的乳房，减轻不适感，

3.产褥期保健操　产后运动可促进子宫复旧，促进骨盆底肌肉收缩和复旧，并可以增强阴道口和尿道口肌肉张力，使骨盆底肌肉恢复支托生殖器官和泌尿器官的功能。产后运动还可促进血液循环，预防血栓性静脉炎；促进肠蠕动，增进食欲并预防便秘。产妇在产后第2日便可开始锻炼，锻炼时应注意运动量大小，同时应由简单轻便的项目开始，然后根据产妇的情况逐渐增加运动量，但要避免过于劳累。产后运动必须坚持，持之以恒，这样才能达到恢复肌肉张力的作用。

4.性生活指导　一般产褥期期间恶露尚未干净时不宜性生活。应在产后6周检查完毕，生殖器官已复原的情况下，恢复性生活。性生活时应采取避孕措施。

5.产后复查　分娩后6周进行产后复查，检查内容包括产妇全身及生殖器官恢复的情况，会阴、阴道伤口愈合情况，骨盆底肌肉张力，乳房及泌乳情况。同时测量血压，必要时做血红蛋白及红细胞计数、尿蛋白及尿常规检查。同时对婴儿进行全身检查，了解喂养及发育状况，进行保健咨询。对有并发症的产妇应及时给予治疗处理，有合并内、外科疾患的产妇，应到相应的科室随诊，继续治疗。

6.心理护理　帮助产妇保持心情愉快、放松精神，给予相关知识及技能的指导，使产妇能很快适应母亲角色，顺利度过产褥期。

7.出院指导　产妇出院前护士应认真评估其身体状况，并告知产妇继续保证合理的营养膳食，适当的活动和休息，合理安排家务及婴儿护理，注意个人卫生和会阴部清洁，保持良好的心理状态，尽快适应新的家庭生活。同时告诉产妇随访的时间，确保母婴在产后42天到医院随访。

第十三节 正常新生儿护理新进展

1.一般环境母婴同室的房间宜向阳，光线充足、空气流通，室温保持在20～24℃，相对湿度在55%～65%。

2.体温控制 产房内的温度应适中，新生儿娩出后及时擦干体表的水分，做好保暖。擦拭后用干净、温暖的包布包裹婴儿，并且用帽子将头部包住，再进行新生儿与母亲的皮肤接触和早开奶。在换尿布和沐浴时动作应迅速，以减少散热，保持新生儿体温。

3.预防低血糖 当怀疑新生儿入量不足时，应检测其血糖值变化，若血糖值低于35～40mg／d，应立即加喂。每日沐浴后，测量新生儿体重，并与出生时体重进行比较，了解新生儿生理性体重下降的情况。

4.密切观察黄疸情况 初乳有轻度促进排泄的作用，可使一部分胆红素从肠道尽早排出，以减轻黄疸。因此，护理人员应鼓励母亲进行母乳喂养。同时注意观察新生儿黄疸的程度，如面部、巩膜、手脚的皮肤颜色，了解胆红素值的变化。发现黄疸严重，及时通知医生进行处理。

5.预防吸入性并发症 新生儿在每次喂食后应给新生儿拍背，促使其胃内气体排出，减少或避免新生儿溢乳。

6.预防感染 新生儿由于免疫机制不健全，皮肤层较薄等原因易发生感染。因此，在日常护理新生儿时要特别注意并加以预防。婴儿衣物、食具应专人专用，每次接触新生儿时应洗手。

7.大、小便的观察 新生儿生长发育有赖于良好的喂养，而大便的性状能提示喂养情况，故每次更换尿布时要观察大小便次数、性状，并记录第1次排尿、排便时间，通过观察可初步了解消化道情况。

8.新生儿抚触 通过抚触可促进母婴情感交流；促进新生儿神经系统的发育，增加其应激能力；加快免疫系统的完善，提高免疫力；加快新生儿对食物的吸收，增加体重。一般在出生后24小时开始给新生儿抚触，时间在沐浴后，两次哺乳之间进行。每次抚触10～15分钟，每天2～3次。

第十四节　妊娠高血压综合征护理新进展

1.心理护理　评估孕妇的心理状态，耐心倾听孕妇的诉说。正确指导应对方式，减轻孕妇的焦虑和紧张的情绪。鼓励家属的参与和支持，并为孕妇提供良好的休息环境，避免不良刺激。

2.休息　轻度妊高征的孕妇可在家休息，需要适当减轻工作量，保证充足的睡眠。卧床休息时以左侧卧位为宜，在必要时可右侧卧位，但避免平卧位。护士应指导孕妇及家属妊娠期间自我照顾的方法，如经常按摩四肢、背部肌肉等，以促进四肢血液循环，防止肌肉萎缩和血栓性静脉炎的发生。中重度妊高征的孕妇应住院治疗，卧床休息，左侧卧位。保持病室的安静和清洁，避免各种刺激。护士应准备好各种急救的药品和物品。

3.饮食　轻度妊高征的孕妇需摄入足够的蛋白质、蔬菜，补充维生素、铁和钙剂。食盐不必严格限制，因为长期低盐饮食可引起低钠血症，易发生产后血液循环衰竭，而且低盐饮食也会影响食欲，减少蛋白质的摄入，对母儿不和。但全身水肿的孕妇应限制食盐的摄入。重度妊高征的孕妇根据病情需要适当限制食盐大量，每天少于3g。

4.病情观察　妊高征的孕妇住院期间一般需要每4小时测血压1次，每天监测尿蛋白、水肿情况，发生异常及时与医师联系，尽快处理。随时观察和询问孕妇有无头晕、头痛、目眩等症状出现。同时要注意胎动及胎心情况，定时测量，了解胎儿宫内情况。严格记录24小时出入量。

5.用药护理　硫酸镁是目前治疗中、重度妊高征的首选解痉药物。由于硫酸镁的治疗剂量和中毒量相近，故在进行硫酸镁治疗时应严密观察其毒性作用，并认真控制硫酸镁的用量。每次用药前和用药期间，均应检测膝腱反射、呼吸次数及尿量。

6.癫痫前期的护理。

（1）将患者安置在单人暗室，保持室内空气流通，避免一切外来声、光刺激，保持绝对安静，限制探视以防干扰其休息。医护活动尽量相对集中、动作轻柔，避免外部刺激而诱发抽搐。

（2）准备下列物品①呼叫器，置于患者触手可及之处。②放好床挡，防止患者坠床、受伤。③急救车、吸引器、氧气、开口器、急救药品（如硫酸镁、肼屈嗪、葡萄糖酸钙）等以备随时使用。

7.发生子痫的护理。

（1）发生子痫时，使患者取头低位、左侧卧位，以防黏液吸入呼吸道或舌头阻塞呼吸道，必要时用吸引器吸出喉部黏液或呕吐物，以免窒息。

（2）专人守护，详记护理记录及24小时出入量，密切观察生命体征变化。观察记录抽搐次数、持续时间、间歇时间，积极预防抽搐再次发生。

（3）立即给氧，若有义齿应取出，并用开口器在上、下臼齿之间放置一个缠好纱布的压舌板，用舌钳固定舌头以防咬伤舌头或致舌后坠的发生。

（4）拉起床挡，并放置一些枕头于患者与床挡之间，以免患者从床上跌落受伤。

（5）在患者昏迷或未完全清醒时，禁止给予一切饮食和口服药，防止误入呼吸道而致吸入性肺炎。

（6）遵医嘱采用药物控制抽搐，首选药物为硫酸镁，必要时加用镇静剂、降压药等。注意在抽搐时切忌选用硫酸镁注射，因为注射时的疼痛刺激可能诱发抽搐。

（7）密切观察尿量，可留置尿管，同时记录出入量，并按医嘱及时做尿常规、血液检查、心电图和眼底检查等，还应严密监测血压、脉搏、呼吸，定时测量体温，另需特别注意观察瞳孔大小的变化、肺部啰音、四肢运动情况、腱反射及有无宫缩出现、胎儿的状况，以期及早发现脑出血、肺水肿和肾功能不全或衰竭的征兆，并判断是否已临产。做好新生儿抢救准备。

（8）情况允许时，患者家属应守候在床旁，便于及时沟通病情进展情况，在抽搐控制后6～12小时，应考虑终止妊娠。

8.分娩期的护理　经阴道分娩的产妇，在第一产程中应严密观察产程进展，注意患者的自觉症状、血压、脉搏、尿量、胎心及子宫收缩情况，按医嘱给药，保持孕妇安静。在第二产程中，尽量缩短产程，避免产妇用力，初产妇可行会阴侧切、低位产钳或胎头吸引器助产。在第三产程中，注意胎盘及胎膜及时娩出，预防产后出血。胎儿娩出后继续监测血压，病情稳定后方可送回病房。

9.产褥期护理　产褥期仍需继续监测血压，产后48小时内应至少每2小时测量血压1次。重症患者产后应继续应用硫酸镁治疗1～2日，产后24小时至5日内仍有发生子痫的可能，即使产前未发生抽搐，产后48小时亦有发生的可能，故不可放松治疗及护理措施。使用大量硫酸镁的孕妇产后易发生子宫收缩乏力；另外，妊高征患者血容量减少，即使少量出血，也使其病情严重，故应密切观察子宫复旧及恶露情况，严防产后出血的发生。

10.为患者家属提供有效的照顾　将患者家属列入护理计划中，使之成为患者的主要支持者。提供与病情相关的信息，解释患者的治疗计划及采取这些措施的原因，可减轻家属不必要的担忧和焦虑，并能取得家属的支持与配合，如家属可能看到患者子痫发作时抽搐而束手无策，护理人员应及时给予在场的家属解释和指导，鼓励家属说出内心的感受并提出的问题，为家属提供有效的支持。

第十五节　妊娠合并心脏病护理新进展

1.非孕期　对于有心脏病的育龄妇女，要求做好孕前咨询，以明确心脏病的种类、程度、心功能状态，确定能否妊娠。不宜妊娠者，指导采取有效的避孕措施，严格避孕。

2.妊娠期。

(1)加强孕期保健：允许妊娠者从早孕开始定期进行产前检查，防止病情加重。孕20周前每2周一次，20周以后每周1次。发现早期心衰征象应住院治疗。发绀型先心病孕妇应于预产期前3周住院待产。二尖瓣狭窄的孕妇，即使未出现症状，也应在预产期前2周住院待产。

(2)保证充足的休息：首先让孕妇了解休息的重要性，以保证充足的睡眠。夜间保证10小时的睡眠，中午至少要有2小时休息或睡眠。早、晚餐后有半小时的休息。休息和睡眠时宜采取左侧卧位。根据孕妇的具体情况可进行适宜的活动，如轻度家务劳动或散步。孕期生活规律，保持良好的心理状态，避免过劳和情绪激动。住院期间适当限制患者谈话及探视时间。

(3)合理营养、控制体重：孕妇应摄入富含蛋白质、高维生素、低盐、低脂肪、足够热量的饮食，在保证胎儿营养发育的同时，需防止体重增长过快，整个孕期总体重增长不宜超过11 kg，否则会加重心脏负担。

(4)预防感染：妊娠期诱发心衰的常见原因是贫血及上呼吸道感染，因此服用铁剂、叶酸，纠正贫血极为重要。孕妇出现感冒早期症状时，即应卧床休息，出现发热及持续咳嗽应立即住院。

（5）指导孕妇自我监护：如每天自测心率、呼吸、体重、胎动计数。若休息时心率＞110次/min，呼吸＞20次/min，或家务劳动能力突然减退，夜间出现端坐呼吸、咳嗽，咳粉红色泡沫样痰等早期心衰的症状时，应立即住院治疗。

（6）配合急性心衰的抢救工作：孕妇出现急性心衰时，应让孕妇半卧位或坐位，高流量加压给氧（6～8L/min），以减少肺循环血量和静脉回心血量、改善肺气体交换，增加心肌收缩力及减轻心脏前后负荷。遵医嘱给予药物治疗，改善心功能状况。如严重囊，可在控制心衰的同时行急诊剖宫产，取出胎儿，减轻心脏负担，以挽救孕产妇生命。

（7）心理护理：耐心向孕妇及家属解释病情，讲解出现危险情况的抢救及处理措施，增加孕妇的安全感。同时鼓励家属陪伴，给予爱的支持。与孕妇及家属讨论其担心的问题，教会其放松技术。以减轻孕妇的焦虑程度。

3.分娩期护理。

（1）严密监测孕妇心功能情况，为孕妇提供一个舒适、宁静的待产环境，协助取左侧卧位15°，上半身抬高30°，以防出现仰卧位低血压综合征。第一产程，每小时测脉搏、呼吸3～4次，第二产程每10分钟测脉搏、呼吸1次。每1～2小时进行胸部听诊，注意有尤啰音及心律失常；每小时测尿量。

（2）预防感染：临产后遵医嘱使用抗生素至产后1周，预防感染发生。临产开始即为孕妇建立静脉通路，可应用5%葡萄糖液，禁用含盐液体，并严格控制输液量，每小时维持50mL，便于随时给予药物。

（3）减轻孕妇的体力消耗：①第一产程：向孕妇做好解释工作，消除其顾虑，取得孕妇的密切配合。对无发绀、心脏功能代偿良好，可适当应用吗啡等镇静剂以减轻产痛，以保证产妇休息，减轻心脏负荷。②第二产程：尽量缩短第二产程，避免产妇屏气用力，指导产妇宫缩时张口哈气，无宫缩时完全放松，可行会阴侧切，通过胎头吸引器或产钳助产。整个产程及分娩阶段均予以面罩吸氧。③第三产程：胎儿娩出后，立即在腹部放置沙袋加压持续6～8小时，防止腹压骤降，大量血液向腹腔内脏血管倾注而诱发心衰。产后尽量不使用催产素，催产素可引起明显的低血压或心律失常。麦角新碱有升压作用禁用。遵医嘱皮下注射吗啡10mg，同时密切观察产妇的血压、脉搏、子宫收缩情况，若子宫收缩不好，发生产后出血，需使用催产素，应稀释后静滴，但不可快速、大量输入。

4.产褥期护理。

（1）孕产期未发生心功能障碍者，在产后3日内仍有可能出现心衰。护理人员要加强巡视，观察产妇生命体征变化，准确、详细记录液体出入量，及早发现心衰症状。防止产褥感染及产褥期血栓形成。产后遵医嘱使用抗生素1周或更长时间，以防感染诱发心衰。对心功能Ⅰ~Ⅱ级产妇，除应用抗生素外，鼓励并指导母乳喂养。心功能Ⅲ级或以上者，应卧床5~10日，但须经常活动下肢，注意下肢静脉回流，在护理人员协助下逐渐增加活动量，宜退奶，并协助行人工喂养。

（2）产褥期饮食，适量摄入蛋白质、低盐、多食富含纤维食物，避免大便秘结，防止因产后用力排便而诱发心衰。

（3）提供心理支持，若新生儿有缺陷、死亡，要鼓励产妇表达其失落感，做好产妇及家属的疏导工作，给予产妇适宜的情绪支持。

5.健康指导　患有心脏病的产妇延迟出院1~2周；指导产妇及家属掌握自我护理及照顾婴儿的能力，帮助选择避孕措施及出院指导；合理安排饮食和休息。心功能Ⅲ级或以上者最好于产后1周行绝育术；有心衰者，应在病情控制后择期做绝育术，口服避孕药易造成血栓。与产妇及家属共同制定休养计划，使产妇了解心功能不全的症状，嘱其随时按需复诊。

第十六节　产后出血护理新进展

1.注重产后出血的预防。

（1）产前预防措施：

①加强孕前及孕期的保健工作，对于合并凝血功能障碍、重症肝炎等不宜继续妊娠的妇女，及时在早孕时终止妊娠。

②产前检查需做好血液系统检查，以早期诊断和治疗血液系统疾病及各种妊娠并发症。对有可能发生产后出血的孕妇，如妊高征、胎盘早剥、多胎、子宫发育不良、羊水过多等应提前住院分娩，检查血型，配血备用。

（2）产时的预防措施

①第一产程密切观察产妇情况，为孕妇提供心理护理消除恐惧、焦虑情绪，注意产妇的饮食、休息和排尿情况。密切观察产程进展情况，防止产程延长。

②第二产程加强会阴保护，指导产妇正确使用腹压，防止胎儿娩出过快，会阴侧切应适时适度，防止软产道损伤。胎儿娩出后，立即肌注催产素10U，或静脉滴注缩宫素，以加强子宫收缩减少出血。

③第三产程应妥善处理。准确收集并测量产后出血量。胎盘未剥离前，不可过早牵拉脐带或按摩、挤压子宫；待胎盘剥离征象出现后，及时协助胎盘娩出，并仔细检查胎盘、胎膜是否完整，检查软产道有无撕裂或血肿，观察子宫收缩情况并按摩子宫以促进子宫收缩。

（3）产后的预防措施：产后出血约80%发生在产后2小时内。应让产妇在胎盘娩出后继续留置产房观察2小时，严密观察产妇的情况、生命体征、子宫收缩和阴道流血情况，重视产妇的主诉。对可能发生产后出血的高危孕产妇，分娩时保持静脉通路，以及早补充血容量。鼓励产妇产后及时排空膀胱和挤压出宫腔内积血。提倡分娩后60分钟内新生儿即早期吸吮，通过乳头吸吮反射加强子宫收缩，减少阴道流血量。

2.产后出血的一般护理。

（1）使产妇保持安静，充分休息及足够睡眠，避免过多移动。加强生活护理。

（2）进高蛋白质、富含维生素和无刺激性食物，以增强机体抵抗力。

（3）密切观察产妇的一般状况、生命体征、子宫收缩情况、阴道流血量、尿量等。

（4）失血多、休克者应平卧位、吸氧、保暖、保持静脉通路，做好输液、输血准备。

3.找出原因，及时帮助止血。

4.预防出血性休克发生，必要时采取填塞子宫，结扎子宫动脉，结扎髂内动脉，子宫切除等措施。

5.预防感染的护理措施　保持床单的清洁干燥，做好会阴护理，注意观察会阴伤口情况，恶露的颜色、气味及量的变化，遵医嘱给予广谱抗生素预防感染。

6.心理支持　产后出血后产妇会面临体力差、活动无耐力、生活自理能力差等诸多困难，并对出血引起的并发症产生恐惧，因此应为产妇及家属详细解释说明各种治疗护理措施，并鼓励他们参与制订产妇的护理计划，以减轻其恐惧、焦虑心理。尽量给产妇及家属提供机会，鼓励其说出内心的感受。

7.健康教育。

（1）指导产妇及家属进行子宫按摩，观察子宫复旧情况，恶露的变化及会阴护理的技巧。

（2）宣传产褥期的康复技巧，强调营养、休息和运动的重要眭。

（3）告诉产妇及家属出院后复查的时间、目的、意义，鼓励并支持产妇按时产后复查，并注意继续观察产后出血的症状，发现异常情况及时返院就诊。

第十七节　晚期产后出血护理新进展

1.病情观察　密切观察生命体征，包括血压、脉搏、面色、出血量，注意有无休克发生。同时注意观察恶露的性质、量、气味，子宫复旧等，出血时应保留会阴垫。

2.配合抢救　大出血出现休克时，应积极配合医师抢救，输血、输液、补充血容量，保留静脉通道。

3.预防感染　产妇在出血期间，应保持床单的清洁干燥，严格会阴护理，遵医嘱使用抗生素。同时注意产妇的体温及血象变化。

4.心理护理　产妇因出血时间长、量大，心情烦乱和恐慌，护士应多关心产妇、解释相关治疗和护理问题，缓解产妇压力。

5.加强生活护理　因产妇身体虚弱，生活上应给予更多关照，帮助并协助产妇日常生活起居，满足基本生理需求。

6.健康教育指导　产妇学会自我检查子宫复旧的方法，观察恶露的变化。有贫血的产妇应根据自己的体力适量活动。加强营养，补充含铁的食物，注意休息。观察体温的变化，预防感染发生。加强母乳喂养，促进子宫复旧。

第十八节　产褥感染护理新进展

1.病情观察　注意生命体征、血象的变化，观察伤口的愈合情况，恶露的颜色、性质、量和气味，有无腹部疼痛和压痛。

2.卧床休息　产妇取半卧位以利于恶露引流及炎症局限。如为血栓性静脉炎，应抬高患肢，局部保暖，配合药物治疗，促进炎性水肿消失。

3.营养支持　以易消化、富有营养的饮食。不能进食者静脉补液，必要时可少量多次输血增加机体抵抗力。体温升高时鼓励多饮水，注意出入量和电解质平衡。

4.药物治疗　产褥感染的产妇均需使用抗生素治疗，护士应注意观察药物的疗效，提供治疗依据。

5.减轻疼痛　关心、同情、安慰产妇，指导产妇减轻疼痛的方法，必要时使用镇痛剂。

6.外阴清洁　每日定时清洗外阴，保持会阴清洁，感染产妇使用的便盆需隔离处理，防止交叉感染。

7.对症处理　如出现高热、恶心、呕吐等症状分别按症状护理，解除或减轻产妇的不适。

8.预防交叉感染　护士应严格执行消毒隔离制度，病室定时通风换气，保持清洁舒适。

9.健康指导　产妇注意休息和睡眠，注意个人卫生，使用消毒的会阴垫，并勤更换，保持局部的清洁。对于母乳喂养的产妇，鼓励坚持哺乳或定时挤奶，以保持泌乳。协助家属与产妇的协调，使产妇安心治疗，减少顾虑。

第十九节　前置胎盘护理新进展

1.促进孕妇及胎儿的健康。

（1）维持正常血容量：密切观察病情进展情况，监测生命体征的变化、出血量、胎心率、宫缩情况等，嘱孕妇绝对卧床休息，采取左侧卧位，定时给予间断吸氧，每日3次，每次20～30分钟，改善子宫胎盘血液循环状况，增加胎儿氧供应。保留会阴垫，注意休克的早期症状，有异常时立即通知医生。保持静脉输液通路通畅，按医嘱配血，及时提供输血、输液、止血等措施，维持足够的血容量。前置胎盘出血是因为子宫下段伸长与附着的胎盘发生错位所引起，而宫缩时可加重错位，所以应用宫缩抑制剂如硫酸镁可减少或制止出血，但应随时注意药物的不良反应。为了避免扩大胎盘剥离面，凝血栓脱落而引起大出血，前置胎盘孕妇应禁止肛查，慎做阴道检查。

（2）预防感染：严密观察与感染有关的体征。认真核实子宫底高度，子宫收缩情况和阴道出血的量、性状、气味等，发现异常及时和医生联系。应指导患者保持会阴部清洁，每日外阴擦洗两次以预防逆行感染。鼓励患者进富含高蛋白的食物，增强机体抵抗力，以利于康复。医务人员应严格执行无菌操作规程，杜绝医源性感染的发生。

（3）术前准备：有些前置胎盘的患者发病急，病情控制的效果难以预料，需通过急诊手术迅速控制出血，因此护士在患者入院时就应按腹部手术护理要求为患者做好术前准备。

2.提供适宜的产后护理　注意观察产妇的生命体征变化，子宫收缩情况及恶露的量、性状，以早期发现产后出血。及时应用宫缩剂预防产后出血。加强会阴护理，预防感染。护理操作集中进行，保证产妇充分的休息与睡眠。

3.提供心理支持　根据孕妇的具体情况向其解释有关疾病的知识。与孕妇一起听胎心音，指导其数胎动等措施均有助于减轻焦虑，稳定孕妇情绪。允许家属陪伴，消除孕妇的孤独感。适当运用沟通的技巧，为其提供心理支持。

4.健康教育　向孕妇及家属宣传预防保健知识，避免多产、多次剖宫、引产等引起的宫内感染，减少子宫内膜损伤或子宫内膜炎。如为期待疗法的孕妇应对其提供有关疾病治疗和护理的知识，帮助其严格遵守医嘱、护嘱，学习掌握自主胎动及自我监护的方法。

第二十节　流产护理新进展

1.卫生宣教　先兆流产的患者应卧床休息，禁忌性生活。向孕妇介绍流产发生的原因，目前病情的进展情况，治疗和护理经过以及可能的预后，使孕妇能主动配合，并有助于减轻焦虑及恐惧心理，使其情绪稳定，信心增强。指导患者保持外阴清洁，勤换消毒会阴垫，预防感染。向患者及家属解释行宫颈内口环扎术后1～2日有轻微出血是正常现象，若出现阴道流血、腹痛、阴道排液等流产征象，应及时通知医师拆除缝线，以免造成宫颈撕裂。

2.密切观察病情及配合医师治疗　密切观察生命体征的变化，阴道流血情况，分泌物的性质、颜色、气味，有无妊娠产物的排出，并根据病情决定是否进行病理检查等。协助做好各项检查，如B超检查、血液检查等，如出现异常，及时与医师联系处理。对于先兆流产及习惯性流产者，遵医嘱给予黄体酮20 mg肌内注射，每日1次，维生素E 5mg每日3次。流产者必要时静滴催产素以促使子宫收缩。不全流产者若发生失血性休克，应做好输血、输液的准备，给予抗生素预防感染。稽留流产配合处理时应做好凝血功能检查，及时纠正凝血功能障碍；若发生流产感染，应配合积极抢救感染性休克及做好切除子宫的准备。

3提供心理支持 患者因失去胎儿可表现出失落、哀伤、愤怒、否认、内疚、低自尊等情绪变化，护士应给予精神上的支持，鼓励其宣泄悲伤的情绪，提供机会表达内心的感受和对此事件的看法，运用沟通的技巧宣传优生优育的重要意义，耐心解释发生流产的原因，当出现确实不能保胎的情况，应顺其自然，以缓解不必要的紧张气氛，并减轻负罪感。

4.健康教育 不论妊娠是否能继续，都应嘱患者卧床休息，不能举重物和过于劳累。出血期间或术后两周内禁止性生活，如流产手术后应嘱患者注意观察术后并发症的出现。如出现下列情况应及时就医：发热寒战，体温在37.5℃以上；阴道分泌物恶臭；严重腹痛，恶心、呕吐；大量阴道出血或出血时间超过1周。流产后如计划再次妊娠应相隔6个月，并按时进行产前检查。习惯性流产如有条件应进行产前遗传检查并根据结果决定再次妊娠的计划。

第六章　重症监护病房（ICU）护理新进展

第一节　重症监护病房护理常规

重症监护病房（ICU）是一个集具有抢救危重患者经验的专业人员和现代化的监测与治疗为一体的单元。应用现代化的仪器设备监护患者，加强对危重患者的集中治疗及护理，从而减少死亡率，提高治愈率。

ICU因收治对象和脏器监护特点不同，分为：综合ICU（是全院性ICU，即GICU）；专科ICU，如冠心病监护病房（CCU）、心脏外科监护病房（CSICU）、神经外科监护病房（NSICU）、新生儿监护病房（NICU）、儿科监护病房（PICU）、呼吸内科监护病房（RICU）、肾脏科监护病房（KICU）、烧伤科及器官移植监护室等；部分综合ICU介于专科ICU与综合ICU之间，其患者来自多个邻近学科，如外科监护病房（SICU）、急诊监护病房（EICU）、麻醉后恢复室（PACU）及内科系统ICU等。

一、监护室设备

1.一般设备　有条件的医院床头设有各种常用气体的管道装置，如氧气、负压吸引装置、压缩空气、麻醉气体等。床头墙面设有多插头电源板、悬空输液架、血压表、听诊器、冰帽、电源照明设备、心脏按压板、简易呼吸囊、抢救车及开口器、拉舌钳等急救物品。

2.特殊设备　心电监护系统（分中心监护仪和床边监护仪两部分，可监测心电、心律、心率、血压、呼吸、体温、呼气末二氧化碳分压等），呼吸机（有创和无创），麻醉机、心电图机、微量泵、输液泵、空肠营养泵、降温仪、振肺排痰机、床边血滤机、床边X光机等。有条件的可配备血气分析仪，血、尿常规分析仪、电子计算机、B超、动脉内气囊反搏器等。

3.抢救设备　包括起搏器、除颤仪以及各种抢救器械包，如静脉切开包、床旁开胸包、深静脉穿刺包、气管切开包、漂浮导管检查装置、双气囊三腔管等。

4.抢救药物

类别	药名
心脏类	异丙肾上腺素、盐酸肾上腺素、阿托品、毛花苷C、利多卡因、维拉帕米、胺碘酮、普罗帕酮等
升压类	肾上腺素、阿拉明、多巴胺等
镇静止痛剂	异丙嗪、哌替啶、安定、吗啡、苯巴比妥钠、咪达唑仑、异丙酚等
利尿脱水类	甘露醇、呋塞米等
呼吸兴奋类	洛贝林、尼可刹米、回苏灵、利他灵等
激素类	地塞米松、氢化可的松等
碱性类	乳酸钠、碳酸氢钠、三羟甲基甲烷（THAM）
血管扩张类	硝普钠、酚妥拉明、罂粟碱、潘生丁等
止血类	酚磺乙胺、抗血纤溶芳酸、卡巴克洛、维生素K、垂体后叶素等
抗凝血类	肝素、尿激酶等
钙剂类	氯化钙、10%葡萄糖酸钙等
气管解痉类	氨茶碱、麻黄素等

二、收治患者范围

1.心肌梗死、持续性或不稳定型心绞痛、房室传导阻滞、严重心律失常者。

2.各种类型休克、循环衰竭、弥散性血管内凝血（DIC）者。

3.呼吸功能衰竭，成人呼吸窘迫综合征（ARDS）、急性肺水肿、肺梗死、慢性阻塞性肺疾患（COPD）、重症肌无力者。

4.肝、肾功能衰竭、消化道大出血者。

5.严重创伤、重大手术治疗者。

6.急性严重中毒者。

7.严重代谢障碍者。

8.严重复合感染者。

9.器官移植术后者。

10.心、肺、脑进一步复苏者，即CPCR者。

三、ICU病室管理

1.住院时间　住入ICU的患者，平均住院时间为3～5日，病情复杂者2周以上。

2.陪伴　ICU原则上取消陪伴。如因病情需要与家属商谈，应尽快与家属取得联系，可让家属留下电话、地址或在病室外等候。探视时间为每天下午，每次10～30分钟为宜。

3.床位数与人员编制　国内ICU护士与病床数之比为2.5∶1～3∶1；床位数设置：综合性大医院ICU床位应占总床位数的10%～20%，一般医院ICU床位占全院床位总数的3%～5%。

4.对ICU病室护理人员的要求　ICU收治的多为跨专科患者，以多系统功能损害最为多见。因此，护理人员需做到以下几点。

（1）对患者要有高度的责任心，勤于钻研，操作敏捷，工作耐心、细致，善于发现问题。

（2）具有多学科医疗护理基本知识。

（3）熟练掌握各种复杂仪器的使用。

（4）具有临床监护参数的分析能力。

（5）具有较好的心理素质和身体素质。

（6）处理问题沉着、果断、迅速。

（7）具有团队协作精神，能主动协调各种关系。

（8）有一定的心理学知识，善于人际交流和沟通。

四、ICU监护内容

1.循环系统的监测

（1）意识状态：如发现患者意识模糊，多提示脑部供血不良；如突然意识丧失，多提示心源性脑缺血综合征。

（2）皮肤色泽的观察：如发现外周皮肤出现花色斑纹，多提示微循环灌注不足。

（3）体温：多分为中心体温（由直肠或口腔测得）和末梢体温（由四肢末梢测得）。正常情况下，中心与末梢温差小于3℃，如两者温差大于4℃，多提示微循环灌注不足。一般每4小时监测1次，必要时每半小时监测1次（如低温麻醉和体外循环下手术的患者）。

（4）尿量：在无肾功能损害的情况下，如每小时尿量小于：30mL，多提示循环血容量不足。

（5）心电监护：多采用连续示波方式，常选择Ⅱ导联进行监护。严密观察室性心律失常，如频发室性期前收缩、多源性室性期前收缩、R-on-T现象、严重的传导阻滞等，一旦出现，须立即做紧急处理，并迅速通知医师。

（6）血压：是由血流和全身血管阻力共同维持的。一旦血压下降，必须注意心排血量和全身微循环状况两方面因素，综合分析，配合医师正确处理。

（7）中心静脉压（CVP）：正常值为：5～12cmH_2O，如CVP小于5cmH_2O，多示血容量不足，多见于机械通气、胸腔负压下降、回心量降低；如CVP大于12cmH_2O，多见于血容量增加，右心功能不全。

（8）肺毛细血管嵌入压（PCWP）：正常值为8～12mmHg。

2.呼吸系统的监测

（1）呼吸的频率。

（2）呼吸节律及深浅幅度，两肺呼吸音是否清晰，有无啰音。

（3）面色：缺氧时发绀、CO_2潴留时面色潮红。同时观察有无鼻翼扇动，呼吸三凹征等。

（4）血气分析：根据测定pH、PaO_2 、$PaCO_2$、BE等血气分析指标，随时调节血氧浓度。

（5）机械辅助呼吸时，密切观察呼吸机的功能情况，如压力、潮气量、呼吸比值是否与患者的呼吸协调，结合血气分析随时加以调整，并加强呼吸道的护理。

3.肾功能与水、电解质监测

（1）记录24小时出入量（观察每小时尿量），必要时测尿比重。

（2）监测血肌酐、尿素氮、血浆渗透压、尿渗透压。

（3）测定血钾、血钠、血氯、血钙、血镁等电解质，并严密观察高钾、低钾、高钠、低钠、低钙的临床表现。

五、CCU病室管理

1.收治患者范围

（1）确诊的或疑有急性心肌梗死者。

（2）各种病因引起的严重心律失常，需要进行监护以明确诊断及治疗。

（3）不稳定型心绞痛者。

（4）不论已确诊或怀疑心肌梗死并发显著的心律失常或持续性、复发性胸痛者。

（5）心血管急症者，例如：急性肺水肿或夹层动脉瘤。

（6）抗心律失常药物的疗效观察者。

（7）冠心病监护室住院医生认为在此可以得到适当治疗的其他病例。

（8）行PTCA术后患者。

2.住院时间　住入CCU的患者，平均住院时间为3～5日，病情复杂者2周以上。

3.陪伴　CCU原则上取消陪伴，如因病情需要与家属商谈，应尽快与家属取得联系，可让家属留下电话、地址或在病室外等候。探视时间为每天下午4：00～6：00。

4.床位数与人员编制　CCU护士与病床数之比为2：1～3：1；床位数一般按医院总床位数的1%～2%来设置，波动范围在4～5张之间较为适宜。

5.对CCU病室护理人员的要求：

（1）应在有2～3年的心血管科临床工作经历的护士中选拔，并经专门培训3～6个月，确认已能胜任此项工作方可独立上班。

（2）对患者有高度的责任心，勤于钻研，操作敏捷，工作耐心、细致，善于发现问题。

（3）自觉遵守各项规章制度，任何情况下均能坚守工作岗位。

（4）应具备一定的自学能力，不断充实专业理论知识和有关的基础知识。

（5）爱护CCU内的一切医疗护理设备。

（6）熟练掌握各种复杂仪器的使用。

（7）具有临床监护参数的分析能力。

（8）具有多学科护理基本知识。

（9）具有较好的心理和身体素质。

第二节　心电监护仪操作

【目的】

1.及时发现致命性心律失常　这是心电监护的主要目的。

2.及时发现心肌损害　动态观察S-T段改变及Q波等改变，可及时发现患者有无心肌缺血，有无心肌梗死的发生等。

3.监测电解质紊乱情况　危重症患者由于原发疾病或应激反应，会出现神经内分泌的改变，并导致水、电解质及酸碱失衡，进而影响心脏电生理活动，出现心电图改变，甚至发生心律失常。

4.指导抗心律失常治疗　通过心电监护不仅可及时发现心律失常，还能有效评价各种治疗措施的疗效和不良反应。

5.术中监护　有许多手术，特别是在心血管手术的术前、术后、术中以及各种特殊检查和治疗过程中，需适时进行心电监护。

6.指导其他可能影响心电活动的治疗　当其他非抗心律失常治疗措施有可能影响到患者的心电活动时，也应该进行心电监护指导治疗。

【用物准备】

1.心电监测装置，如综合监护仪、心电监护仪、携带式心电图长时间磁带记录装置。

2.电极3～4个。

3.导电膏或电极胶（已少用）。

4.乙醇棉球等。

【操作步骤】

1.解释说明　向患者说明监护的意义，消除患者的顾虑，取得合作。

2.连接电源　床边监测要先接好地线，再接电源线，然后打开监护仪电源开关。

3.选好电极安放位置

4.清洁皮肤　有胸毛者应剔除，再用乙醇棉球清洁皮肤，尽可能减低皮肤电阻抗，保证电波形的记录质量。

5.导联选择　心电监测通常采用简化的心电图导联来代替标准体表心电图导联系统，其连接方式也有别于常规心电图12导联。

目前推荐胸前综合监护导联或改良的标准导联图形进行监测。该导联记录的心电图图形清晰、受肢体活动干扰小，但所描记的心电图不能按常规心电图的标准去分析QRS波形及ST-T改变，所以统称为模拟导联。

目前的心电监护系统通常能同时显示1～3个模拟导联的心电图，多为3个电极，也有5个电极。其基本原理是正极、负极和接地电极构成一个三角形，分别形成改良的Ⅰ、Ⅱ、Ⅲ导联，或引出单极胸导联。导联放置方法有以下几种。

（1）综合Ⅰ导联：负极在右锁骨中点下缘，正极位于左锁骨中点下缘，接地电极置于右侧胸大肌下方。此导联不影响常规心电图描记，但QRS波振幅较小。综合Ⅰ导联的波形类似标准Ⅰ导联。

（2）综合Ⅱ导联：负极在右锁骨中点下缘，正极位于左腋前线第4～6肋间，接地电极置于右侧胸大肌下方。心电图波形类似于V_5导联，波幅较大，但电极较易脱落。

（3）综合Ⅲ导联：负极在左锁骨中点外下缘，正极位于左锁骨中线肋弓上缘，接地电极置于右侧胸大肌下方。心电图波形近似标准Ⅲ导联。

（4）MCL_1导联：负极位于左锁骨中点外下缘，正极位于胸骨右缘第4肋间隙，接地电极置于右侧胸大肌下方或右肩。其优点为P波清楚，缺点是电极易脱落。

新一代的心电监护仪胸部安置的7枚电极，通过专门的计算方法，可以获得与标准12导联心电图相同的心电图曲线以及S-T段测量结果，提供翔实的临床资料。

【注意事项】

1.患者在进入ICU后应立即做12导联心电图，作为分析心脏电位变化的基础。

2.放置监护导联的电极时，应不影响心电导联心电图，也不能影响除颤时放置电极板，因此必须留出并暴露一定范围的心前区。

3.放置电极前，应清洁局部皮肤，电极导线应从颈后引出后连接示波器，不要从腋下出，以免翻身时拉脱电极、折断导线，影响心电监护。

4.为获得清晰的心电图波形，要选择最佳的监护导联放置位置。应选择P波清晰的导联，通常为Ⅱ导联。QRS波群的振幅应有一定的幅度，足以触发心率计数。

5.注意避免各种干扰（交流电干扰、肌电干扰）所致的伪差。

6.胸壁综合监护作为心电监护，可用以观察心率及心律，但不能依此分析ST—T改变或试图详细解释心电图，也不作为诊断器质性心脏病的依据。

7.操作过程中注意患者的保暖工作，监护时间超过72小时要更换电极位置，以防皮肤过久刺激而发生损伤。对于皮肤过敏者来说，应选用透气性较好的低致敏电极，且每天清洁局部皮肤，更换电极贴膜，注意观察粘贴处有无皮疹。

第三节　呼吸机操作

【目的】

维持人工呼吸机的功能，减少呼吸肌做功，以达到换气、给氧或药物治疗的效果。

【用物准备】

呼吸机1台、螺纹管5根、储水罐2~3只、Y型接管1只、旋转接头1只、湿化罐1只、湿化纸1张、湿化水适量、模拟肺1只、空针1副、听诊器1副、简易呼吸器1只、电源连接板1块、危重症患者病情记录单。

【操作步骤】

1.操作前准备

（1）评估患者情况　患者已建立人工气道。评估患者年龄、体重、病情，根据患者基础疾病及缺氧情况，决定选用呼吸模式及各参数调节数值。

（2）机器准备　检查机器在备用状态，有问题及时请设备维修人员处理，了解机器性能。

（3）环境准备　病室内有无中心供氧、供气（真空、压缩气）装置以及空气管道的接头是否配套；呼吸机管道接头是否与人工气道接头吻合等。

2.操作过程

（1）连接管道：①安装加温、加湿器：装湿化纸，将湿化罐安装于加温器上，湿化罐内加入蒸馏水至标示刻度。②连接送气管道：连接送气、呼气管道及储水罐、过滤器。③连通送气管路：以Y型接管连接送气和呼气管道。④连接模拟肺。

（2）连接电源。

（3）连接气源：压缩气源及氧源，确保气源压力在规定范围内。

（4）开机：①打开主机开关及显示器开关。②打开加温器开关，调节加温器温度。

（5）调试呼吸机：①选择呼吸模式。②调节各参数：通气模式、潮气量、呼吸频率、呼吸比、氧浓度、触发灵敏度、湿化罐温度等。③设定报警范围：高压限、低压限、分钟通气量低限、分钟通气量高限等。④通过模拟肺检验呼吸机工作情况。

（6）去除模拟肺，连接患者。

（7）监测要点：①听诊两肺呼吸音，检查通气效果，监测有关数据。②观察患者的生命体征、血氧饱和度、呼吸同步情况，必要时查动脉血气，视病情吸痰或遵医嘱使用镇静药、肌松药。

（8）记录　在危重症护理记录单上记录机械通气模式及参数，人机是否对抗以及患者使用后一般情况、监测数据。

3.操作后常规

（1）评估气囊充盈度每4小时检查一次，防止漏气或过度充盈引起气管坏死。

（2）随时评估呼吸机使用条件：①每4小时检查呼吸机性能。②每天更换配件及管路，防止再感染。③更换后配件及管路当日清洁消毒。

【注意事项】

1.呼吸机管道使用前应经灭菌处理，每套管道独立包装。

2.病室每天以1%～2%过氧乙酸喷雾消毒，或紫外线灯照射1～2次。

3.呼吸机的操作者，应熟练掌握机械性能、使用方法、故障排除等，以免影响治疗效果或损坏机器。

4.呼吸机管道接合处连接紧密，以免漏气。

5.长期使用者每天更换湿化液、湿化纸，安装湿化纸应紧贴湿化器管芯内壁。

6.开机顺序：连接电源→连接气源→开电源开关→开气源开关；关机顺序相反。

7.呼吸机使用过程中确保储水罐低于人工气道接头位置，储水罐积水应及时倾倒，防止堵塞管道引起患者呛咳或窒息，管道中如有痰液、血液应及时更换。

8.使用呼吸机的患者应有专人监视、护理，按时填写机械通气治疗记录单。

9.使用呼吸机后，患者出现人机对抗应暂时脱机，采用简易呼吸器过渡，并及时排除引起人机对抗的原因。

10.呼吸机应有专人负责管理，定期维修、保养。使用前后，呼吸机的外部管道、呼吸活瓣、雾化装置等每2～3日更换消毒1次。

第四节 血流动力学监测

血流动力学监测（hemodynamic monitoring）通常是指经体表插入各种导管或监测探头到心腔或血管腔内，利用各种监测仪或监测装置直接测定各项生理学参数。

【目的】

对急性心肌梗死或其他危重患者的中心静脉压、肺小动脉楔压、每搏量、心排血量等血流动力学指标进行监测，以观察、判定病情和指导治疗，观察疗效。

【用物准备】

基础治疗盘1套，压力连接管，三通，输液器，无菌手套，注射器若干，18号穿刺针1支，多功能监护仪、除颤器、压力传感器及其测压管1套，漂浮导管1套，敷料包1个（内有无菌手术衣2件、中单2条），器械包1个（持针器1把、缝合针及线、无菌镊1把、手术刀片1个、治疗巾10块、大纱球6个），抢救器材2%利多卡因10mL、1：1000肝素盐水1000mL、生理盐水1000mL及急救药品。

【操作步骤】

1.查对床号、姓名，向患者解释操作目的及注意事项，以取得合作。

2.导管插入前的准备　常规给患者心电监护、建立静脉通道、鼻导管吸氧、床旁备必要的抢救器材。配合医生消毒皮肤、铺无菌巾，用肝素盐水冲洗穿刺器械、连接管及导管。

3.中心静脉压（CVP）监测方法　插入途径是将穿刺导管经颈内静脉或锁骨下静脉，插至上腔静脉，也可经股动脉插至下腔静脉。插管前将连接管及静脉导管内充满液体，排空气泡，测压管内充满液体，使液面高于预计的静脉压。穿刺成功后，将导管末端与测压装置相连，排尽气泡，固定测压管使零点与右心房中点在同一水平面上。转动三通开关使测压管与静脉导管相通即可测压。不测压时，转动三通开关使输液瓶与静脉导管相通。用于补充液体并保持静脉导管的通畅。

4.肺动脉压监测方法　根据临床需要可选用不同规格的Swan-Ganz漂浮导管，常用的是四腔管。通常选择右侧颈内静脉，从皮肤到右心房的距离最短，导管可直接到达右心房。当静脉穿刺成功后，经穿刺针放入导引钢丝，撤出穿刺针，通过导引钢丝送入扩张管及外鞘管，拔除导引钢丝及扩张管，留置外鞘管在血管内将漂浮导管插入静脉内。漂浮导管插入15～20cm即可进入右心房，示波器上显示低平的RAP波形，此时将气囊充气1.2～1.5mL，使导管随气囊前进，在监护仪依次可以看到RAP、RVP、PAP、PAWP的特征性波形。

5.心排血量测定。经Swan-Ganz漂浮导管测定心排血量，将2～10℃的冷生理盐水作为指示剂注入右心房，随血流进入肺动脉，由温度探头和导管端部热敏电阻分别测出指示剂在右心房和肺动脉的温差及传导时间，描绘出温度一时间变化曲线并传给计算机。

6.漂浮导管插入成功后，协助包扎固定。

【注意事项】

1.严格无菌操作，严密监测心电、血压变化。

2.注意保持导管通畅，防止血栓形成。持续用肝素生理盐水冲洗，每分钟5～10滴，每隔1～2小时用1∶1000肝素生理盐水冲洗导管1次，每次2～3mL。当冲管时遇有阻力，切忌用力推注液体，以防栓子脱落造成栓塞。

3.嘱患者插管肢体保持伸直，不能过度弯曲，移动体位时，动作应慢，不可过度牵拉导管，以防管道脱落移位。如有脱落移位，切忌用手直接将导管向内推送。

4.注入冰水的速度应快而匀，一般5mL液体应在3s内注射完毕，此操作应重复3次，取其平均值并记录。

5.测量肺毛细血管楔压后应及时放出气体，以免因气囊充盈将肺小动脉嵌入时间过长，而引起局部肺组织损伤。

6.导管保留时间一般1周左右，应每天消毒，并更换穿刺部位敷料。

第五节　无创血压监测

临床上常以人体上臂与心脏同高度处的动脉血管内对应心脏收缩期和舒张期的压力值来表示人体的血压，分别称为收缩压（或高压）和舒张压（或低压）。

高血压的诊断标准：非同日3次血压测量，血压≥140mmHg或≥90mmHg者诊断为高血压。

【目的】

预防和早期治疗高血压。

【用物准备】

目前常用的无创血压监测仪有汞柱式血压计、表式血压计、电子血压计等。

【操作步骤】

1.水银柱测量法　血压测定需严格按国际规定方法，采用水银柱式血压计，并对测压人员先培训。应多次测压才能确诊。

正确测量血压的方法应分以下几个步骤。

（1）袖带缠于上臂应平稳紧贴，气囊中间部位正好压住肱动脉，气囊下缘应在肘弯上2.5cm。

（2）打开血压计开关，快速充气，待触知桡动脉脉搏消失后再加压30mmHg。

（3）将听诊器胸件置于袖带下肘窝处肱动脉上，然后放松气阀，使压力以每秒2～3mmHg的速度下降。

（4）当水银柱在下降过程中，从听诊器中听到第一个心搏音时水银柱上的数值即为收缩压；当听诊器里心搏音消失时的数值即为舒张压。如果水银柱到零位心搏音仍不消失，则以变音时的数值为舒张压。

（5）放松气囊阀门，使水银柱回到零位，关闭血压计开关，把所测的收缩压和舒张压数值记录下来。

2.无创血压监护仪　目前临床使用的无创血压监护仪都采用血流阻断法测量无创血压。测量时先给袖带充气，阻断上臂动脉血流，然后开始放气，在逐渐减压过程中检测搏动信号的重现。

3.24小时动态血压监测　血压在24小时内随生理节律及病理生理状态变动。动态血压可提供众多参数，如：每小时内收缩压、舒张压和平均血压值；24小时内血压、心率变动图；24小时内收缩压、舒张压、平均血压，心率最低、最高及平均值，标准差和变异系数等。

【注意事项】

人体的动脉血压是一个易变的生理参数。它与人的心理状态、情绪状态以及测量时的姿态和体位有很大关系。心率增加，舒张压上升；心率减慢，舒张压降低。心脏每搏量增加，收缩压必然增高。可以说每个心动周期内动脉血压都不会绝对相同。

1.袖带因素　影响准确度的重要因素是正确地选择袖带的尺寸。血压袖带变松后，血压数值比实际偏高；侧卧时（测压肢体在上）血压数值比实际低，且比平卧时低，有时会影响对病情的判断。所以监护血压时要排除上述因素的影响，同时让患者取平卧位或半卧位，手放于身体两侧以保证所测血压值的准确性。美国心脏协会建议袖带的宽度应等于臂周长的40%或上臂长的2/3。

2.测量状态　测量血压前，应首先询问受检者是否刚运动过，如快速行走、爬楼等，是否有痉挛、颤抖、心律不齐等。如有上述情况，应静止一段时间再进行监测。

3.安放位置　无论患者是躺着或坐着进行血压测量，都应将袖带位置放在动脉上，并使其与受检者的心脏位置保持水平。一般将袖带的进出气口对准上臂的内侧，袖带应直接绑在受检者的胳膊上。如中间隔有衣物或绑得太松，常常会测不出数据或出现不准确数据。

4.测量频率　血压不可连续测量。刚刚量完一次血压的受检者体内血压还没有恢复到平衡状态，会影响数据的可靠性。持续进行短周期的监测，因袖带频繁充气压迫上臂，还可引起皮肤和软组织的损伤，甚至引起前臂和手的缺血性损害。所以，再次检测至少要间隔1分钟以上。注意到以上几点，电子血压监测的准确性将会大大提高。

5.测量视线与放气速度　测量过程中，测量者的视线应与血压计水银柱顶端保持在同一水平，否则容易造成读数不准；血压计放气速度为＜4mmHg/min，过快则会造成误差增大。

6.四定　血压监测过程中，应尽量做到：定人（测量）、定时、定部位、定血压计。

第六节　有创血压监测

有创血压监测是利用流体的压力传递作用，将血管内压力通过导管内的液体被传递到外部的压力传感器上，从而可获得血管内压力变化的动态波形，通过特定的计算方法，可获得收缩压、舒张压和平均压。具体方法为：行桡动脉或足背动脉穿刺，置入动脉导管至被测部位的血管内，将动脉导管外端口接三通开关，一端接冲洗装置和压力袋（内有袋装肝素生理盐水），另一端通过测压管接压力感受器连接监护仪。

【目的】

在一些重症手术时，对血压实时变化的监测具有很重要的临床价值，这时就需要采用有创血压监测技术来实现。有创血压一般可监测动脉血压、中心静脉压和肺动脉压。

【用物准备】

动脉导管、充满液体带有开关的压力连接管、压力换能器、连续冲洗系统、电子监护仪。

【操作步骤】

1.调整零点，将压力感受器置于右心房水平，即患者腋中线与第4肋骨交点处。

2.将测压管和压力感受器内充满液体，排净空气，启动零点校正键，转动三通开关，关闭动脉导管，打开压力传感器的排气孔，使压力感受器与大气相通，当监测仪数字显示0或±1时，提示调试零点成功。

3.调试完毕，转动三通，关闭压力感受器的排气孔，使压力感受器与大气隔绝而与动脉导管相通，显示器显示出所测压力的波形与数值调试波形振幅。

【注意事项】

1.在进行有创血压测量时的注意事项　监测开始时，首先要对仪器进行校零处理；监测过程中，要随时保持压力传感器部分与心脏在同一水平上；为防止导管被血栓堵塞，要不断注入肝素盐水冲洗导管，由于运动可能会使导管移动位置或退出，因此要牢牢固定导管，并注意检查，必要时进行调整。

2.远端肢体缺血　主要原因为血栓形成、血管痉挛及局部长时间包扎过紧等。表现为远端肢体缺血、坏死，其形成与置管时间、血管壁损伤、导管粗细和材料等因素有关。一般置管＜2小时无血栓形成，20~50小时发生率为50%。预防及护理如下。

（1）桡动脉置管前常规做Allen试验，试验阳性及动脉有病变者应避免桡动脉穿刺。

（2）尽量减少动脉损伤，穿刺时要求技术娴熟，动作轻柔、稳、准，避免反复穿刺造成血管壁损伤，必要时行直视下桡动脉穿刺置管。

（3）选择适当的穿刺针，一般成人为14~20g导管，小儿为22~24g导管，切勿太粗及反复使用。

（4）保持三通良好性能，以确保肝素盐水的滴入；保持管道通畅，每次经测压管抽取动脉血后，应用肝素盐水进行冲洗。

（5）管道内如有血块堵塞时应及时抽出，以防发生动脉栓塞。

（6）严密观察术侧远端手指或足趾的颜色与温度，并通过同侧手指套血氧饱和度动态监测手部的血运情况，发现有缺血征象如肤色苍白、发凉及有疼痛感等异常变化时，应及时拔管，并进行处理。

（7）固定置管肢体时，切勿行环形包扎或包扎过紧。

（8）动脉置管时间长短与血栓形成呈正相关，在患者循环功能稳定后应及早拔出，一般不超过7日。

3.局部出血　血肿与穿刺失败及拔出穿刺针时未有效压迫止血、患者凝血功能障碍或肝素用量不当、术后穿刺侧过于屈曲有关，尤其是应用抗凝药的患者。预防及护理如下。

（1）穿刺失败及拔出穿刺针时，根据不同的进针方法来确定局部压迫时间长短，如是穿刺进针，压迫5分钟；动脉切开进针，压迫10分钟。

（2）局部用纱布球和宽胶布加压覆盖，加压包扎中心要在血管进针点。必要时局部用绷带加压包扎，30分钟后予以解除。

（3）术后嘱患者保持术侧肢体伸直，短期内患者如有活动，注意局部观察，以防出血。

（4）出现血肿可用50%硫酸镁湿敷或频谱仪局部照射。

4.感染　常因导管直接与血管腔相通，破坏了人体机械的防御屏障，导管放置时间长，细菌通过不清洁的三通或压力感受器进入体内，无菌操作不严所致。早期穿刺部位出现红、肿、热、痛，进一步发展可引起全身感染，患者出现寒战、高热等全身感染症状。预防及护理如下：

（1）严格遵守无菌原则，所需用物必须经灭菌处理，置管过程加强无菌技术管理。

（2）加强监测，每日监测体温4次，查血象1次。如患者出现高热、寒战，应及时寻找感染源。必要时，取创面物培养或做血培养以协助诊断，并合理应用抗生素。

（3）保持局部干燥，每天用碘伏消毒局部，同时用手指稍转动留在皮肤外面的管道，用碘伏消毒管口周围以防细菌滞留，并更换无菌透明膜，有渗血时及时更换。

（4）置管时间一般不超过7日，一旦发生感染迹象，应立即拔出导管，行抗感染治疗，以促进血液循环，恢复血管弹性，减轻患者痛苦。

第七节 心肺复苏术

【目的】

当患者呼吸停止、心搏骤停时，要立即进行人工呼吸和胸外心脏按压，以维持呼吸和循环功能。

【用物准备】

抢救车、除颤器、输液架，治疗盘内备有电筒、血压计、笔、记录单等。

【操作步骤】

1.评估患者

（1）意识：摇晃或拍肩并大声呼叫患者。

（2）呼吸：听有无呼吸声，感觉有无呼气，查看有无胸部起伏，3～5s完成。

（3）触摸颈动脉搏动：触摸部位为气管两侧2～3cm，胸锁乳突肌前缘凹陷处，持续5～10s。

2.呼救并记录时间 一人处理时，以抢救为主，启动急救绿色通道；或大声呼叫他人协助通知，通知值班医师、麻醉科和家属。

3.复苏阶段

（1）开放气道：解开衣领、腰带，检查并取出义齿；清除口、鼻分泌物；就地抢救，复苏体位，可背部垫木板或仰卧于地上；打开气道，用仰头举颏法、仰头抬颈法、仰头拉颌法。

（2）人工呼吸：一手打开口腔，一手捏鼻；人工呼吸术者深吸气后，术者口唇包裹患者口唇，吹气2次，每次吹气量800～1200mL，频率每分钟10～12次；若使用戴面罩的简易呼吸器，面罩紧紧扣住口鼻部，匀速挤压2次。

（3）胸外按压：①胸前区叩击：一手掌紧贴胸骨处，另一手握空拳，抬高20～30cm，向手背上叩击一次后，要判断颈动脉有无搏动；②术者体位：根据个人身高及患者位置高低采用踏脚凳或跪式等体位；③定位方法：一手沿肋骨缘上移至胸骨下切迹处；④按压部位：胸骨切迹上2指；⑤按压方法：两手掌根重叠、手指不触及胸壁、手臂与胸骨垂直；⑥按压力量：胸骨下陷4～5cm；⑦按压频率：每分钟100次；⑧按压与放松：要比例适当（1∶1），放松时掌根不能离开胸壁；⑨按压与人工呼吸的比例：复苏时，单人或双人操作的心脏按压与人工呼吸的比例均为30∶2。

【注意事项】

1.人工呼吸时送气量不宜过大，以免引起患者胃部胀气。

2.胸外按压时，要确保足够的频率及深度，尽可能不中断胸外按压，每次胸外按压后要让胸廓充分地回弹，以保证心脏得到充分的血液回流。

3.胸外按压时，肩、肘、腕在一条直线上，并与患者身体长轴垂直。按压时，手掌掌根不能离开胸壁。

第八节　人工心脏起搏

人工心脏起搏器由电子脉冲发放器和电子脉冲传导器组成。它通过电子脉冲发放器发放一定形式的脉冲，经导线和电极的传导刺激心肌，使心肌产生兴奋、传导和收缩，从而完成一次有效的心脏跳动。现代的起搏器不仅能起搏心脏，而且还能记录心脏的活动情况，供医生诊断疾病和根据具体情况调整起搏参数时作参考。

起搏器可分为临时起搏器和永久起搏器两种。前者多用于急症抢救，也常是安置永久起搏器的第一阶段。下面将着重介绍永久起搏器的相关知识。

【目的】

治疗心律失常，人工控制心律和心率，维持有效血液循环。主要适用于以下情况。

1.病态窦房结综合征。

2.慢性二度以上的房室传导阻滞。

3.慢性心房颤动伴较缓慢的心室率，或经常出现心跳长间隙，患者有明显症状。

4.束支传导阻滞引起的间歇性三度房室传导阻滞。

5.颈动脉窦综合征引起的发作性晕厥。

6.潜在性或轻度的窦房结或房室结病变合并各种顽固性心动过速需用药物治疗者。

7.心功能不全或缺血性心脏病患者。

【用物准备】

电子脉冲发放器，电极导线，穿刺针，手术巾，缝针，敷料，消毒剂等。

【术前准备及操作步骤】

1.安装永久起搏器的术前准备

（1）解释起搏器安装相关事项。

（2）完善各种检查：胸片、心电图、B超、心脏彩超及各项血实验室指标。

（3）手术区局部皮肤准备。

（4）做好术后抗生素应用前的准备工作，必要时做好皮试。

（5）术前患者家属在病历上签字，证明同意手术，完善必要的法律程序。

（6）术前4～6小时禁食，术前30分钟按需要给予镇静药，并排空大小便。

（7）开放静脉通道，以利于术中给药。

2.永久起搏器安装过程

（1）选择穿刺静脉：一般取头静脉、锁骨下静脉，少数可取颈内静脉、颈外静脉或髂静脉插入电极。

（2）患者取仰卧位，两臂置于身体两侧或双肩平展。

（3）消毒患者胸壁皮肤，分层铺上手术巾单。

（4）局部皮肤麻醉，消除术中疼痛。

（5）穿刺静脉，插入电极导线，医生在X线下确认导线的位置，安置好电极并固定。

（6）测定各项起搏参数。

（7）置入起搏器：起搏器埋藏于电极静脉入口同侧的胸大肌前面（多为右侧）。在右胸大肌前皮下脂肪层内形成囊袋，埋入起搏器后缝合囊袋口。此时，患者的心脏就开始接受起搏器的带动和保护了。

【注意事项】

1.术后心电监护24～48小时，观察起搏器的工作状况以及起搏器与心脏的耦合是否和谐。

2.术后局部宜用沙袋加压4～6小时。

3.注意体温变化，防止感染。术后常规应用抗生素3～5日。

4.术后3～5日，患者需取半卧位或高枕平卧位，搬动患者应肩臂同步平衡抬起，防止电极脱位。

5.术后如有胸闷、胸痛、出冷汗等症状，可能为心肌穿孔，应及时联系医务人员，以利抢救。

6.术后应尽早在床上做肢体活动，防止肢体发生失用性萎缩，但要限制术侧上臂运动。

7.术后1个月内，避免大幅度的转体活动及上臂向上向后大幅度运动（如梳头、举物过头等动作）。

8.安装永久起搏器后，一般不会影响使用常用的家用电器，如微波炉、电热锅等。

9.不要将移动电话放在离起搏器很近的衣袋里。

10.通过机场安检时，请向安检人员出示安装起搏器的有关证明。安检不影响起搏器的正常工作。

11.在操作电焊或发动汽车时，可能会影响起搏器正常工作，如有头晕、眼花、心悸等症状，应尽快停止操作并远离。

12.CT对起搏器无影响。应尽量避免MRI。体外震波碎石可干扰甚至造成起搏器的永久损害。

13.禁止短波透热，避免微波透热。

14.并发症的观察及处理

（1）感染：局部积血淤滞或脓肿形成时，应抽去瘀血或局部切开排脓，并加用抗生素治疗，严重者将行起搏器换位手术。

（2）出血：常见切口或囊袋渗血。一般采取术前停用抗凝药、术中可靠止血及术后沙袋压迫等方法避免。术后若出现囊袋血肿，则应在严格消毒下穿刺抽吸血肿。

（3）皮肤压迫性坏死：慢性感染、囊袋过浅、囊袋张力过高、皮肤过敏或瘦人及皮肤过薄，均可导致皮肤压迫性坏死，应尽量避免这些因素。

（4）心律失常：常见类型为室性期前收缩、室性心动过速甚至心室颤动。静脉给予利多卡因或异丙肾上腺素治疗，并做好电复律及临时起搏的准备。

（5）导管电极移位：最常发生于1周内，表现为间歇起搏或不起搏、起搏状态受体位影响。一旦电极发生移位，宜及早切开伤口，复位电极。

（6）膈肌刺激：若导管电极张力过大，电极靠近膈面心室壁，可刺激膈肌与心脏同步收缩，出现腹壁跳动或呃逆。可试着调低电压，若无效，则需切开伤口回撤电极少许，严重者需重新安放电极。

（7）心肌穿孔：安放电极时操纵粗钢丝用力过猛或患者心室扩大而电极张力过大，均可致心肌穿孔。一旦确诊，应将电极及早撤回心腔，重新定位，一般很少引起心脏压塞。

（8）起搏阈值增高：起搏器安置后1～2周阈值可增高2～3倍，1个月后可稳定在初始阈值的2倍，此为生理性阈值升高，一般不影响起搏功能。

（9）导管电极裂损：导管裂损易发生在经常弯曲处。应及时更换导管电极。

（10）起搏器感知不良：起搏器不能感知自身心律，出现竞争心律，为感知不良。

（11）起搏器感知过度：若R波抑制型起搏器对T波感知，呈R波和T波共同抑制，使起搏频率过慢，称之为感知过度。

（12）起搏器依赖：指停止起搏后，无自身心搏或自身心室起搏间期≥3s，或自身心搏极慢不足以维持循环功能者。

（13）起搏器综合征：见于心室起搏者，由心排血量下降、房室收缩不同步等综合因素所致。严重者需更换心房同步或房室顺序起搏器。

15.术后随访。

（1）出院后每隔2周随访1次，共3次。以后3个月内每个月随访1次。起搏器功能正常者，可延长至3～6个月1次。

（2）起搏器临近失效，随访时间应缩短。

（3）随访的时间应结合起搏器质量及患者的依赖性而定。

第九节　心脏电复律

心脏电复律指在严重快速型心律失常时，用外加的高能量脉冲电流通过心脏，使全部或大部分心肌细胞在瞬间同时除极，造成心脏短暂的电活动停止，然后由最高自律性的起搏点（通常为窦房结）重新主导心脏节律的治疗过程。在心室颤动时的电复律治疗也常被称为电击除颤。

【目的】

用于转复各种快速心律，消除心室颤动。主要适用于以下情况。

1.心室颤动及心室扑动　宜选用大功率，以期一次复律成功。

2.室性心动过速　室性心动过速易引起血流动力学改变而影响循环功能，需尽快复律。

3.阵发性室上性心动过速 使用刺激迷走神经的方法及药物治疗后疗效不显著者，有电复律的指征。复律后宜用药物维持，以免复发。

4.心房扑动 电复律可作为治疗心房扑动的首选措施，且成功率高。

5.心房颤动 为目前最多使用电复律的心律失常。

【用物准备】

需准备除颤器（根据电复律类型而定）、各种抢救和心肺复苏所需要的器械和药品、电源线、导连线、剪刀、弯盘。

【电复律类型】

1.直流和交流 根据电源发放电流的不同分为直流和交流两种。直流电复律放电量易控制、更安全、更便于同步，故目前最常用。

2.胸内和胸外 根据电极放置位置分为胸内与胸外两种。复律时电极板置于胸壁者为胸外电复律。电极板置于心脏表面者称为胸内电复律，仅用于开胸手术时。

3.同步与非同步根据脉冲是否与心电图R波同步分为同步与非同步。电复律时放电时间不加选择，在心动周期的任一时间放电者称为非同步电除颤，适于心室颤动。电复律时放电由R波触发称为同步电复律。适用于心房颤动与扑动、室性与室上性心动过速等。

【操作步骤】

1.同步电复律步骤

（1）患者取仰卧位于硬板床或背部垫木板，吸氧，床旁备好急救器材。建立静脉通道，空腹并排空小便。撤除患者身上的导线、电极，连接除颤器固有的心电监护电极。

（2）测试复律器的同步性能：一般选择心电图上R波较高的导联来检查除颤器的同步功能。注意脉冲是否落在R波的下降支上。同时检查除颤器的记录、示波功能。

（3）静脉注射地西泮（安定）15～20mg，平时经常服用大剂量安眠药以及嗜酒者剂量宜加大。操作时，嘱患者跟随操作者报数，一直报到报不下去或含含糊糊呈嗜睡状态时，即可行电复律。

（4）将除颤器充电，视心律失常的性质及患者的实际情况决定充电量。一般心房扑动为50～100J；心房颤动、室上性心动过速为1 00～150J；心室颤动为200～360J。

一次不成功者，可加大电量再次复律。

（5）电极板涂以导电胶或用盐水纱布包裹，稍加压，使电极板与胸壁紧密接触。电极板放置部位有两种：一种是一前一后，阳极放在左背部肩胛下区，阴极放在胸骨左缘第4肋间水平；另一种是一左一右，阳极放在胸骨右缘2～3肋间处，阴极放在左腋前线心尖水平。如胸部有埋藏起搏器者，应尽量避开起搏器。注意两电极板不能接近，也不能让导电胶或盐水相通，以免短路。

（6）按同步复律按钮放电，并观察心电图V_1导联有无P波出现，若未转复，间歇2～3分钟后再次行电击。

2.非同步电复律方法　当患者出现心室颤动或心室扑动时，因患者已丧失神志，故无须进行麻醉，应迅速除颤。首次电能以200～300J为宜，以期一次复律成功。电除颤成功的标志是心电图波形恢复自主心律，至于是否复律，则取决于窦房结或房室结是否能恢复功能。若电击后心电图为一直线而不起搏，则应注射肾上腺素或紧急起搏。

【注意事项】

心脏在转复为窦性心律后，还需要一定时间的维持，才能巩固。在这段时间里要密切观察，防止并发症发生。

1.心律失常　多数在复律后即刻出现，若为一过性的室性期前收缩，无需处理。若出现频发、连发、多源性的室性期前收缩，或期前收缩的R波落在前一个T波上，则应尽早处理。如果出现房室传导阻滞、窦房结阻滞或窦性停搏，应密切监测心电图变化，应用异丙肾上腺素、阿托品等药物提高心率，必要时安装临时起搏器。

2.低血压　用高能量电击时多见。也与使用麻醉药品有关。若血压持续不升，则应采取措施。

3.心肌损伤　多见于高能量电击后，血清肌酸磷酸激酶可升高。

4.呼吸抑制　与使用麻醉药有关，可行人工辅助呼吸。

5.肺栓塞或周围血管栓塞　常见于心房内栓子脱落，多发生在复律后24～48小时。以往有栓塞史者，复律前宜予抗凝治疗。

6.急性肺水肿或心脏扩大　常于电击后3小时内发作。常因左心房、左心室功能不全所致。

7.局部皮肤灼伤　见于电极板按压处胸壁皮肤，可按灼伤处理。

电复律治疗心律失常较药物安全而快速，且成功率也较高。但是，复律疗效也受诸多因素影响，如电能的大小、心律失常持续的时间、心脏的大小、水与电解质平衡失调等。故使用电复律时，需综合考虑各种因素，严格操作步骤，减少并发症的发生。

第十节　机械通气的监护

机械通气监护是指对患者实际生理功能的连续或接近连续的评估，包括对患者的评估以及对仪器的连续评估。

【目的】

用于评价机械通气的治疗效果，进行呼吸机的合理调节和预防并发症的发生。

【用物准备】

体温计、表（有秒针）、含消毒液纱布、听诊器、心电监护仪、电极片数个、电动吸引器（墙壁式吸引装置）、简易呼吸器、呼吸机（1台）、体重计、尿标本留取盒、甲醛溶液、危重患者护理记录单。

【操作步骤】

1.观察呼吸机运转情况，出现异常的检查步骤

（1）检查电源、稳压器、气源连接是否正确。

（2）检查呼吸机监视面板模式选择及各参数设置是否正确。

（3）检查呼吸机报警系统有无异常。

（4）检查呼吸机管道是否有打折、扭曲、漏气。

（5）检查呼吸机贮水罐是否衔接完好、积水情况。

（6）检查湿化器内湿化液的量及温度。

（7）检查气囊　①听：有无漏气声；②看：口鼻有无气体漏出；③试：气囊放气量与充气量是否相等；④查：套管位置有无改变致漏气。

2.患者病情的监护

（1）监测体温：遵医嘱测体温每日4次，如患者体温≥38.5℃，给予物理降温，或遵医嘱给药，30分钟后复测体温，体温升高通常是感染的一种表现，体温下降伴皮肤苍白湿冷则是休克的表现。

（2）监测呼吸频率：有无自主呼吸，自主呼吸与呼吸机是否同步，呼吸频率、节

律、幅度、类型及两侧呼吸运动的对称性。开始应每隔30～60分钟听诊肺部。观察两侧呼吸音性质，有无啰音。如果一侧胸廓起伏减弱、呼吸音消失，可能为气管插管过深，仅一侧肺通气。

（3）监测心电、血压给予患者持续性的心电监护，测血压每小时1次，机械通气时20～30分钟可出现血压轻度下降。

（4）意识状态机械通气治疗后患者意识障碍程度减轻，表明通气状况改善。若烦躁不安，自主呼吸与呼吸机不同步，多为通气不足。患者病情一度好转，突然出现兴奋多语，甚至抽搐，应警惕碱中毒。

（5）皮肤、黏膜及周围循环状况：注意观察皮肤的色泽、弹性及温度，缺氧改善时发绀减轻。皮肤潮红、多汗和浅表静脉充盈提示仍有二氧化碳潴留。皮肤湿冷、苍白可能是低血压、休克。

（6）观察痰液仔细观察痰液的色、质、量和黏稠度。

（7）尿液检查　留置导尿，准确记录24小时出入量、尿比重、尿渗透压。

（8）做好护理记录：①上机前的呼吸状态及生命体征，尤其氧饱和度或动脉血气。②上机时间。③呼吸机与气道连接方式。④呼吸机条件：通气模式、FiO_2、PEEP，压力支持。⑤上机后的呼吸状态及生命体征，尤其是氧饱和度或动脉血压。⑥呼吸机条件改变、气道护理、呼吸状态及生命体征等应随时记录。

【注意事项】

1.机械通气时，应根据病情、血气分析的结果等随时调节呼吸机各参数。

2.如果通气机功能障碍，故障不能及时排除时，首先分离通气机。如患者无自主呼吸，应使用简易人工呼吸器维持通气和供氧，保证患者安全。

3.密切观察有自主呼吸的患者能否与呼吸机保持同步，若有人机对抗，应检查是否有痰液阻塞或通气量不足等，应及时做出相应的处理；若患者呼吸强且快与机器不能同步，应遵医嘱适量使用镇静药或肌松药，以控制通气。

第十一节　外周中心静脉导管

外周中心静脉导管（peripherally inserted central catheter，PICC）是指经外周静脉（肘正中静脉、贵要静脉、头静脉）穿刺置入的中心静脉导管，其尖端位于上腔静脉或锁骨下静脉。用于7日以上的中、长期静脉输液治疗。或用于需要静脉输注高渗性、有刺激性药物的情况。导管留置时间可长达1年，适用于长期输液、肿瘤放化疗、肠外营养、老年输液患者及ICU患者。

【目的】

为长期输液的患者提供了一条安全有效的静脉输液通道，降低因反复穿刺或药物刺激造成的血管损伤，为患者保留外周静脉作为远期治疗的血管通路创造条件，进而提高了患者的生活质量。PICC导管的使用可减少医务人员的意外伤害（针刺伤、血液污染等），且操作简便，可大大提高临床护理的工作效率。

【用物的准备】

PICC穿刺包（治疗巾3块、孔巾1块、弯血管钳1把、直剪1把、纱布3～5块、大棉球6个、小药杯2个、弯盘1个）、PICC导管套件、无菌生理盐水500 mL、20 mL注射器2支、无菌手套2副、10 cm × 12 cm透明贴膜1张、75%乙醇1瓶、碘酊1瓶、抗过敏胶布、止血带、测量尺、5 mL注射器1支及弹力绷带，并视具体情况准备局麻药物（多用2%利多卡因）。

【操作步骤】

1.操作前与患者谈话，向患者或家属说明放置导管的目的、作用以及穿刺时可能发生的情况，希望得到患者或家属的理解与配合。

2.与患者或家属签署置管知情同意书。

3.评估患者（病情、年龄、意识状态、心肺功能，局部皮肤组织及血管的情况，患者有无特殊需要排尿、排便等，患者的合作程度，患者的心理反应等）。

4.向患者解释目的及方法。

5.备齐用物。

6.洗手，戴口罩。

7.推车携用物至患者床旁，核对床号、姓名。

8.选择穿刺点　扎止血带，确定选择穿刺点后松开止血带。

9.测量导管置入长度　患者预穿刺侧手臂外展与身体成90°测量从穿刺点至右胸锁关节距离，然后向下测量至第3肋间的距离，同时测量上臂臂围，并记录测量数值。

10.建立无菌区　打开PICC穿刺包，戴无菌手套，在患者手臂下铺无菌巾。

11.穿刺点的消毒　以穿刺点为中心消毒，75%乙醇3遍（第一遍顺时针，第二遍逆时针，第三遍顺时针），碘伏3遍（方法同75%乙醇），上下直径10cm，两侧至臂缘。

12.更换手套 用无菌生理盐水冲洗手套上的滑石粉，并用无菌纱布擦干。

13.铺孔巾，暴露穿刺部位，扩大无菌范围。

14.打开PICC套件，去除一个连接器（将另一个连接器妥善保存备用）。2支10mL注射器中抽满生理盐水，为减轻患者穿刺时疼痛，可准备1支5mL注射器抽取利多卡因，做局部麻醉。

15.预冲导管 取10mL生理盐水注射器预冲导管、连接器、肝素帽，也可将导管浸于生理盐水中。准备好穿刺针（也可带注射器穿刺，穿刺针不需预冲）。

16.扎止血带 在穿刺点上方扎止血带，嘱患者握拳。

17.静脉穿刺 一手固定皮肤，另一手以15°～30°进针行静脉穿刺，一旦有回血，立即减小穿刺角度，继续平行1～2mm，然后保持针芯位置，单独向前推进插管鞘，确保插管鞘进入静脉，避免由于推进钢针造成血管壁穿透。

18.取出穿刺针 松开止血带，嘱患者松拳，以左手食指固定插管鞘，中指压住插管鞘末端处的血管，防止出血，从插管鞘中撤出穿刺针。

19.插入并推进导管 固定插管鞘，将导管自插管鞘内缓慢、匀速推进，同时嘱患者头转向穿刺侧。

20.撤回插管鞘 当导管置入预计长度后，在鞘的远端静脉上加压止血并固定导管，然后撤出插管鞘。

21.撤出支撑导丝 轻压穿刺点以保持导管的位置，缓慢地撤出支撑导丝。

22.修正导管长度 保留导管体外至少5cm，便于安装连接器，垂直剪断导管，不要剪出斜面及毛茬。

23.安装连接器 在导管上先套上减压套筒，安装异型接头于PICC导管尾端处，将翼形部分的倒钩和减压套筒上的沟槽对齐，锁定两部分，最后进行适当的牵拉试验以确保连接器和导管锁定。

24.抽回血和冲管 在穿刺过程中用注射器抽吸至有回血，然后用20mL生理盐水脉冲式冲管、连接肝素帽，然后正压封管。

25.固定 在外露导管处建议加用固定翼，使体外导管放置成“S”状，并分别用脱敏胶带贴覆固定翼和连接器，在穿刺点上方放一小块纱布帮助吸收渗液，其上再用透明贴膜覆盖到连接器的翼型部分的另一半，然后用压敏胶带以蝶形交叉固定连接器，最后用一条压敏胶带横向贴覆固定，在胶布上记录穿刺日期、时间，并签名。

26.拍胸片确定导管的位置。

27.填写置管记录及护理记录。

【注意事项】

1.使用前严格检查包装的完整性及有效期。操作中严格遵守无菌技术操作原则。

2.测量长度要准确，因导管尖端进入右心房可引起心律失常、心肌损伤、心脏压塞等。

3.轻柔、匀速、短距离送管。如送管困难，可用推注盐水的方法，判断导管所遇的阻力。如推注盐水不太顺畅，可能导管是遇静脉瓣或体位不当而产生的阻力，需将导管撤出少许，边冲盐水边送管或调整患者的体位再送管；如推注盐水有阻力（导管送到有阻力的地方推不动注射器活塞，稍退出导管，又能推注盐水），可能导管进入侧支或遇静脉阻塞，应将导管撤出，另找外周静脉穿刺置管。

4.禁止使用＜10mL的注射器。禁止在导管蓝色部分粘贴胶布。

5.若发现导管受损、漏液，需停止使用。

6.不能用于某些造影检查时高压注射泵推注造影剂。

第十二节　经口鼻气管插管术

气管插管术是建立人工气道、改善呼吸功能的一种技术。根据患者病情和治疗需要分为经口插管和经鼻插管两种。

【目的】

1.外科手术用于控制麻醉深度和维持人工呼吸。

2.上呼吸道梗阻需迅速建立人工气道。

3.用于各种呼吸衰竭、危重患者抢救和需复苏者。

4.利用气管管道吸引气道分泌物，改善通气功能。

【用物准备】

麻醉喉镜、气管导管、气管导管衔接管、牙垫、导管管芯、吸引器装置和吸引管、注射器以及供给正压通气的呼吸器及氧气等。

【操作步骤】

1.患者仰卧，头垫高10cm，后仰。术者右手拇、示、中指拨开上、下唇，提起下颌并启开口腔。左手持喉镜沿右口角置入口腔，将舌体稍向左推开，使喉镜片移至正中位，此时可见腭垂（悬雍垂）。

2.沿舌背慢慢推进喉镜片使其顶端抵达舌根，稍上提喉镜，可见会厌的边缘。继续推进喉镜片，使其顶端抵达舌根与会厌交界处，然后上提喉镜，以撬起会厌而显露声门。

3.右手以握笔式手势持气管导管，斜口端对准声门裂，轻柔地插过声门而进入气管内。放入牙垫与上、下齿之间，退出喉镜。听诊两肺有呼吸音，确定气管导管在气管内，且位置适当置后，妥善固定导管与牙垫。

4.气管导管套囊注入适量空气（2～5mL），使导管与气管壁密闭，便于辅助呼吸或控制呼吸，并可防止呕吐物、下腔分泌物或血液流入气管。

【注意事项】

1.插管前，检查插管用具是否齐全合用，特别是喉镜是否明亮。

2.气管插管时患者应呈中度或深度昏迷，咽反射消失或迟钝；如嗜睡或浅昏迷，咽反射灵敏，应行咽喉部表浅麻醉，然后插管。

3.喉镜的着力点应始终放在喉镜片的顶端，并采用上提喉镜的方法。声门显露困难时，可请助手按压喉结部位，可能有助于声门显露，或利用导管管芯将导管弯成“L”形，用导管前端挑起会厌，施行盲探插管。必要时，可施行经鼻腔插管、逆行导管引导插管或纤维支气管镜引导插管。

4.插管动作要轻柔，操作迅速准确，勿使缺氧时间过长，以免引起反射性心搏、呼吸骤停。

5.插管后吸痰时，必须严格无菌操作，吸痰持续时间一次不应超过30s，必要时于吸氧后再吸引。经导管吸入气体必须注意湿化，防止气管内分泌物稠厚结痂，影响呼吸道通畅。

6.目前所用套囊多为高容低压，导管留置时间一般不宜超过72小时，72小时后病情不见改善，可考虑气管切开术。导管留置期间每2～3小时放气1次。

7.经口插管时，注意有无活动义齿，有活动义齿者应先取下义齿，防止义齿脱落。

第十三节　气管切开术

【目的】

1.解除各种原因引起的喉梗阻造成的呼吸困难。

2.解除各种原因引起的下呼吸道分泌物阻塞。

3.各种原因引起呼吸衰竭或呼吸停止，需行人工呼吸可施行此术。

4.某些头颈部手术，因口腔插管影响手术操作者可施行。

【术前准备】

1.征得家属同意　严重呼吸困难者，准备气管插管，若气管切开过程中出现呼吸停止时立即插管，或气管切开前先插管，以免术中出现意外。

2.器械准备　气管切开包、手套、治疗盘（碘酒、乙醇、棉签、2%普鲁卡因、1%丁卡因）、抽吸器、橡皮导尿管、头灯、氧气等。

【操作方法】

1.体位

（1）患者取仰卧位，肩下垫高，头向后仰，颈部伸直并保持正中位，使气管向前突出。

（2）不能仰卧位者，取半坐位或坐位，但肩下仍需垫高，头向后仰伸。若头后仰伸使呼吸困难加重，可将头稍前屈，做切口后再后仰。

2.消毒　用碘酒、乙醇进行常规皮肤消毒，消毒范围直径约20cm。打开气管切开包。戴无菌手套，检查切开包内器械，选择适当大小的气管套管，并将内管取出，套入通管芯，检查套管系带是否结实。铺无菌巾。

3.麻醉　2%普鲁卡因加肾上腺素少许，自甲状软骨下缘至胸骨上切迹做颈前正中皮F浸润麻醉，气管两侧也可注射少量麻醉剂。若患者已昏迷或在紧急情况下，可不予麻醉。

4.切口　术者用左手拇指、中指固定喉部，示指按喉结以定中线。自环状软骨下缘至胸骨卜切迹稍卜做颈前正中切口，切开皮肤、皮下及颈浅筋膜。

5.分离气管前软组织　用止血钳自白线处分离两侧胸骨舌骨肌及胸骨甲状肌，并将肌肉均匀地拉向两侧，暴露气管。甲状腺峡部通常位于第2、3气管环前壁，若甲状腺峡部较大，影响手术操作，则沿甲状腺峡部下缘与气管前筋膜之间分离，然后用甲状腺拉钩，将甲状腺峡部向上牵引，即暴露气管。将气管前筋膜稍加分离，气管环即清晰可见。注意分离过程中始终保持气管居中，且经常用手指触及气管位置，以免损伤邻近重要组织。

6.确认气管

（1）视诊：分离气管前筋膜后可见到白色的气管环。

（2）触诊：手指可触及有弹性的气管环。

（3）穿刺：用空针穿刺可抽到气体。

7.切开气管　切开气管前，向气管内注入1%丁卡因0.5mL，以防切开气管后出现剧烈咳嗽。用尖刀于第2～3环正中自下向上挑开前壁。注意刀刃不宜插入太深，以免损伤气管后壁及食管壁。

8.插入套管　气管切开后，立即用气管撑开器或中弯血管钳撑开，插入气管套管，迅速取出通管芯，套入内管。暂用手指固定套管。若分泌物较多立即用接有抽吸器的导尿管自套管内抽吸。

9.切口处理

（1）分别检查气管前壁两侧切口缘是否内翻，尤其是小儿。若内翻应用蚊齿钳向外挑起。

（2）仔细检查伤口有无活动性出血，并予以妥善处理。

（3）固定气管套管，系带打死结。

（4）皮肤切口上端缝合1～2针。

（5）正中剪开一块纱布，垫衬于气管套管底板下，以保护切口。

10.术后注意事项　术后注意患者的呼吸情况，有无皮下气肿、气胸、纵隔气肿等，若出现并发症应及时做相应处理。

【护理注意事项】

1.室内保持清洁，空气新鲜，温度在22℃左右，相对湿度50%左右。每日更换两层湿盐水纱布遮盖套管口，防止灰尘及异物吸入，防止干痂形成。

2.根据需要向气管内滴入抗生素、α－糜蛋白酶和蒸汽吸入15分钟，每日3～4次。体位不宜变动过度，翻身时，头、颈、躯干保持在同一轴线转动，避免套管活动或脱出造成的刺激或呼吸困难。小儿或神志不清患者有可能自行拔除套管者，要固定其手臂。

3.密切注意有无呼吸困难，呼吸次数增多和阻力增大，套管内有无出血等，并及时寻找原因，予以处理。

4.呼吸和气体交换量得到解决后应及早拔管。拔管前注意以下几点。

（1）先用软木塞或胶布堵塞管口1/2，如无呼吸困难，可进一步堵塞2/3，直至全部堵塞1~2日而无呼吸困难，即可拔管。软木塞或胶布必须用线固定在气管套管的固定带上，以防被吸入气管。

（2）如用带气囊的气管套管，应先排空气囊，再堵塞套管。

（3）拔管前准备一套气管切开器械，以防拔管后出现呼吸困难时可重新插管。拔管前先吸尽气管内分泌物，然后松开固定带，顺套管弯度慢慢拔出。如出现呼吸困难，应立即用另一消毒套管由原切口插入。拔管后不需缝合伤口，可用油纱布包扎，或用蝶形胶布拉拢伤口。

第十四节　输液泵的使用

【目的】

准确控制输液速度，按照设定的流速使药物均匀、精确、安全地进入患者体内发挥作用，提高输液治疗的安全性、精确性、可靠性。

【用物准备】

输液泵、配套的输液泵管、输液架、电源、治疗盘、按医嘱备药、输液用物等。

【操作步骤】

1.做好解释、核对，取得合作的工作。要告知患者输液泵的目的，输入药物的名称、输液速度；告知患者及家属不要随意搬动或调节输液泵；告知患者有不适感觉或者机器报警时及时通知医护人员。

2.在治疗室按医嘱配好液体（经第2人核对），备齐用物置于治疗盘内，至患者床边。

3.将输液泵置于输液架适当位置，旋钮固定。接通输液泵的电源，打开开关。

4.按常规静脉输液方法排气。打开输液泵门，将输液泵管软管部分夹入泵槽内（确保莫菲滴管呈垂直状态，以准确检测输注液体的滴注情况），关闭泵门，注意不要压迫管道。

5.按静脉输液原则进行静脉输液。

6.分别设置输液总量（mL），输液速度（mL / h）。按start键。

7.输液期间观察穿刺部位有无肿胀、渗出；点滴是否通畅；输液泵有无报警，是否正常运行。填写“输液巡视卡”。

8.输液结束，按stop键，关闭开关，拔除输液针头，安置患者，回治疗室后一次性用物按规定分类处理，输液泵用消毒液擦拭机身及各部件，妥善保管。

【注意事项】

1.随时查看输液泵的工作状态，及时排除报警故障，防止液体输入失控。

2.正确设定输液速度及其他必需参数，防止设定错误延误治疗。

3.注意观察穿刺部位皮肤情况，防止发生液体外渗，出现外渗时及时给予相应处理。

4.启动泵之前检查管路安装是否合适，有无扭曲，接口有无松动及渗漏等情况。

5.交流电压、设定容量等应符合输液泵的电源要求。使用适宜环境温度为15～40℃，以保证机器正常准确运行。

6.常见的报警原因有：管路有气泡或排空，管路堵塞，管路脱落，输液完成，开门报警，电压不足。

第十五节　注射泵的使用

【目的】

注射泵是一种新型的泵力仪器，既可定时控制药物用量，避免因药物浓度大小波动而产生不良反应，又保证药物的最佳血药浓度的泵力仪器。它可将少量液体和药物精确、恒量、恒速、持续地泵入体内，达到剂量准确、定时定量、给药均匀的作用。常用于ICU、CCU、儿科、胸心外科等重症患者的治疗。

【用物准备】

注射泵、50mL专用注射器、专用延长管、电源、无菌注射盘、按医嘱备药、输液用物等。

【操作步骤】

1.解释、核对，取得合作。告知患者注射泵的目的，注入药物的名称、速度；告知患者及家属不要随意搬动或调节注射泵；告知患者有不适感觉或者机器报警时及时通知医护人员。

2.检查注射泵的电路，电源距离和仪器状态（若运用泵内蓄电池作为动力，应先充足电源）。

3.按医嘱配好药物，由第2人核对，用专用注射器吸取药液，放入无菌盘内，至患者床边。

4.接通注射泵的电源，打开开关，连接延长管排气，将注射器置于泵体夹内，推动滑座至可注射状态。

5.按静脉注射原则进行静脉穿刺，连接延长管。

6.根据年龄、病情、药物性质等选择给药的速度。按start键，可见注射指示标志（绿色的三角形箭头）在闪动。

7.用药期间观察穿刺部位有无肿胀、渗出；点滴是否通畅；有无报警。填写“输液巡视卡”。

8.检查推注泵是否正常运行，各项指示灯是否处于工作状态。

9.观察病情.询问患者的反应。

10.输液结束，按stop键，关闭开关，拔除输液针头，安置患者，回治疗室后一次性用物按规定分类处理，推注泵用消毒液擦拭机身及各部件，妥善保管。

【注意事项】

1.随时查看注射泵的工作状态，及时排除报警故障，防止液体输入失控。

2.正确设定输液速度及其他必需参数，防止设定错误延误治疗。

3.注意观察穿刺部位皮肤情况，防止发生液体外渗，出现外渗时及时给予相应处理。

4.严格无菌操作，每抽吸一次药液须更换注射器。

5.配药时应排尽气体，防止将空气压入血管内。

6.使用时将药物参数[μg/（kg·min）]准确换算成泵的固定输入参数（mL/h），然后输在泵内显示器上。

7.注射器内的药物即将输完前应提前备好药物以便及时更换，保证使用药物的连续性。

8.使用硝普钠等避光药物时，应用避光纸遮盖注射器，并使用避光延长管，以保证药物的效价。

9.使用过程中要及时清洁注射泵表面污垢、残液，防止腐蚀机器，并由专人保管，每日用消毒液擦拭。

10.常见的报警原因有管道受压或扭曲、滑座与注射器分离、药液注完等。

第十六节 营养输液泵的使用

【目的】

使用营养输液泵有以下目的：①改善营养状况；②提供营养、减少胃肠液的分泌；③促进肠黏膜增殖、代偿；④改善肠黏膜的屏障功能；⑤参与免疫功能的调理；⑥促进蛋白质合成，组织愈合。

【用物准备】

1.营养输液泵。

2.泵管，一般有三种，如喂养袋泵管、塑料瓶泵管、前端尖口泵管。

3.肠内营养制剂：要素膳、非要素膳、组件膳和特殊膳。

4.消毒物品：棉签、碘尔康、无菌纱布。

【操作步骤】

1.评估患者病情、身体状况，了解患者既往有无输注的经历，评估饲管的在位情况。

2.向患者解释肠内营养的优点以及在使用中患者需注意的事项，以取得配合。

3.核对医嘱，准备用物。

4.根据医嘱，选择合适的肠内营养制剂。

5.携物品至患者旁，为患者取适当体位。

6.明确肠内营养输注的途径，了解各管道的部位。

7.连接营养输液泵电源，根据需要在泵机上设定容量及流量。

8.将由营养科当日配制的营养液倒入喂饲袋中。

9.用温开水20 mL冲洗管饲管，确保管饲管在位后，连接泵管和管饲管。

10.固定泵管在合适的位置，启动营养输液泵。

【注意事项】

1.营养液的注入速度不宜过快，遵循浓度从低到高，剂量由少到多，速度从慢到快的原则，使胃肠很好地适应。一般初始速度为30～50mL／h，2～3小时后观察患者无不适应表现后，可将速度增快到60～100mL／h，或将剩余按所需泵入的时间匀速泵入。速度一般不超过150mL／h。

2.营养液温度控制在35～40℃，以减少对胃肠道的刺激，避免腹胀、腹泻和肠痉挛等并发症发生。

3.膳食的选择主要取决于胃肠道功能。对胃肠功能正常者，应采用非要素膳；对胃肠功能低下者，应采用要素膳；对肝、肾等脏器功能障碍者，可采用组件膳食。

4.在输注前了解管饲的途径和各管道的部位，注意与外科患者其他管道区别，不仅了解各种管道进入体内的位点，还应知道其管端所在的部位。目前管饲的途径常见有鼻胃管、鼻十二指肠/空肠管、胃造口管、空肠造口管。

5.营养液持续输入时应摇高床头，体位以半卧位为宜，翻身拍背时动作轻柔，并注意避免使腹部受到挤压，使腹内压升高引起恶心、呕吐、反流、误吸。

6.对使用鼻胃管的患者，鼻饲前应先吸净气道及口腔内的分泌物，吸痰动作应轻柔，以免强烈刺激引起反流。

7.妥善固定管饲管，防止移位滑脱。

8.喂饲袋中每次加入营养液以300mL为限，一次加入过多，会导致营养液在室温中滞留过久而引起变质。

9.如果在运行过程中要改变参数，需先让泵处于“hold”模式，再选择调整设置“adjust stting”选项进入参数设置界面。

10.在营养泵使用期间应注意各种报警信号（常见有蓄电池电量不足、堵塞或排空、改变流速、暂停和完成给药等），随时观察并及时排除各种故障。

第十七节　胰岛素泵使用

【目的】

胰岛素是治疗糖尿病的一种重要而又有效的手段。胰岛素泵能更好地模拟生理性胰岛素分泌模式，不仅能提供稳定的基础胰岛素，还可随时追加适当的剂量，大大提高了患者生活的自主性。

1.通过24小时持续小剂量的输注胰岛素使患者空腹血糖平稳，尤其可以保持夜间和清晨空腹血糖的稳定，有效地控制黎明现象。

2.进餐前，根据饮食调整泵的输注量，设定餐前量，控制餐后血糖，使全天血糖接近正常水平。

3.模拟胰腺分泌功能，更好地控制血糖，改善HbA_1c水平，有效预防糖尿病并发症。

4.改善1型糖尿病患者的餐后血糖漂移，并有效降低低血糖发生风险。

5.对2型糖尿病患者，胰岛素泵治疗不仅能很快改善血糖控制，而且可以保护B细胞的功能，有助于恢复1型胰岛素分泌。

【用物准备】

1.胰岛素泵　现在国内上市的品牌较多，如：国外生产的DANA泵、MiniMed泵（507、508、712型）、H TRON plus泵智慧型、我国生产的圣唐泵（Ⅲ型简洁型）和福尼亚泵等。

2.短效胰岛素或超短效胰岛素类似物　如：诺和灵R笔芯、诺和锐R、优泌灵R笔芯、优泌乐等。

3.助针器、贮药器和输注管路。

4.乙醇棉签及胶布、透明贴膜（5.3cm × 7cm）。

【操作步骤】

1.洗手，戴口罩。

2.评估，选择置针部位。一般选择腹部，此处胰岛素的吸收比较稳定，避开脐周5cm内区域、硬结、瘢痕、毛发较多处或其他容易被衣服摩擦诱发感染的部位。也可选上、下肢脂肪组织较厚，且不影响患者活动的部位。置管部位避免监测血压部位，以免袖带反复充气影响胰岛素吸收。不要选择运动及锻炼伸拉的部位，避免运动时皮下软管刺破毛细血管引起出血，小血块堵塞皮下软管。

3.向患者做好解释工作，取得配合。

4.按无菌操作原则将贮药器充液。将胰岛素提前2 ~ 6小时置于室温（约25℃）下，避免因胰岛素遇热产生气泡，造成剂量不准或阻塞输注装置。

5.泵马达复位。

6.安装贮药器。

7.泵充盈。

8.清除泵内设置。

9.遵医嘱设置基础率。

10.置针　患者取平卧或坐位，选择脐部两侧为穿刺点。消毒皮肤，将软管置式插头放置于持针器上，左手捏紧皮肤，右手持针，按下开关，针头即快速刺入皮下，拔出针芯，用贴膜固定。

11.激活胰岛素泵，观察运行情况。

【注意事项】

1.必须保持胰岛素泵处于良好备用状态，定期检测。

2.胰岛素泵使用的胰岛素是短效胰岛素或超短效胰岛素类似物，不能使用中、长效鱼精蛋白锌胰岛素或超长效胰岛素类似物。同时胰岛素的浓度足10U／mL，与人胰岛素笔芯的浓度相同，普通瓶装胰岛素的浓度是40U／mL，不能用于胰岛素泵。

3.安装胰岛素泵最好选择在患者需要注射餐前大剂量时，安装后马上输注大剂量胰岛素，可避免埋针时针尖刺破毛细血管引起出血，小血块堵塞皮下软管。

4.置泵后妥善固定导管，防止管道的过度扭曲、折叠、脱出。长期带泵者3～5日（冬天可延长5～7日）更换一次注射部位及导管，更换时严格无菌操作，预防皮肤感染。新充注部位与原充注部位应相隔2～3cm以上。充注软管皮下保留3～5日后，连同旧装置一起拔出丢弃。

5.每日检查置管处皮肤情况，如有无红肿、水疱、硬结及贴膜过敏现象，如有应立即更换贮药器、连接管及输注部位，注意轻轻将原穿刺点里面的组织液挤出，以75%乙醇消毒后柔红霉素软膏加以保护。

6.严密监测血糖。置泵后须严密监测末梢血糖，每日7次（三餐前、三餐后2小时、睡前），必要时可加测凌晨3：00血糖，为医生调整胰岛素用量提供依据，同时及时发现高血糖和低血糖，并遵医嘱做相应处理。

7.置泵后避免剧烈运动，防止针头滑出。沐浴或游泳时可使用快速分离器处理胰岛素泵，但不应＞1 小时，沐浴完毕应立即装上。高温和撞击可损坏胰岛素泵的电子设备，不应将泵置于气温高于45℃或＜0℃的环境中，防止胰岛素失效。特殊检查时应注意避免将泵直接置于X线下，如患者需行CT、磁共振和其他放射性检查时，应使用快速分离器将泵取下，检查完后再接上。

8.熟悉泵常见报警原因，掌握报警处理方法。

9.心理护理及健康教育　带泵者经常担心胰岛素泵报警或发生故障，担心医疗费用及对工作、生活、自身形象的影响，往往会产生不良情绪，如焦虑、抑郁等，机体处于应激状态时肾上腺素、去甲肾上腺素分泌增加，抑制胰岛素的分泌致使胰岛素含量减少，不良情绪促发或加重糖尿病，糖尿病又加重不良情绪形成恶性循环，以致病情越来越重，对糖尿病患者的代谢控制及病情转归有消极影响。因此，护理人员要有计划地进行心理干预，并鼓励家属提供支持，对患者进行糖尿病知识教育、泵的教育及心理护理，使血糖控制稳定，减少并发症的发生，提高患者生活质量。

第十八节　冰毯、冰帽的使用

一、冰帽冷敷

【目的】

用于头部降温，防止脑水肿。

【用物准备】

冰帽、冰块、盆、锤子、干敷布。

【使用方法】

将冰块砸成小块放入盆中，用水冲去锐角后装入冰帽，1/3~1/2量，检查无漏气后，冰帽内侧放一层干敷布后，放置头部，使头部除面部外，埋入其中。可迅速降温。

【注意事项】

1.随时查看冰帽有无漏水，及头枕部、双耳郭皮肤情况，经常更换头部枕位，防止局部冻伤及压疮。

2.降温期间，应密切观察患者病情及体温变化，一般体温不宜低于36℃。

二、冰毯的使用

【目的】

高热全身降温，亚低温治疗重型颅脑损伤。

【用物准备】

1.单纯降温法 冰毯机1台、肛温传感器、传感器防护膜、肛表1支、少许液状石蜡、蒸馏水8L。

2.亚低温治疗法 同单纯降温法的物品，还需人工呼吸机1台、肌松药（琥珀胆碱、阿曲库铵等）、微电脑输液泵、床边监护仪1台。

【操作步骤】

1.单纯降温法

（1）将冰毯机置患者床尾，机内加满蒸馏水，冰毯上覆盖一层保护层，如薄层尿垫或中单等。将冰毯放置于患者身下，以整个背部为佳。

（2）连接肛温传感器（有的肛温传感器已直接安装在主机上）。接通电源，打开主机开关。

（3）用肛表测肛温一次，将传感器防护膜套于肛温传感器顶端后。置于肛门内，约10cm深，用胶布固定于会阴部及大腿内侧，主机立刻显示肛温。

（4）用测得的肛温进行核对，方法详见冰毯机使用说明。

（5）校对完毕，待肛温正确显示后，设置机温上、下限，一般单纯用于降温，上限设37℃。下限设36℃，将指示灯调节在“制冷”上。冰毯机将根据肛温自动切换“制冷”开关，当>37℃时，机器开始制冷，当<36℃时，机器自动停止制冷。

2.亚低温治疗法

（1）方法同单纯降温法，但设置机温上限为35℃，下限为32℃。

（2）静脉滴注加有肌松药的液体，同时应用人工呼吸机辅助呼吸。肌松药剂量视患者个体差异及病情而定。一般为生理盐水500mL加阿曲库铵400mg，用输液泵控制恒速，速度视病情、体温变化而定。诱导降温时，滴速一般为20～40mL/h，待肛温降至35℃以下时，改维持速度，一般为10～20mL/h（肌松药诱导降温原理为：肌松药使全身肌肉松弛，防止肌颤产热，提高降温效果）。

（3）复温方法：复温时停用冰毯降温仪，采取自然复温法，复温过程中，必要时仍可适当使用肌松药及镇静药。

【注意事项】

1.及时观察生命体征，尤其是呼吸情况。亚低温治疗应用肌松药的同时需要呼吸机辅助呼吸。

2.注意颅内压情况，在条件许可下应放置颅内压监护装置，动态观察颅内压变化，防止脑灌流不足，维持脑压在20 mmHg以下，脑灌注压在60 mmHg以上。

3.观察、记录降温的时间、肌松程度及肌松药滴入的速度，根据肛温随时调节肌松药的滴速。必要时用肛表测肛温进行重新校对，及时调整肛温上、下限。

4.观察降温仪的工作情况，保持降温仪处于正常运转状态。

5.肛温传感器须固定确实，防止脱落或滑出，影响测温效果。

6.注意并发症及预防。

（1）心律失常：条件许可下，应连续动态心电监护，尤其是老年或原有心脏病史的患者。

（2）加强皮肤护理，2小时1次定时翻身、按摩；减轻皮肤受压，改善低温下的血液循环，防止局部冻伤及压疮的发生。

（3）定时检测凝血功能，防止凝血功能障碍而引起出血倾向。

（4）加强全身各系统的观察与护理，防止因免疫功能抑制而引起的败血症、呼吸系统及泌尿系统感染等。

（5）定期检测血电解质，防止电解质的紊乱。

（6）定期复查肝、肾等脏器功能，防止脏器功能衰竭。

（7）复温时注意观察呼吸、体温及电解质的变化，防止出现反跳性的高热及高血

第十九节　急性心力衰竭

心力衰竭（heart failure）是指在静脉回流正常的情况下，由于心脏收缩及舒张功能障碍，导致排血量降低，肺循环、体循环静脉淤血及组织灌注不足的临床综合征。因此，心力衰竭也称为充血性心力衰竭。

临床上习惯按心力衰竭发展速度分为急性与慢性两种，其中以慢性心力衰竭较为多见；按心力衰竭发生的部位分为左侧、右侧或全心力衰竭；按心力衰竭的性质可分为收缩性或舒张性心力衰竭，后者常在收缩性心力衰竭之前或同时出现；按有无临床

症状分为无症状性心力衰竭和充血性心力衰竭。

心力衰竭因其较高的发病率及病死率严重危害公众健康。目前我国的心力衰竭发病率尚无明确的统计，但随着我国心血管病发病率的上升及人口老龄化的发展，心力衰竭发病呈上升趋势。国外研究表明，工业国家的心力衰竭患病率已达总人口1%，美国45岁以上人群患病率为2.5%，60岁以上人群心力衰竭患病率超过10%。当患者出现明显的心力衰竭症状后，尽管给予医治，5年内仍约有一半人死亡，8～12年后仅有不足20%的人能存活。

【护理要点】

1.准确判断心功能分级

将心脏病患者按心功能状况给予分级可大体上反映病情严重程度，目前通用的是美国纽约心脏病学会提出的一项分级方案，又称为NYHA心功能分级。主要根据患者自觉活动能力划分为四级，心力衰竭按其严重程度亦可分为3度。

Ⅰ级：体力活动不受限，重体力活动时无症状出现，相当于心功能代偿期。

Ⅱ级：体力活动轻度受限，重体力活动时出现症状（如乏力、心悸、气促或心绞痛），休息后缓解，又称心力衰竭I度。

Ⅲ级：体力活动明显受限，一般日常活动即可出现症状，休息后缓解或好转，又称心力衰竭Ⅱ度。

Ⅳ级：不能无症状地进行任何体力活动，静息时仍有症状，症状持续，又称心力衰竭Ⅲ度。

2.积极预防诱发因素

临床上对心力衰竭的基本病因往往难以根治，但通过预防及去除诱因，则可明显减少心力衰竭的发病及缓解心力衰竭症状，是心力衰竭防治的重要措施。常见的诱发因素如下。

（1）感染，包括多种感染，但以呼吸道感染最为常见。

（2）心律失常，尤其是快速性心律失常，既可诱发心力衰竭又可加重心力衰竭，其中快速心房颤动、心房扑动较常见。

（3）妊娠与分娩，可加重心脏负荷和增加心肌耗氧量而诱发心力衰竭。

（4）劳累和情绪激动。

（5）输血输液过多过快、钠盐摄入过多。

（6）并发出血性贫血、甲状腺功能亢进、肺栓塞、乳头肌功能不全等。

（7）水、电解质紊乱和酸碱平衡失调。

（8）药物作用，使用抑制心肌收缩力的药物，如β受体阻滞药、维拉帕米等；洋地黄用量不足或过量等。

3.洋地黄类药物中毒反应的观察

洋地黄类用药的个体差异大，治疗剂量与中毒剂量非常接近，故用药期间应注意观察洋地黄的毒性反应。常见的毒性反应如下。

（1）消化道反应食欲缺乏、恶心、呕吐、腹泻等。

（2）神经系统反应 头痛、头晕、眩晕、视觉改变（如黄、绿视）。

（3）心脏反应 可发生各种心律失常，以室性期前收缩为多见。

（4）血清洋地黄含量 血清地高辛含量＞2.0μg/mL或洋地黄毒苷＞20μg/mL。

4.扩血管药物使用的观察

使用扩血管药物，主要观察头痛、低血压及反射性心动过速等不良反应。如果出现上述不良反应，应减量或停药可缓解。特别是使用硝普钠治疗各种急性心力衰竭并发肺水肿或应用于严重和难治性心力衰竭治疗时，应从小剂量开始，每分钟15μg，无效时逐渐加量，每5～10分钟增加5～10μg，最大剂量为300μg/min。使用中监测血压，有条件时监测血流动力学指标。

【监护数据】

1.心电监测　通过心电示波监护、24小时动态心电图监测及常规心电图记录等，实时判断心电活动状态，了解心肌供血情况，及早发现心律失常及其先兆，指导用药；评价药疗，防范药物的不良反应和中毒。

2.心功能及血流动力学监测　临床意义是早期评价心泵功能状况，指导临床选择合理治疗方案，评价治疗效果和判断预后。

3.生化指标及血药浓度监测　电解质、肝肾功能指标、血气分析指标、心肌酶学指标和应用治疗药物的血药浓度等。

【常用药物】

强心、利尿和扩血管是心力衰竭基本的药物治疗方法，符合减轻心脏负荷、增加心排血量的治疗原则。

【注意事项】

1.使用洋地黄类药物的注意事项。

（1）服药前，首先要了解病史，询问已用洋地黄情况，了解血清电解质情况，因低钾、低镁更易诱发洋地黄中毒。

（2）心力衰竭反复发作、严重缺氧及心脏明显扩大者对洋地黄的耐受性差，易中毒，宜小剂量使用。

（3）详细询问有无合并使用增加或降低洋地黄敏感性的药物，如普萘洛尔（普萘洛尔）、利舍平、利尿药、维拉帕米（维拉帕米）、胺碘酮、肾上腺素及抗甲状腺药均能增加洋地黄的敏感性；而考来烯胺、抗酸药、降胆固醇药及巴比妥类药则可以降低洋地黄的敏感性。

（4）了解肝脏、肾脏功能，地高辛主要经肾脏排泄，洋地黄毒苷经肝脏代谢、胆固醇排泄，部分转化为地高辛，故肝、肾功能不全的患者应减少用量。

（5）静脉给药时应用5%～20%的葡萄糖溶液稀释，混匀后缓慢静脉，一般不少于10～15分钟。静脉用药时注意听诊患者心率及节律的变化。

2.洋地黄中毒的处理

（1）立即停用洋地黄类制剂和排钾利尿药。

（2）快速心律失常的处理：补钾、补镁。室性心律失常患者可用利多卡因纠正。

（3）缓美西律失常的处理：可用阿托品或异丙肾上腺素救治。

（4）特异性地高辛抗体的应用。

3.使用利尿药的注意事项

（1）注意利尿效果的同时，尽量避免和随时处理利尿药所引起的不良反应。

（2）每日监测患者体重，以每日晨起空腹体重为佳。

（3）准确记录患者的出、入量，尿量应另外注明。

（4）大量利尿者，应监测血压和脉搏。

（5）定期测定血电解质及肾功能，以便及时发现水、电解质紊乱与酸碱失衡，并能及时予以纠正。

第二十节　高血压危象及高血压脑病

高血压危象（hypertensive crisis）是指在高血压病程中，由于某种诱因在或长或短时间内使血压急剧升高，病情急剧恶化，引起一系列神经血管加压性危象症状，并随之而来的体液反应。

高血压脑病（hypertensive encephalopathy）是一种血压急剧升高引起的一种暂时性全面脑功能障碍综合征。表现为脑功能的亚急性病变，脑部发生多处小血栓和脑水肿，是高血压患者脑部出现危象的严重状态。由于脑小动脉在持久而严重的痉挛后出现波动性或强制性扩张，脑循环急性障碍，导致脑水肿和颅内压升高，引起一系列临床表现。

【疾病分类】

高血压危象可按其有无急性靶器官损害分为两类。

1.高血压急症　急进性/恶性高血压伴有心、脑、肾、眼底的损害，需住院和进行胃肠外药物治疗。

2.高血压次急症　急进性/恶性高血压无心、脑、肾、眼底的损害，应立即进行抗高血压药联合治疗，不能明确区分时，应按前类处理。

【治疗原则】

1.应掌握血压下降的幅度和速度　高血压患者血压自动调节功能受损，在短期内将血压降至正常，会导致重要器官的供血不足，应采取逐步控制性降压，即开始的2～3小时将血压降至比急诊前动脉血压低25%左右，如果降压后发现有重要器官的缺血表现，血压降低幅度应更小些，在随后的1周内再将血压逐步降到正常水平。降压切忌过急、过低。降压的幅度取决于临床情况。

2.用药个体化　可用的降压药物和剂型不断增多，但须依据临床表现和病情的紧急程度选择药物及给药途径（口服或胃肠外给药）。接受胃肠外药物治疗的患者应该接受持续的血压监测，血压降幅应根据高血压危象的类型和患者的其他特性而定，实行个性化。降压时应考虑患者的年龄、高血压的程度、病前的血压状况、靶器官的受损程度。降压药物应遵循从小剂量开始的原则，根据个体对降压药的反应情况，酌情逐步增加剂量。老年患者降压不宜过快。

3.降压的目标和途径　高血压急症出现时，应在2小时内将血压降至目标值。根据患者临床表现和辅助检查判断属急症或次急症。高血压急症采用静脉途径给药。

【常用药物】

1.药物的选择 根据病因、靶器官的功能状况和受损程度选择合适的降压药物，高血压合并急性心力衰竭时首选硝普钠，辅以利尿药。高血压合并糖尿病。肾功能不全时应选用ACEI类药物，患者有支气管痉挛、慢性阻塞性肺气肿和心动过缓时应避免用β受体阻滞药。

2.口服降压药在高血压危象中的应用 卡托普利是国内外最早用于临床的ACEI类药，口服吸收快，舌下含服25mg，15分钟起效。舌下含服硝苯地平缓释剂治疗高血压危象已被广泛应用。

3.硝酸酯类气雾剂治疗高血压危象 舌下含服，具体方法是气雾剂给药剂量为1.25mg，15分钟后若平均动脉压下降<15%时，再给予同样剂量1次。

4.静脉给药和口服用药的联合和衔接 高血压危象时为达到迅速的降压通常应需静脉给药，静脉降压作用迅速，但撤药后反弹，在静脉用药6～12小时宜加服口服降压药，防止停药后血压回升，保证后续的降压效果。

【监护数据】

1.迅速降低血压 应在1～2小时将平均动脉压降低25%左右，可选用硝普钠50～100mg加入5%～10%的葡萄糖250～500mL中静脉滴注，开始速度缓慢，视血压和病情可逐渐加量。乌拉地尔也是治疗高血压的首选药物，作用强，起效快，但维持时间短。

2.控制抽搐 凡抽搐患者可用安定10～20mg静脉推注，必要时30分钟后再注射1次，直至抽搐停止，和(或)10%水合氯醛10～15mL保留灌肠或苯巴比妥钠0.1～0.2g肌内注射。

3.降低颅内压，减轻脑水肿 高血压脑病时应治疗颅内压增高所致的脑水肿，特别是血压已降到预期水平，仍有颅内压增高时，要及时给予降颅压药物。①可选用的药物有20%甘露醇250mL或25%山梨醇250mL快速静脉滴注，每隔4～6小时重复1次。②肾功能不全者，可选用甘油果糖250mL静脉滴注或用呋塞米40～80mg加入50%葡萄糖20～40mL静脉推注。③曲克芦丁0.8～1.2g溶于5%葡萄糖注射液中静脉滴注。

【护理要点】

1.建立静脉通路　迅速建立静脉通路是治疗的重要措施，但一定要注意控制输液速度，不宜过快、以免造成脑供血不足和血流量下降，引起休克，如患者出现出汗、头痛、心悸等症状时，应立即停止滴注，迅速报告医生进行处理。

2.严密观察生命体征　观察患者血压、脉搏、呼吸、心率、神志、瞳孔、尿量的变化情况，防止并发症的发生。在用药时要特别注意观察血压的变化，血压不宜降得过快、过低，1～2小时要测量次血压。以便掌握血压波动情况。如发现异常情况要立即报告医生。对神志不清或烦躁不安、抽搐的患者应加床挡，防止坠床，除去义齿，于上下齿之间置牙垫，以防咬破舌头，保持呼吸道通畅。

3.合理膳食　给予低盐低脂，营养丰富，易消化饮食，要少量多餐，不宜过饱，要多食新鲜的蔬菜、水果保持大便通畅。对便秘患者给予开塞露纳肛或口服缓泻药，并告知患者及家属，排便时不要用力，以免造成血管收缩，颅内压增高，加重病情。

4.用药的观察　注意观察降压药物的疗效和不良反应，严格按规定调节剂量与速度。了解病情及治疗方案，告知患者所用药物的名称、剂量、服药方法及可能出现的副作用，如患者一旦出现不良反应，立即报告医师以便及时处理。老年人对体液缺乏及交感神经抑制较敏感，因此，用药时应密切观察有无低血钾、低血压发生。许多降压药物可引起直立性低血压，常于患者坐起、站立时发生。为防止出现直立性低血压，降压药物应从小剂量开始，逐渐加量，服药后患者卧床2～3小时，测量并记录卧、立位的血压，计算两者的差异，嘱患者变换体位时动作应慢，站立时间不宜过长，如果出现症状立即平卧，以免突然倒地发生意外。必要时护士协助患者起床，待坐起片刻后方可下床活动。

5.心理护理　对高血压危象患者必须做好安慰解释工作，避免恶性刺激，以免情绪波动而使病情加重。危象期后，告诉患者平时要坚持服药、随时就诊、培养自我控制能力，使血压维持在稳定状态。

（六）高血压的健康教育

高血压患病率18.8%，而高血压的知晓率30.2%，治疗率4.7%，控制率6.1%，所以健康教育是重点。研究表明，居民健康意识提高绝对是高血压的一个保护性因素。

1.增进高血压患者的自我保健意识　可通过定期组织健康讲座、办生动形象的板报、发健康教育资料、出院后提供健康咨询等多种形式进行。满足高血压患者及其家属对疾病有关信息的需要，提高健康知识水平，提高他们在医疗保健过程中的主动性和参与性，消除其紧张的心理情绪。同时适宜地向患者宣传自我保健的方法，如：保持心情愉快、遵医嘱服药、戒烟酒、劳逸结合、注意饮食搭配等。

2.重视非药物治疗　高血压患者应积极改变不良的生活方式和行为，首先要控制体重，减少总热量的摄入，特别是高脂肪和高糖饮食。其次是增加体育锻炼的时间和机会。合理饮食也是非常重要的，要低脂、低盐饮食，多吃新鲜蔬菜和水果。

3.做好用药指导　为预防靶器官的损害应坚持定时服用降压、镇静等药物，即使血压降至正常也不能擅自停药。服药的剂量应遵医嘱，不可随意增加，以防因血压降得过低而致重要脏器供血不足。如果血压降至正常以下则须在医生指导下减药或暂时停药。如出现头痛、恶心、呕吐、视物模糊等应及时到医院就诊。

4.随访和监测　应每月随诊或定期随访，检测血压和各种危险因素，调整用药直至达到目标血压。

5.教会患者和家属测量血压的方法　帮助患者选择一个较可靠且准确的血压计，帮助患者掌握测量方法和读数，每天在固定时间与条件（睡醒或睡前）下测量与记录，不要多次测量，不要经常更换血压计，以比较治疗效果，为继续治疗提供参考。

第二十一节　呼吸衰竭

呼吸衰竭（respiratory failure）是由于肺通气不足、弥散功能障碍和肺通气/血流比失调等因素，使静息状态下吸入空气时出现低氧血症和（或）CO_2潴留，从而引起一系列生理功能和代谢紊乱的临床综合征。

在海平面大气压下，于静息条件下呼吸室内空气，并排除心内解剖分流和原发于心排血量降低等情况后，动脉血氧分压（PaO_2）低于60 mmHg，或伴有CO_2分压（$PaCO_2$）高于50 mmHg，即为呼吸衰竭。

一、监护要点

呼吸衰竭发生时可在原有基础疾病的症状和体征上又出现缺氧或伴高碳酸血症的症状和体征，其诊断主要依靠血气分析。

（一）临床症状的监护

（1）呼吸困难往往是临床最早出现的症状，并随呼吸功能减退而加重。表现为呼吸频率、节律和幅度的改变。

（2）发绀是缺O_2的典型症状。发绀主要取决于缺氧的程度，也受血红蛋白量、皮肤色素及心功能状态的影响。

（3）精神神经症状 急性呼吸衰竭可出现精神错乱、狂躁、昏迷、抽搐等症状，而慢性缺O_2早期多以智力或定向功能障碍而容易被忽视，严重CO_2潴留引起中枢抑制之前常出现失眠、烦躁、躁动等兴奋症状，因此临床上需要特别注意观察患者的细微变化，此时切忌用镇静或安眠药，以免加重CO_2潴留，发生肺性脑病。

（4）循环系统症状 严重缺O_2和CO_2潴留引起肺动脉高压，可产生右侧心力衰竭，临床可见肺源性心脏病及左侧心力衰竭体征。

（5）消化和泌尿系统症状 可有食欲减退甚至厌食，也可出现恶心、呕吐、腹胀、黑粪、呕血；检查可见口腔黏膜糜烂、溃疡、黄疸、肝大及触痛。水肿、蛋白尿也常见。

2.氧疗患者的监护

氧疗在呼吸衰竭时是可以挽救生命的关键治疗手段之一。吸入最低浓度氧以能使。PaO_2保持在60～80mmHg比较适合。

（1）氧疗方法：按氧流量的大小，临床上将氧疗分为高流量和低流量两种方法。吸氧浓度（%）=21+4×氧流量（L/min）。

①高流量氧疗：吸入氧浓度＞50%为高浓度氧疗，但时间过长可引起氧中毒，对严重急性缺O_2无CO_2潴留者可短期应用。预防氧中毒的主要措施是有效控制吸入氧气的浓度和时间。在常压下，吸入25%～40%的氧气是安全的。

②低流量氧疗：慢性呼吸衰竭急性加重的患者其缺O_2常伴CO_2潴留，应采取低流量持续吸氧，若吸入高浓度氧，氧分压迅速上升，减轻或消除缺氧的外周化学感受器反应，必将减少通气，使CO_2蓄积加重，发生中枢CO_2麻痹，出现肺性脑病。

（2）症状和体征的观察和评估：密切观察患者精神神经症状，发绀程度，呼吸模式、频率和幅度，心率，皮肤温、湿度等体征变化。

（3）动脉血气分析：评价动脉血氧合的良好指标，是临床最常用的准确而简便的主要监测指标。采血后标本不宜在空气中久置，应立即送检。

（4）血氧饱和度持续监测：该方法简便而无创伤，测试探头可放置于指尖或耳垂，持续监测。

3.机械通气患者的监护

（1）机械通气期间的护理：

①密切观察病情和生命体征的变化，观察两侧胸部运动的幅度、两侧呼吸音是否对称、有无一侧肺不张。

②熟悉呼吸机的性能和特点，做好各项监测指标的记录，并根据监测值和病情及时调整呼吸机参数。

③观察患者呼吸与呼吸机是否同步。

④保持呼吸道通畅、及时清除呼吸道分泌物。

⑤保持适当的室内温、湿度并持续气道加温加湿，以保证痰液容易咳出或吸出。呼吸机湿化器内蒸馏水的温度控制在32～35℃，气道24小时湿化量应达250mL。

（2）呼吸机报警监护　当呼吸机报警时，如果不能立刻明确报警原因或虽已明确报警原因一时却难以排除时，应立刻使患者脱离呼吸机，给予简易呼吸器维持呼吸，然后协助医师进行报警原因的检查及进一步处理。常见原因及简要处理方法如下。

①气道高压报警：a.人机对抗，应适当调整呼吸模式和参数，给予镇静、止痛药，必要时使用非去极化肌松药打消自主呼吸。b.分泌物沉积，痰栓形成，应及时吸出气管内分泌物，必要时取出气管内套管清洗或更换气管插管。加强气道湿化，督促翻身、叩背，鼓励咳嗽排痰。c.呼吸机螺旋管内积水，应及时清除积水，将积水器放置于最低位。d.橡皮气管套管外气囊脱落至患者气管，应立即将气囊放气并拔除气管套管。e.气管插管插入过深至支气管，应调整气管插管位置。

②气道低压报警：a.管道连接部位脱落或漏气时，检查所有呼吸管路接头是否连接紧密，管道有无损坏，必要时更换。b.气管套管气囊漏气，气囊放气后，重新用注射器充气满8mL，若充气后又很快漏气表明气囊破裂，应及时更换气管插管或气管套管。

③通气不足报警：管道和气道因素，如管道漏气、连接部位脱落、气管套管气囊破坏。

（3）机械通气常见并发症的监护

①呼吸系统并发症：a.低碳酸血症：常因每分通气量过大，$PaCO_2$迅速下降，致碱

中毒、抽搐和血压下降所致。及时调低每分通气量，必要时用镇静药。b.通气不足：由于通气回路漏气或通气量设置偏低导致。经常监测通气机工作状况和通气效果，及时发现和处理问题。c.肺不张：通气不足，痰液堵塞，气管插管进入支气管所致。及时去除病因，强化气道护理，加用PEEP或叹气。d.肺部感染（呼吸机相关性肺炎）：常因交叉感染，胃肠道反流和误吸所致。强化消毒隔离和气道护理措施，合理选用抗生素治疗。

②气压伤：气胸、皮下和纵隔气肿，气体从气管造口溢出进入纵隔，致间质肺气肿，纵隔气肿，高压气胸等。应对因预防，如有肺大疱者应低压通气。临床可疑者应摄胸片。

③循环系统并发症：a.低血压、休克、心排血量减少：气道平均压过高，血容量不足，使用镇静药所致。及时补足血容量，采用尽可能低的吸气压，缩短吸气时间，减少呼气阻力。b.心律不齐：酸中毒、缺O_2、CO_2潴留、电解质紊乱、茶碱或洋地黄类药物毒性反应等。积极寻找病因，对因治疗。

④消化系统并发症：机械通气导致的消化道并发症主要有腹胀、应激性溃疡等，防治方法主要为持续胃肠减压、肛管排气、使用胃黏膜保护药等。

（4）使用呼吸机的撤机指征　当原发病或诱发因素得到控制，通气功能和换气功能均有明显改善时则需做好撤机准备。基本条件为：①患者一般情况好转和稳定；②呼吸功能明显改善；③酸碱失衡得到纠正，水、电解质平衡；④肾功能基本恢复正常；⑤向患者讲明撤机的目的和要求，患者能够予以配合。

【监护数据】

1.一般临床监护数据

（1）动脉血气分析　海平面平静呼吸空气的条件下，若$PaCO_2$正常或下降，PaO_2 <60 mmHg提示Ⅰ型呼吸衰竭（低氧血症型呼吸衰竭）；若$PaO_2<60$ mmHg，同时出现$PaCO_2>50$ mmHg提示Ⅱ型呼吸衰竭（低氧血症伴有高碳酸血症型呼吸衰竭）。

严重CO_2潴留可引起血液pH下降，可导致细胞外液K^+浓度增高，表现为酸中毒高钾；一旦出现pH<7.20，则引起心肌收缩无力，心排血量下降。

（2）血氧饱和度（SaO_2）监测　缺氧可导致患者SaO_2下降。当$SaO_2<85\%$或PaO_2 <6.67 kPa（50 mmHg）时，可在口唇、指甲处出现发绀。

（3）呼吸　最早引起呼吸频率增快、呼吸表浅、鼻翼扇动，有时也可表现为呼吸节律的紊乱，严重者出现呼吸抑制。

（4）心率、心律　缺氧早期表现为心率加快，频率常＞100次/min，当心肌损伤不可逆时，心率变慢，重症患者出现心悸、心律失常等症状。

（5）血液检查　细菌感染见白细胞数增高，分类中性粒细胞比例增高。

（6）痰培养可见致病菌　大多数为革兰阴性杆菌、耐甲氧西林金黄色葡萄球菌（MRSA）和厌氧菌。

2.机械通气患者监护数据

（1）参数设置　合理设置参数以获得合适的通气，保持适宜的氧分压和二氧化碳分压。

①潮气量（Vt）：成人8～12mL/kg，儿童5～6mL/kg，避免过大以减少气压伤。

②呼吸频率（F）：成人12～16次/min，一般新生儿40～50次/min，婴幼儿30～40次/min，年长儿20～30次/min。

③呼吸时间比（I/E）：阻塞性通气功能障碍者，选择1∶2.0～2.5；限制性通气功能障碍者，选择1∶1.0～1.5；机械通气早期一般应慎用反比呼吸（1.5～2.0∶1）。

④吸入氧浓度（FiO_2）：一般选用40%～60%，不宜超过60%，长时间吸入高浓度氧会导致氧中毒。

⑤呼气末正压（PEEP）：一般低于15cmH_2O，逐步增加，逐步减少，过高的PEEP对循环影响大，也易造成气压伤。

（2）报警设置

①压力（高和低压）报警：分上限和下限，主要用于对气道压力的监测。一般高压设定在正常气道最高压上5～10cmH_2O水平；低压下限设定在能保持吸气的最低压力水平。

②低PEEP或CPAP水平报警：设置报警参数时，以所应用的PEEP或CPAP水平为准。

③FiO_2报警：根据病情，一般可高于或低于实际设置FiO_2的10%～20%。

【常用药物】

1.抗感染药物治疗　抗生素应用原则是广谱、足量、及时。常用第二、三代头孢菌素药物与氨基糖苷类药或奎诺酮药联合应用。

2.呼吸兴奋药治疗　由于呼吸中枢兴奋药可使机体耗氧量增加，应用前提是保持呼吸道通畅，并适当增加给氧浓度，如尼可刹米（又名可拉明）1.5g与5%葡萄糖液500mL缓慢静脉滴注，可兴奋呼吸中枢，其偶可出现皮肤瘙痒，烦躁等不适症状。

3.支气管扩张剂　常选用口服或吸入性用药，如沙丁胺醇溶液雾化吸入等或静脉应用茶碱、β_2受体激动药（参见重度哮喘药物治疗）。

4.纠正酸碱失衡　当pH＜7.20，静脉推注5%碳酸氢钠40～60mL，以后根据动脉血气分析结果酌情补充。

5.合理使用利尿药　呼吸衰竭伴右侧心力衰竭时，小剂量短程、间隙、联合使用排钾和保钾利尿药。使用利尿药过程中注意补钾，并尽量安排患者日间服用。

6.适度强心药治疗　以快速、小剂量（常规剂量的1/3～1/2）为给药原则。西地兰0.2～0.4mg加入葡萄糖20mg中缓慢静脉推注，能增强心肌收缩力，减慢心率，其副作用为：患者对洋地黄类强心药耐受性很低，易中毒。

【注意事项】

1.保持呼吸道通畅

（1）采取正确的体位：患者头部取侧卧位，颈部后仰，将下颌抬起，但对颈部有损伤的患者不适宜。

（2）清除呼吸道分泌物：指导患者有效咳嗽、咳痰，痰黏稠者加强湿化，必要时建立人工通道吸引。

2.用药护理　加强抗生素治疗时双重感染的预防和观察，并尽早行痰培养及药敏试验，明确致病菌和敏感抗生素。

第二十二节　重度哮喘

急性重症哮喘是指气喘、咳嗽、胸闷突然加重或在原有基础上进行性加重，常规吸入和口服平喘药物，包括静脉滴注氨茶碱等药物，仍不能在24小时内缓解者，又称“哮喘持续状态”。

【护理要点】

1.临床症状的观察

（1）呼吸哮喘重度发作时，患者呼吸模式、呼吸频率、呼吸深浅度均可发生改变。表现为静息状态下仍有严重的喘息、呼吸浅速，大多呈强迫前弓位端坐呼吸、大汗淋漓。

（2）神志重度哮喘发作的患者大多处于焦虑、烦躁甚至恐惧状态，随着二氧化碳潴留的加重，患者常从兴奋转为抑制，病情严重者可出现意识模糊，甚至昏迷。

（3）语言　重度发作患者一般能发出单字音节，随着病情加重则完全不能发声。

（4）胸部体征　明显三凹征，一旦出现胸腹矛盾运动提示病情十分严重。

（5）发绀哮喘患者发绀出现较晚，一旦发生即提示病情已相当严重。

2.并发症的监护

1.气胸和纵隔气肿　表现为重度哮喘发作虽经积极治疗临床症状无改善，出现胸骨后疼痛、呼吸困难、发绀加重甚至休克征象，肺部叩诊呈鼓音或胸部X线片证实气胸；纵隔气肿者头颈部出现皮下气肿，触诊踩雪音。自发性气胸患者应立即行闭式引流，纵隔气肿者则皮下切开引流使气体排出。

2.急性呼吸衰竭　气道感染未及时控制、糖皮质激素应用不足、不适当氧疗、痰栓等致气道阻塞、肺不张，均可引起急性呼吸衰竭。此时可以试用鼻（面）罩等无创伤性通气方式，如无效则尽早气管插管行机械通气。

3.黏液痰栓阻塞气道　患者表现为脱水明显、痰液黏稠，气急、发绀明显加重，两肺哮鸣音、呼吸音逐渐减低甚至消失。此时应及时纠正脱水、稀释痰液，并积极行叩背等物理治疗促进气道分泌物排出，必要时予支气管肺泡灌洗术。

【监护数据】

1.动脉　血气$PaCO_2>45mmHg$，$PaO_2<60mmHg$，$SaO_2<90\%$，肺功能PEF $<100L/min$。

2.呼吸　频率>30/min，明显三凹征，两肺哮鸣音响亮。

3.心率　常随着哮喘病情的加重而加快，频率>120次/min。若一重度哮喘患者的心率由120次/min以上突然变慢，甚至低于正常时，多为病情加重，是即将出现心搏骤停的先兆。

4.奇脉　严重气道阻塞时有“肺性奇脉”，即吸气与呼气期肱动脉收缩压差>25mmHg。

5.血液检查　发作时可有嗜酸性粒细胞增高，但多不明显，如并发感染可有白细胞数增高，分类中性粒细胞比例增高。

6.心电图　可出现心动过速，肺型P波。

7.肺功能　峰流速（PEF）是一项有价值的指标。PEF昼夜变异率＞30%时，提示气道反应性增高，有致命性重度哮喘发作的危险性；PEF＜100L/min为重度哮喘发作；PEF＜60L/min时提示气道阻塞的严重程度已足以引起窒息。

【常用药物】

1.糖皮质激素是控制和缓解哮喘严重发作的中药治疗措施，其应用激素的原则是足量、短程、经静脉给药。

2.茶碱用药期间应注意监测茶碱浓度，与β_2受体激动药联用时适当减少剂量以防诱发心律失常；警惕西咪替丁、大环内酯类和喹诺酮类药物对茶碱清除率的影响；老年人，婴幼儿，心、肝、肾功能障碍及甲状腺功能亢进症患者慎用。

3.β_2受体激动药　是控制哮喘急性发作的首选药。严重高血压、心律失常及近期心绞痛发作患者禁用沙丁胺醇。

4.抗胆碱能药　溴化异丙托品溶液与β_2受体激动溶液同时雾化吸入疗效更好。

5.纠正酸中毒　严重的缺氧可引起代谢性酸中毒，使患者的支气管对平喘药的反应性降低。可用5%碳酸氢钠静脉滴注或缓慢静脉推注，应避免形成碱血症。所需5%碳酸氢钠毫升数=[正常BE（mmol/L）-测定BE（mmol/L）]×体重（kg）×0.4。

6.抗生素重度哮喘发作患者气道阻塞严重，易产生呼吸道和肺部感染，可酌情选用广谱抗生素静脉滴注。

【注意事项】

1.神志　密切观察患者神志变化，重症哮喘发作时患者常伴呼吸衰竭，可出现嗜睡、意识模糊，甚至昏迷。

2.呼吸　注意呼吸频率、节律、深浅度和用力情况。当一名重度哮喘发作患者的哮鸣音突然降低或消失，但其发绀和呼吸困难更为严重时，常提示病情危重，应及时查明原因对症治疗。

3.氧疗护理　一般吸入氧浓度25%～40%，如患者低氧血症明显，且$PaCO_2$＜35mmHg，则可面罩给氧；当吸入氧浓度＞50%时，则应严格控制吸入氧浓度和高浓度氧疗时间，使PaO_2＞50mmHg，注意预防氧中毒。由于哮喘患者均存在气道高反应性，因此，吸入的氧气应充分加温、加湿，以免加重气道痉挛。

4.急救准备　当持续氧疗及药物治疗不能改善低氧血症时，应做好气管插管及呼吸机治疗准备。

第二十三节　肺栓塞

肺栓塞是内源性或外源性栓子堵塞肺动脉引起肺循环障碍的临床和病理生理综合征。肺栓塞包括肺血栓栓塞症、脂肪栓塞综合征、羊水栓塞、空气栓塞等。

肺血栓栓塞症可发生于单侧，也可发生于双侧，右肺多于左肺，下肺多于上肺。最常见的肺栓子通常是在某侧下肢或盆腔静脉形成的血栓。肺栓塞的临床表现无特异性，症状和体征的发生率和程度变化不定，取决于肺血管堵塞范围的大小、发生肺梗死与否以及患者栓塞前的心功能状态。小的血栓栓塞可无症状。

【护理要点】

1.临床症状的观察

（1）呼吸困难及气促：为肺血栓栓塞症最常见的症状。常于活动后出现或加重，静息时可缓解或减轻。特别要重视仅表现轻度呼吸困难的患者。

（2）胸痛：可见于大多数肺血栓栓塞症患者，包括胸膜炎性胸痛和心绞痛样疼痛。胸膜炎样胸痛较多见，其特点为深呼吸或咳嗽时疼痛明显加重，它提示应注意有无肺梗死存在。

（3）咯血：见于约1／3的患者，是提示肺梗死的症状，多发生于肺梗死后24小时内，常为小量咯血，大咯血少见。

（4）烦躁不安、惊恐甚至濒死感：见于约半数患者，发生机制不明，可能与胸痛或低氧血症有关。

（5）咳嗽：多为干咳，或有少量白痰。

（6）晕厥：可为肺血栓栓塞症的唯一或首发症状，其主要原因是大块肺血栓栓塞阻塞50%以上的肺血管，使心排血量明显减少，引起脑供血不足。

（7）腹痛：肺血栓栓塞症状患者有时诉腹痛，可能与膈肌受刺激或肠出血有关。偶见诉腰痛者。

（8）右心负荷增加的体征：因颈静脉充盈、搏动及下肢深静脉血栓所致的肿胀、压痛、僵硬、色素沉着和浅静脉曲张等。

临床上有时出现所谓“肺梗死三联征”，即同时出现呼吸困难、胸痛及咯血症状。临床发现患者有以下表现时，提示病情加剧，应及时报告医师处置：①突然出现剧烈胸痛、呼吸困难、发绀、濒死感；②咯血量较大；③很快出现休克的临床表现：如血压下降，血压低于80/50mmHg或测不出，伴有四肢厥冷、面色苍白、口唇发绀、烦躁不安、昏迷、尿少或无尿；④有右侧心力衰竭的临床表现；⑤辅助检查提示堵塞的肺段>15个。肺栓塞发病后的1~3日最危险，患者应收入监护病房，连续监测血压、心率、呼吸、心电图和动脉血气等。

2.深静脉血栓形成的监护

由于绝大多数肺血栓栓塞症的血栓来源于深静脉血栓形成，临床必须关注是否存在深静脉血栓形成的症状和体征，特别是下肢深静脉血栓形成的症状和体征。如患肢肿胀、周径增粗、疼痛或压痛、皮肤色素沉着，行走后患肢易疲劳或肿胀加重，特别是双下肢不对称性肿胀尤应重视。可以通过测量两侧下肢的周径来评价其差别。

【监护数据】

1.胸部X线检查　多有异常表现，但缺乏特异性。

2.心电图改变　多为一过性的，动态观察有助于本病的诊断。

3.肺通气/灌注扫描　是安全、无创及有价值的肺栓塞诊断方法。典型征象是呈肺段分布的肺灌注缺损，并与通气显像不匹配。

4.螺旋CT和电子束CT造影　能够发现一段以上肺动脉内的栓子，是确诊的手段之一。

5.肺动脉造影　是诊断肺栓塞最可靠的方法。有价值的征象：①肺动脉内充盈缺损；②肺动脉分支完全阻塞（截断现象）；③肺叶无血流灌注；④肺动脉分支充盈和排空延迟。肺动脉造影检查有一定危险性，特别是并发肺动脉高压的患者，致残率为1%，病死率为0.01%~0.5%。

6.磁共振成像　适用于碘造影剂过敏的患者。

【常用药物】

1.常用的溶栓治疗方案　安全有效的溶栓治疗达到去除血栓的目的。

2.常用的抗凝治疗方案　抗凝治疗的初期使用肝素，以后用华法林维持。使用过程中应注意监测血小板计数，若出现血小板迅速或持续降低达30%以上，或血小板计数<100×10^9/L，应停止抗凝治疗。

【注意事项】

1.预防静脉栓塞发生的诱因　预防肺栓塞主要应预防下肢深静脉血栓的形成。指导长期卧床患者及手术后患者下肢功能锻炼、穿弹力长筒袜、避免经下肢静脉输液等。

2.加强药物疗效及不良作用观察　进行抗凝治疗和溶栓治疗时，应用输液泵或微量泵控制用药速度和用药量。有出血性疾病或活动性出血者禁用肝素治疗；服用抗凝药的患者停用任何含阿司匹林的药物，以免进一步损害止血机制。

3.并发症的防治　当出现注射部位瘀斑、镜下血尿、牙龈出血或凝血时间超过60分钟时，提示抗凝后出血表现。如发生大出血则用鱼精蛋白中和肝素的抗凝作用。

第二十四节　重型颅脑外伤患者的监护

颅脑损伤由于伤及中枢神经系统，其病死率和致残率均明显高于其他部位。无论在平时还是战时，颅脑损伤的发生率都较高，可占全身各部位伤的20%，仅次于四肢骨折，居第2位。对颅脑损伤进行及早诊治和加强护理是提高其救治效果的关键。

【护理要点】

（一）伤情的监测

（1）伤情判断：

①脑挫裂伤：脑挫裂伤是指头部外伤所致脑实质损伤，为脑挫伤和脑裂伤的统称。

②脑干损伤：当外力作用于头部时，不论是直接还是间接暴力，均可引起脑干损伤。脑干损伤分原发性和继发性两种，伤后即刻发生，可为脑干挫伤或有小的出血灶。继发性脑干损伤为颅内血肿、脑挫裂伤、脑水肿等引起颅内压增高，脑疝压迫脑干使其发生缺血性损害所致。

③硬膜外血肿：硬膜外血肿是由于头部外伤颅骨骨折，硬膜外中动脉断裂或颅骨板障与其他组织出血，血积存在颅骨表面与硬脑膜之间，形成血肿。

④急性硬脑膜下血肿：头部被高速撞击后，脑组织在硬脑膜之间产生加速运动，撕裂了横跨于脑皮质表面与静脉窦之间的桥静脉或因脑挫裂伤后，皮质血管破裂出血，流入硬脑膜下隙或颅骨凹陷骨折碎骨片刺破硬脑膜窦伤及脑组织造成急性硬脑膜下血肿。

⑤脑内血肿：外伤性脑内血肿常合并脑挫裂伤，并多与同一部位硬脑膜下血肿伴发。少数血肿破入脑室，形成脑室内出血。

⑥多发性颅内血肿：头部外伤后，颅内非同一部位，出现多个血肿，或同一部位

发生不同类型血肿，称为多发性颅内血肿。

（2）伤情分型：

①格拉斯哥昏迷分级计分法：是检查颅脑损伤患者的睁眼反应、言语反应和运动反应三项的指标，确定这三项反应的计分后，再累计得分。

②GCS计分按伤情轻重分为三级，并划分出特重型。

轻型：13～15分，伤后昏迷时间20分钟以内。

中型：9～12分，伤后昏迷时间20分钟至6小时。

重型：3～8分，伤后昏迷时间6小时以上，或在伤后24小时内出现意识情况恶化并昏迷6小时以上。

特重型：计分3～5分，深度昏迷，对上述三项检查指标基本无反应。

2.意识的监测

意识状态反映了大脑皮质和脑干网状结构的功能状态。意识障碍是重型颅脑损伤患者最常见的变化之一。意识障碍的程度及变化趋向可提示患者病情的轻重及变化趋势。观察意识状态通常可通过对话、呼唤姓名、判断力、记忆力、定向力来判断。对不合作的患者可通过测试睫毛反射、角膜反射、压眶反射等，看患者有无呻吟、吞咽及咳嗽反射来判断意识障碍的程度，亦可通过检查神经系统病理特征来判断。目前国际上仍然采用格拉斯哥（Glasgow）昏迷评分法判断伤员意识状态。总分15分，最低3分。分值越低，意识障碍程度越重。

3.瞳孔的监测

瞳孔的变化可以提示颅脑损伤的情况，有助于了解受伤脑在哪侧，并估计预后。瞳孔的细小变化也往往提示病情变化，因此瞳孔情况是重型颅脑损伤患者的重点观察内容之一，包括瞳孔的大小、对光反应和两侧瞳孔是否对称。

4.生命体征的监测

重型颅脑损伤患者颅内压严重增高时，早期表现为脉缓而洪大、呼吸深而慢、血压升高；晚期出现脉搏快而弱、呼吸缓慢、血压下降。生命体征中，反映继发性脑损伤的以呼吸的变化最为敏感。重型颅脑损伤对呼吸功能的影响主要机制如下：①损伤直接导致中枢性呼吸障碍。②损伤间接影响呼吸道，使其发生黏膜下水肿、出血，而意识障碍者咳嗽和吞咽功能低，不能主动排出呼吸道分泌物，引起呼吸道梗阻性通气障碍。③损伤引起肺部充血、水肿，致换气功能障碍，呼吸衰竭是重型颅脑损伤患者常见的死亡原因。

5.肢体运动的监测

一侧额叶广泛脑挫伤范围引起对侧上下肢瘫痪，如损伤在深部靠近内囊处，除对侧肢体偏瘫外，还有同侧偏盲和偏身感觉异常。大脑皮质受刺激可致一侧或两侧肢体抽搐。

6.血糖水平的监测

重型颅脑损伤24小时后常出现高血糖，高血糖可进一步破坏脑细胞功能，因此对它的监测非常重要。监测血糖水平的方法是每天抽血查血生化了解血糖浓度，并用简便血糖监测仪和尿糖试纸测血糖和尿糖，每日4次。颅脑损伤后应预防性应用胰岛素。

7.颅内压的监测

颅内压监护是采用传感器和监护仪连续测量颅内压以观察颅内压动态变化的方法。可以了解颅脑伤后颅内压的状态，在颅脑损伤的诊断、治疗和预后判断方面都有较大的参考价值。

8.体温监测

体温监测包括持续脑温（中心温度）、肛温，食管温度或体表温度监测法和间歇性腋下温度测量法。重型颅脑损伤患者的脑温和肛温进行的持续监测，发现这类患者在伤后脑温和肛温均明显升高，脑温比肛温高0.8～1.2℃。

9.氧饱和度的监测

要求维持氧饱和度在90%以上并监测血液pH。

10.亚低温治疗的监测

脑温监测及降温程度：在亚低温治疗中，正确监测脑温至关重要。其测量方法分为直接测量法和间接测量法。直接测量法准确可靠，是一种理想的脑温监测方法，经钻颅将脑温探头插入脑实质内或经脑室造口将探头放于脑室中，通过半导体温度显示装置监测脑温变化。

【监护数据】

1.心电监护

（1）心率和心律颅脑损伤患者可产生复杂的心电图变化，心电图可显示心率、心律及心肌缺血征象。最常见的心电图变化为窦性或室性心律不齐，重者房室传导阻滞T波低平，S–T段延长等。一般，心率应保持在60～100次/min，如超过130次/min

或低于60次／min，则可能影响血流动力学，影响脑供血。

（2）血氧饱和度监测方法有间歇性血气分析测定动脉血氧饱和度（SaO_2）法和持续性脉搏血氧饱和度（SpO_2）监测法。SpO_2应保持在95%～100%（$PaO_2>80$ mmHg）水平。

（3）呼吸功能监护　重型脑损伤常导致呼吸中枢抑制，发生呼吸障碍。通常呼吸频率为10～30次／min，呼吸频率超过30次／min即为呼吸过快；呼吸频率少于10次／min为呼吸过慢。动脉血气分析：在呼吸监测中有十分重要的价值，用于直接测定PaO_2和$PaCO_2$。$PaCO_2$直接反映肺泡通气状态，正常参考值35～45 mmHg，低于30 mmHg为过度换气；而高于45 mmHg为CO_2潴留，说明肺通气功能不良，应及时处理。$PaCO_2$指示动脉血气氧的分压，正常参考值85～100 mmHg。重型颅脑损伤患者，要求维持氧分压在85 mmHg以上。低于80 mmHg为低氧血症，应及时处理；低于60 mmHg为严重低氧血症，属呼吸衰竭，应予支持呼吸等处理。

2.颅内压动态观察

（1）颅内压：正常颅内压为80～180 mmHg。病理情况下，当颅内压超过200 mmHg时，则会刺激硬脑膜、血管或脑神经，产生头痛。

（2）脑灌注压（CPP）：CPP是平均动脉压减去颅内压所得。重型颅脑损伤患者CPP应维持在70 mmHg以上，以70～80 mmHg为最理想，有利于提高患者生存质量和降低病死率。重型颅脑损伤患者病死率随CPP的下降而增高，CPP下降10 mmHg，病死率上升20%，当CPP＜60 mmHg，病死率升至95%。

【注意事项】

1.意识观察注意点　在临床护理观察过程中，要连续动态地观察患者的意识变化。例如：在深昏迷患者出现吞咽反射，提不病情好转。相反，清醒患者出现烦躁不安或嗜睡，大小便失禁昏迷加深，均提示病情恶化，多由于急性颅内压增高或伴脑疝所致，可能有颅内血肿形成。

2.生命体征观察注意点　重型颅脑损伤时，脑组织因有较重的缺血、缺氧，患者意识障碍，出现喷射性呕吐、视盘水肿和昏迷等症状，在护理过程中要仔细观察。如发现患者血压升高、脉缓或不规则、呼吸深而慢、潮式呼吸、窒息性呼吸等要予以重视，须警惕病情继续发展，出现脑干衰竭。如出现呼吸频率、幅度异常及病理性呼吸，应多方面从脑损伤和全因素分析病因，及时处理。

3.氧饱和度（SpO_2）监护注意点　在SpO_2持续监测过程中，SpO_2下降是缺氧的直接反映，引起SpO_2下降有机械性的故障以及呼吸和循环系统障碍等原因。一旦发现患者低氧血症等动脉血氧低下状态的变化，应予以相应的处理。一方面从伤情变化上考虑，解除因其伤情加重的原因；另一方面调整体位，改善呼吸，适时地应用机械通气辅助呼吸，以纠正缺氧状态。在护理操作中，应预防和减少SpO_2的下降，提高神经外科监护技术。当SpO_2下降出现报警时，应迅速查明原因，排除人为故障。切忌随手关掉报警。

4.ICP的监护注意点　颅内压监护的指征：①重型颅脑损伤（GCS≤8）及CT颅脑扫描有异常征象，无论术前或术后均适于颅内压监护；②轻型或中型颅脑损伤（GCS 9～15）伤后CT扫描复查发现损伤灶扩大，或有血肿，病情加重但尚不需手术的患者，可行颅内压监护；③伤后曾休克、低氧血症及高碳酸血症者，往往出现脑水肿加重及颅内压增高的趋势，颅内压监护也有价值。在ICP监测的过程中，ICP监护仪应用之前要校准，并注意观察并发症：ICP监护使用中出现的并发症包括感染、出血、仪器功能障碍、管道阻塞与移位。注意妥善固定，防止脱落。

5.亚低温治疗护理注意事项　亚低温治疗过程中护理工作十分重要，应当认真、仔细做好如下工作。①及时观察生命体征，尤其是呼吸情况，亚低温治疗是应用肌松药的同时，掌握好用呼吸机辅助呼吸。②在放置颅内压监护装置的情况下，动态观察颅内压的变化，防止脑灌注不足，维持脑压在20 mmHg以下，脑灌注压在70 mmHg以上。③在放置颅内监护装置的情况下，动态观察氧分压的变化，防止脑供氧不足，维持脑氧分压在15 mmHg以上。④观察、记录降温的时间，肌松药滴入的速度及肌肉松弛程度，根据脑温或肛温随时调节肌松药的滴速。⑤随时观察脑温、肛温传感器固定情况，防止脱落或滑出，影响测温效果。⑥连续动态心电监护，及时发现和防止心律失常。⑦每2小时定时翻身、按摩皮肤、减轻受压，改善低温下的血液循环，防止局部冻伤和压疮的发生；加强吸痰和拍背，一般为每30分钟1次，必要时随时吸痰，保持呼吸道通畅，加强呼吸道湿化。

6.补液注意点　对中、重型颅脑损伤，特别是对术后患者的输液管理十分重要。补液时应注意如下问题：①维持水、电解质平衡；②控制脑水肿；③保证适当的脑血流和组织氧化所需的补给；④输液速度不宜过快，24小时液体总量均匀输入。因脑外伤后多存在一定程度的水潴留状态，因此输液量不宜过多，一般应使患者处于轻度脱水状态为宜。基础补液量可在每日30～35mL／kg，还要考虑到患者引流量、尿量的多少以及是否使用呼吸机等，对补液量进行适当调整。

第二十五节　心脏直视术后监测与护理

体外循环是利用特殊人工装置将回心静脉血引出体外，进行气体交换、调节温度和过滤后，输回体内动脉的生命支持技术。目的是暂时取代心肺功能，维持全身组织器官的血液供应和气体交换，为施行心内直视手术提供无血或少血的手术野。心脏直视术后患者的心、肺、肾、脑等功能处于不稳定状态，因此，术后护士应加强监护，对这些重要脏器的功能进行监测。一旦发现异常，即可及时纠正，从而使各种异常指标迅速恢复到正常范围，保证各脏器的功能处于稳定状态，逐步恢复到生理范围内，使患者度过危险阶段。

【护理要点】

1.循环系统的监护

术后循环系统早期监护的一个主要目标是维持良好的心血管功能，充足的组织灌注和平稳的生命体征。

（1）血流动力学监测：包括心脏前负荷、后负荷和心排血量的监测，目的是防止低心排血量，对病情变化及时作出判断，采取有效的防治措施。

①动脉血压：是维持各组织器官血流灌注的基本条件。术后血压应依据病情，维持在一定范围内。血压过高会增加心脏后负荷，使心脏做功增加，可引起或加重左侧心力衰竭。血压过低将会影响心、脑、肾等重要器官的灌注。

②中心静脉压（CVP）：反映右心室充盈压的变化和循环血容量的指标。CVP正常值为6～12cmH_2O，CVP升高见于右心功能不全、心脏压塞或容量过多，一般情况CVP降低反映血容量不足。临床通常将CVP、血压与尿量几个数值综合起来作为判断病情的依据。

③肺动脉压（PAP）：反映右心室后负荷及肺血管阻力的大小。正常值为18～30／6～12mmHg，平均压10～18mmHg。平均肺动脉压升高，见于左心功能不全、ARDS、肺动脉高压等。降低见于血容量不足。

④其他监测指标：毛细血管楔压（PCWP）、心排血量（CO）、心脏排血指数（CI）

等，详见“血流动力学监测”章节。

（2）心电监测：心血管术后早期，心率、心律异常甚为常见，因此，患者进入ICU 48小时内连续心电监测，理想的心率应保持在80～100次/min，成人＞140次/min或＜60次/min则可能影响心排血量，应予以纠正。常见的心律失常有室性期前收缩和室性心动过速等，要严加监护，及时发现和处理，可通过使用药物或起搏器等维持合适的心率、心律。

（3）微循环的监测：微循环的监测包括体温监测和对皮肤黏膜色泽、温度、末梢充盈程度的观察。心血管手术后早期大多体温偏低，6～8小时后逐渐恢复至正常，末梢温度常是反映心功能状况的一个良好指标，当低心排血量、血容量不足和心脏压塞时常可致末梢发凉、色苍白。

2.呼吸系统的监护

呼吸系统的并发症是体外循环术后常见的并发症，占体外循环术后病死率的1/3，因此术后呼吸功能的监测极其重要。

3.水、电解质平衡监护

（1）准确记录出入量　对了解患者的水、电解质平衡和指导输液等均很重要。

（2）严格控制补液量　对补液量判断可根据尿量和CVP、PCWP或LAP及血压来估计血容量是否足够。

（3）电解质监测　术后低血钾较常见，应每日测定血清钠、钾、氯离子，血生化监护，根据化验结果及时调整，防止因电解质紊乱引起的心律失常和心功能不全，甚至心脏停搏。

4.术后常见并发症监护

（1）低心排血量综合征是复杂和危重的心脏术后常见的并发症之一，临床表现为心排血量下降、组织灌注不足及末梢血管收缩。

①病因：主要有心功能不全、心律失常和低血容量。心脏压塞、心脏后负荷增加，即外源性血管收缩性物质增加造成。

②病情观察：心排血量下降至心排血指数2.0L/（$min \cdot m^2$）以下时才出现临床症状。如心率增快、血压不能维持，皮肤苍白或发绀，出现斑纹、尿量少，患者烦躁不安，出冷汗。

③处理：持续的血流动力学监测，体温及尿量的监测。①适度调整前负荷：补充

血容量，适当提高充盈压和心室舒张容量可增加心排血量和心室收缩。②改善心肌收缩力：当前负荷适当增加后，低心排血量综合征如不改善，应选用增强心肌收缩力的药物。如多巴胺、多巴酚丁胺、肾上腺素、异丙肾上腺素等β受体兴奋药，通过它们的正性肌力作用，使心肌收缩力加强，心排血量增加。③减轻心脏后负荷：应用血管扩张药，可降低后负荷、减少心脏做功，增加心排血量。硝普钠是首选药物，在降低血管阻力，增加心排血量的同时，可扩张冠状动脉，增进冠状动脉血流。另一常用药物为硝酸甘油，作用持续时间较硝普钠稍长。

（2）术后出血：

①病因：a.外科性出血，术中止血不彻底。切口缝合欠佳、血管结扎线或电灼痂脱落。b.体外循环造成凝血机制紊乱引起的出血。c.混合性出血。术后出血的发生率2%～3%。

②病情观察：a.引流量过大，当达到2～3mL/（kg·h）时，应提高警惕；引流量大于4mL/（kg·h），经药物治疗无效，应考虑为活动性出血。b.引流液虽不多，但经大量输血后，循环状况仍不好转，血压下降，CVP及左心房压力降低，应考虑内出血的可能。c.如怀疑凝血机制障碍，应检查出凝血时间、血小板计数和凝血酶原时间，明确出血原因。d.怀疑为肝素中和不彻底时，可监测激活全血凝固时间试验（ACT）。

③处理：a.严密观察术后引流情况，经常测血压和脉搏，计算和比较每0.5～1小时引流量，检查出血过多的原因。b.实验室监测：测定部分凝血活酶时间、血小板计数、凝血酶原时间、激活凝血时间。如激活凝血时间延长，提示肝素未完全中和，应给予鱼精蛋白中和。如血小板计数减少、凝血因子缺乏，应补充血小板及V、Ⅷ因子在内的所有凝血因子。c.开胸止血：如应用上述处理方法后仍出血不止，或已怀疑有手术野活动出血，应尽快做好术前准备，开胸止血。

（3）术后心律失常：心脏术后心律失常是常见并发症，最易发生在术后24～72小时。

①病因：a.术前因素。部分患者术前因各种疾患已存在心律失常。b.术中因素。手术创伤，麻醉药，血管活性药物的作用，术中低温高热等体温变化。c.术后因素。水、电解质紊乱和酸碱失衡；低心排血量而致的冠状动脉灌注不足；使用血管活性药物的不良反应、利尿药等都易诱发心律失常。

②病情观察：持续心电监护，如有心律失常，结合患者血流动力学变化、血气分

析和电解质综合分析判断病情。

③处理：取决于心律失常当时有无影响血流动力学及潜在地影响心功能的可能性。最重要的是找出诱因，消除诱因。a.阵发性室上性心动过速：首选胺碘酮（胺碘酮）。b.快速心房扑动、心房颤动：控制心室率首选毛花苷C，可加用普萘洛尔、维拉帕米等，也可使用胺碘酮，将心室率控制在理想范围，药物效果不佳用电复律。c.室性心动过速：心室扑动、心室颤动是心脏术后最严重的心律失常，室性心动过速常用利多卡因，如效果不好用胺碘酮或普罗帕酮；如怀疑是洋地黄中毒首选苯妥英钠，并积极补充钾盐、顽固心室扑动或心室颤动即采用非同步除颤复律后用药物维持。d.传导阻滞：常用异丙肾上腺素，效果不佳，三度或二度Ⅱ型房室传导阻滞则应安置起搏器。护士应观察起搏效果。

（4）术后急性心肌梗死

①病因：心脏外科手术，如止血不彻底或术中肝素化，体外循环使凝血机制紊乱，渗血不止，而心包腔引流又不畅，血液和血块短时间内在心包腔内积聚，如达到150～250mL或以上，心包腔内压力急骤升高使心脏舒张期充盈受限，心排血量降低，即为心脏压塞。大多发生在术后24～36小时。心脏压塞是心脏手术后严重的并发症，发生率2%～3%，轻者引起低心排血量，重者引起心搏骤停。

②病情观察：a.胸腔、心包引流液多，或原来较多而突然减少或停止。b.心率增快，脉搏细速，末梢循环不良。c.血压低，脉压小，出现奇脉。d.中心静脉压进行性升高，颈静脉怒张。e.对强心药、利尿药及升压药所显示的处置效果差。f.X线检查见纵隔或心包阴影增宽。g.超声心动图显示心包内积液征象。

③处理：a.术中严格止血，缩短体外循环时间，是防治心脏压塞的根本措施。b.术后保持引流管通畅，常规低负压吸引，定时挤压引流管。c.在引流液多时，应用大量止血药后，引流液突然减少，引流玻璃管内可见血块流出，易使引流管堵塞，引流不畅或中止，应引起重视，密切观察。d.一旦确诊，应立即手术，解除机械性压迫，并寻找可能存在的活动性出血点。在紧急情况时，可在床边紧急开胸，行减压术，然后再去手术室。在此期间应严密监测病情变化。

（5）术后急性肾衰竭：肾功能损害是心脏外科术后的严重并发症，病死率很高。详见“急性肾衰竭”章节。

【注意事项】

1.患者心脏术后回ICU观察，48小时内是并发症发生的主要阶段，因此需要连续监测、密切观察、周密分析和正确处理。

2.在使用血管活性药物时应注意以下几点。①使用输液泵或微滴管控制速度和剂量；②防止管道堵塞或漏液；③避免在同一静脉通路推药及测量CVP；④严密监测血压，随时调节滴速。使用地高辛时应注意观察患者的心率，心率＜60次/min停用并报告医生，定期检查电解质浓度。使用抗心律失常药时注意配药浓度、速度，用药中注意观察患者的心律和心率的变化。

3.进行CVP监测时应注意下列情况可影响结果。①机械正压通气对CVP有影响，尤其PEEP设定较高时可明显影响CVP的准确性，并可影响血液回流。②咳嗽、咳痰、呕吐、疼痛、躁动等均影响结果，需在安静10～15分钟后予以测量。③测量CVP时必须平卧，患者体位变动后应及时校正零点。④在应用大量急救药、升压药时，应注意测量时间不宜过长，以免患者血压下降，发生病情变化。

4.各监测管护理。①各项操作应严格无菌技术，保持体外导管无菌状态。②保持各导管通畅及无气体，每小时用肝素液5～10mL以脉冲式冲洗导管。冲洗前应回抽见回血，如证实管腔已堵塞，切不可用力推注液体，应通知医生予拔管。③为确保所测数值的准确性，每次测量前应校正零点。

5.术后保持呼吸道通畅，加强呼吸道护理，雾化吸入，3次/日，协助拍背咳痰，防止肺部并发症。

6.床旁备好常用的急救物品及药品，熟悉常用药物的应用剂量、给药途径和方法，掌握仪器性能和使用方法。一旦患者出现病情变化，及时进行急救。

第二十六节　器官移植术后

器官移植（organ transplantation）是通过手术方法将一个有活力的器官移植到自身其他部位或另一个个体内，借以替代不可逆病变或缺损的器官，恢复机体功能的一项治疗措施。本节简述肾、肝、骨髓移植的监护。

一、肾移植术后患者的监护

【护理要点】

1.生命体征的监护　监测患者的意识状态，注意有无休克的征象。术后患者每小时测体温1次，待平稳后改为4小时1次。术后3日可有吸收热，通常在38.5℃以下。术后患者每小时测血压、脉搏1次，每2小时测CVP 1次。患者术后血压的高低判断主要依据术前的基础血压，一般要求患者术后血压略高于术前基础血压，以保证移植肾的血流如注。如果没有酸中毒(深大呼吸)，患者的呼吸一般都正常。但如果患者术前即有肺功能障碍，包括胸腔积液、肺纤维化等，则呼吸频率会快于常人，此时，可给予持续低流量吸氧帮助患者缓解缺氧的症状。

2.多尿期的监护　尿液分泌是反映移植肾功能的一个重要指标。肾移植术后多尿期是大部分移植后患者的必经阶段，多尿期在术后24小时内，移植肾恢复血供3～8分钟即可排尿，每小时平均尿量可达400～1200mL。多尿期产生的主要原因：①患者术前存在不同程度的水、钠潴留；②血肌酐、尿素氮高引起渗透性利尿；③术中使用甘露醇和呋塞米等利尿药；④供肾低温保存损害肾小管而影响其重吸收作用等。护理上尤应注意加强对出入量的管理，维持水、电解质平衡，根据补液原则做到“量出为入，宁少勿多”，输液速度根据每小时尿量调整。输液量取决于术前透析效果与术中失血情况。补液量的基本计算方法为：每小时补液量一每小时尿量+30mL(成人不显性失水约30mL/h)。大量尿液排出体外的同时丢失了大量的电解质，主要是K^+和Na^+，此时如果处理不当必然引起低钾、低钠血症，水、电解质紊乱和酸碱失衡。低钾血症表现为肌无力，常从四肢开始，可发展至呼吸肌引起呼吸肌麻痹，腹胀、恶心、腱反射减弱或消失等，可出现代谢性碱中毒，心电图表现为T波低平、双向或倒置，S–T段下降、QT间期延长、病理性U波等。低钠血症表现为头晕、乏力、食欲缺乏、口渴、血压不稳定、脉压减小等，严重可出现惊厥与休克。因此监测和维持患者的血电解质平衡也是此期的护理重点。上海长征医院器官移植中心采用“复方电解质果糖注射液”为肾移植术后多尿期患者进行补液治疗，对糖尿病肾病的患者同样适用，不需加入胰岛素。

3.少尿或无尿的监护　肾移植术后患者尿量若少于30mL/h，或原处于多尿期而尿量突然减少者，在排除导尿管弯曲、打折造成堵塞后应首先考虑血容量不足，部分患者因移植前透析脱水过度，加上术中创伤渗血较多，未能及时补足，术后常出现少尿甚至无尿。可在单位时间内增加输液速度，若尿量随之增加，则可认定为输液不足，待血容量补足后再予以呋塞米等利尿药；若经以上处理后尿量仍不增加，而且血压有上升趋势，则应减慢输液速度，进一步寻找少尿或无尿的原因，如移植肾原发性无功能、加速性排斥反应、急性肾小管坏死、肾后性梗阻等。

少尿或无尿的患者体内K^+无法随尿液排出体外，易发生高钾血症，严重者发生心跳、呼吸骤停。因此护理人员应加强对患者电解质的监测，每天化验患者的血电解质，监测患者的心电图波形。一旦患者出现血K^+升高的表现如血清$K^+ > 5.5$mmol/L，心电图T波高尖、QRS波增宽、QT和PR间期延长等，应及时通知医生采取措施，如静脉滴注极化液促使细胞外的K^+转移至细胞内，静脉推注钙剂（如葡萄糖酸钙）置换结合血液中的K^+，口服聚磺苯乙烯等，若使用上述方法效果不佳则应及时进行透析治疗。

4.排斥反应的监护　排斥反应是指移植物细胞表面的HLA抗原（人类白细胞抗原）和受体的致敏淋巴细胞相遇发生对抗而产生的反应。除同基因移植（即同卵孪生之间的移植）外，各种肾移植均可发生排斥反应，最终导致移植肾功能丧失。一般分为超急性（HAR）、加速性（ACR）、急性（AR）与慢性（CR）排斥反应。其中急性排斥反应最常见，多发生于肾移植后3~6个月，特别好发于3个月内，以第5周发生率最高。临床表现往往早于实验室阳性结果出现，常以低热为首发症状，一般在37.5~38.5℃，常在后半夜和凌晨发生，至中午或下午体温恢复正常，次日又出现，还可有尿少、移植肾肿大、血压升高、血肌酐升高等表现，目前尚无特异性检查手段。

护理上重在观察和预防，术前详细检查患者体内的预存抗体，受者血清应与供者淋巴细胞进行交叉配合试验，试验阴性者方可移植，并避免使用ABO血型不兼容的供肾。术后密切监测患者的生命体征，并教会患者自查：每日记录尿量、体温、体重，观察移植肾区情况如移植肾大小、软硬、有无压痛等；严格按医嘱按时、按量服药，如出现异常情况及时与医护人员联系。

5.感染的监护　大剂量激素和免疫抑制药的应用使患者的免疫系统受到抑制，降低了白细胞对病菌的防御能力，5%以上的患者在病程中罹患活动性感染，3%~10%的患者死于感染，其中细菌感染最常见，约占术后感染的20%。护理人员应做好感染早期的监护，及早发现感染征象。1~6个月是感染的好发时间，常见的感染部位依次为肺部、尿路、血液、伤口和肾周等。移植后感染的特点：临床症状不典型，发热是最常见的表现，可有高热、超高热，早期不易发现原发病灶，机会致病菌可引起严重感染。预防感染的主要措施是做好消毒隔离。

（1）保持病室、治疗室、办公室的清洁，每天用1∶1000的含氯消毒液拖地板、擦床架、床头柜、凳子、门和窗。每天用紫外线照射进行空气消毒、开窗通风各2次，每次30分钟。

（2）尽量减少人员进出病室，发热、感冒者不得进入隔离区。工作人员进入病区需洗手，穿隔离衣、裤鞋，戴好口罩、帽子。治疗操作前后用消毒液擦手。

（3）床单位用NY-300S床单位臭氧消毒机进行消毒。

（4）每位患者备口表、血压表、听诊器、便器、量杯等，餐具需煮沸消毒，患者间不交叉使用物品。

（5）每日口腔护理2次，进食前后漱口。口腔细菌培养阳性者宜采用复方甲硝唑漱口液，口腔真菌感染者，用2.5%碳酸氢钠溶液漱口，雾化吸入2次/日。

（6）留置导尿期间，引流袋、引流管每晨更换1次，每日行会阴和导尿管护理，护理人员操作中应注意无菌操作。

（7）谢绝家属或陪客进入病房探视，能行动的患者可戴口罩到指定的地点会客，时间应少于1小时。家属携带物品需经消毒后再带入病室。

（8）患者没有特别情况不得外出，若病情需要外出检查、治疗等，需戴口罩，穿隔离衣、外出鞋，冬天要注意保暖。

6.急性排斥反应与感染的鉴别　急性排斥反应与感染的表现相似，给鉴别带来困难。但在下列情况时，应多考虑感染的可能：①持续低热或高热，但肾功能正常；②移植后期发生高热；③原为低热，抗排斥治疗后近期出现高热；④每日定时畏寒、高热、大量出汗后体温正常，周而复始。

【注意事项】

1.饮食指导　肾移植术后由于长期服用免疫抑制药，会不同程度地影响机体代谢，少数患者可能出现肾功能损害、白细胞减少、药物性糖尿病、水肿及高血压等。饮食护理对预防和减少免疫抑制药引起的并发症，维持人体的健康起着重要作用。饮食应低盐、低脂、低糖、适量优质蛋白、高维生素，适当补钙。禁忌食用提高机体免疫的食品或保健品，如白木耳、黑木耳、香菇、蘑菇、红枣、蜂蜜、蜂王浆及人参等。禁食柚子、葡萄等影响药物浓度的食物。

2.注意保护移植肾　移植肾放置位置浅表，活动时应注意保护，避免外力伤害，乘车时要选择安全位置，不要靠近座位扶手而立，以免急刹车时碰伤。

二、肝移植术后患者的监护

【护理要点】

1.妥善安置患者　患者术毕立即送监护病房，并做好保护性隔离措施，术后护士先要向手术医生了解各管道的放置部位和作用，并与医生一起将管道按上下顺序排好，分别做好醒目标记，防止发生标示错误。

2.给予正确的体位　手术后早期移植肝与膈面等周围组织未形成粘连固定，体位的改变可能造成肝脏的移位，从而影响肝脏的血液循环。因此术后24小时取平卧位，血压平稳后可取轻斜坡卧位，床头抬高不超过30°，术后第1日每4小时翻身1次，翻身幅度不可过大，动作要轻柔。术后1周内半卧位一般不超过45°，术后10日左右可下床活动。

3.呼吸机的准确应用　患者在术后返回ICU时一般未清醒，故需带气管导管接呼吸机辅助呼吸，呼吸机模式是高频率的间隙指令通气（SIMV）。患者一旦清醒开始改为辅助通气模式或自主呼吸通气。一般来说，在患者没有完全清醒之前是不进行脱机的。脱机后应给予中流量鼻导管吸氧，监测患者呼吸节律、幅度，维持SpO_2在95%以上。

4.生命体征的观察

（1）体温：由于供肝冷冻、肝移植手术时间长以及肝的低温灌洗和体外循环流转均可引起体温下降，而低体温可引起心律失常、心肌缺血、室上性心动过速等心电图改变，甚至心搏骤停，因此术后必须持续监测体温的变化，每小时测体温1次，待平稳后改为4小时 1次。患者刚入ICU时体温一般低于35℃，应用电热毯保暖、调高室温及加热器输液。

（2）循环：严密监测血压、心率、肺动脉压、肺动脉楔压、中心静脉压、心排血量等。保持每小时尿量在50mL以上。有创血压监测的动脉、静脉管道必须每2小时用肝素稀释液冲洗1次，同时清零，以保证监测系统通畅，确保测压准确。如测值波动大（≥2.66kPa），可与无创血压对照。血压过高时注意高血压脑病、心力衰竭等并发症的发生，偏低时结合补液量、尿量等情况考虑是否补液量不足。术后一般都保持轻度升高的血压（超过基础血压1.33～2.66kPa）和稍低的中心静脉压（≤0.98kPa），以利新移植肝灌流和肝静脉回流。

（3）呼吸：因手术的影响，加之术后免疫抑制药的应用，患者易发生肺不张、肺部感染、反应性胸腔积液等并发症，应尽早拔除气管插管，恢复自主呼吸，并保证吸入足够氧气，维护呼吸功能。早期拔除胃管，保证呼吸道通畅。严密监测呼吸频率、节律、深浅度、气道内压、潮气量，监测血氧饱和度、血气分析以及咳嗽咳痰情况，鼓励患者深呼吸、有效咳嗽，雾化吸入每日4次，及时清除呼吸道分泌物。注意观察有无发生肺水肿及胸腔积液，根据情况摄胸片，动态掌握呼吸道的病理生理情况。

5.凝血功能的监测　肝移植术中经历了“无肝期”，供肝经受低温灌注和保存的损伤，肝功能未完全恢复，凝血功能紊乱，加之手术创面大，术后易发生不同程度的出血。因此，术后在监测凝血酶原时间（PT）、凝血酶时间（TT）等凝血指标的同时，应严密观察引流液的量、色、性质，防止腹腔内出血。注意全身皮肤黏膜有无淤血斑、出血点，尽量减少动静脉穿刺。

6.神经系统的监护　严密观察患者的神志是否清醒，瞳孔变化，对呼唤有无反应以及四肢感觉与活动情况等。若长时间不清醒或清醒又昏迷，有可能出现严重并发症：如脑水肿、脑出血、肝原发性无活力、肝昏迷等，并及时记录。

7.精神症状的监护　肝移植术后部分患者会出现精神症状，多发生在术后3日，主要表现为睡眠障碍、躁狂、焦虑、抑郁、妄想、幻觉、认知障碍等，对术后出现精神症状的患者，护理人员首先应指出该症状是可逆的，消除其心理压力，如病情允许应尽早结束监护病房的隔离治疗，给予患者与家人、朋友接触的机会，增加患者的社会支持；对有自杀倾向的患者应加强巡视，避免患者接触剪刀、绳子等可能引起危险的物品；对重度躁狂的患者应给予约束带制动，但不可捆绑过紧以免影响患者肢体的血液循环。

8.引流管的监护　肝移植放置的引流管较多，而且管道保留时间较长，肝移植术后一般放置的引流管有气管插管、胃管、腹腔负压管（位于小网膜孔）、腹腔双套管2根（位于右肝下、左肝下）、T管、漂浮导管、动脉测压管、尿管等，术后应妥善固定各引流管，并做好标记，防止意外脱出。各引流管每2小时自上而下挤捏，使其通畅，注意观察引流液的量、颜色、性质，详细记录24小时出入量。肝移植患者胆汁的排出量和黏稠度的变化是急性排斥的临床症状之一，记录观察胆汁的排出量对及早发现排斥反应极其重要。T管内有胆汁说明移植肝已恢复功能，否则说明肝脏无功能或T管阻塞或肝动脉栓塞，应及时处理。

9.饮食护理 进食可使胆汁分泌增加，利于肝功能恢复，肠功能恢复后应尽早进食，即使出现轻微的消化道症状，也应鼓励患者进食。选择减少脂肪代谢，减轻肝脏负担，富含维生素和钾的食物，并根据患者的饮食习惯制定食谱。肛门排气后可进流质、半流质、软食，一般采用高蛋白、高糖、高纤维素和低脂饮食。肝移植术后营养需要量很高，应注意补充维生素、微量元素，避免使用脂肪乳剂以减轻肝脏负担。

10.并发症的监护 常见并发症有排斥反应、感染、术后早期腹腔大出血，有时还会出现上消化道出血、胆漏或胆瘘、胆管狭窄、植入肝原发性无功能等并发症。

（1）排斥反应：排斥反应的分类与监护。

（2）感染：感染是移植术后常见的并发症及导致患者死亡的主要原因。常见的感染有肺部感染、尿道感染，腹腔感染以及输液导管污染引起败血症等，其中以肺部感染和败血症病死率最高，主要病原为细菌、病毒和真菌。

原因：大剂量激素和免疫抑制药的应用使患者的淋巴细胞受到抑制，降低了白细胞对病菌的防御能力，使患者机体抵抗力下降。

临床表现：临床症状不典型，发热是最常见的表现，早期不易发现原发病灶，条件致病菌可引起严重感染。

护理措施：①做好各项保护性消毒隔离措施，各项操作或接触患者前后须洗手。②术后定时翻身拍背，雾化吸入，防止肺不张、坠积性肺炎。③预防继发性感染，早期合理使用抗生素。术后1周内隔日行胆汁腹腔引流液、痰、粪便、咽部的细菌培养和药敏试验，以便及时发现感染部位及细菌种类，选择合适的抗生素及病毒药物控制感染，并定期更换抗生素预防耐药。④密切监测患者的体温及化验指标，及时发现感染征象。⑤加强基础护理，术前2日开始用复方替硝唑溶液漱口，术后常规口腔护理每日4次。每次服药和进食前后都要漱口，并注意观察有无溃疡、真菌感染的发生。

（3）术后早期腹腔大出血

原因：①肝断面组织发生缺血性坏死；②血管结扎线脱落；③腹腔内感染，脓肿形成，腐蚀主要血管，多见肝动脉破裂而突发大出血，伤口引流管一瞬间有大量鲜血涌出，血压迅速下降。

临床表现：腹腔引流管内引出的血性液体较多，或出现腹胀、心率加快、脉搏细速、脸色苍白、尿量减少和口干。

护理措施：①严密观察引流液的性质、颜色、质量，引流液每小时大于100 mL，提示有活动性出血，应立即汇报医生。②观察患者的生命体征，若血压＜90/60 mmHg，脉压变小，出现心率加快，烦躁，出冷汗，提示低血容量性休克的可能，应立即报告医生。③观察腹带有无渗血，保持敷料干燥。④严密观察尿量，保证每小时尿量大于30 mL，如有异常及时报告医生，有必要做好手术准备。

【监护数据】

1.呼吸机脱机指征

(1)脱机的最低要求是肺活量＞10 mL/kg。

(2)动脉血氧分压在吸入氧浓度≤40%时达到80 mmHg。

(3)不需用呼气末正压(PEEP)，并且咳嗽有力，自主呼吸功能良好。

2.体温的监护　移植术后早期体温与吸收热、急性加速性排斥反应、感染之间的关系。

4.临床化验指标的监测　移植术后早期常用临床化验指标的监测。

【注意事项】

1.管道　留置导管、漂浮导管、桡动脉置管、中心静脉置管能反映患者血流动力学的情况，注意保持通畅，避免打折或脱落，测压系统各衔接处紧密不漏液、无气泡，每日更换置管处敷料，时刻注意无菌操作，用小剂量肝素稀释液1～2 mL冲管，每2～4小时1次，注意远端肢体血供情况。PAC管气囊充气不宜超过1.5 mL，应间断和缓慢充气，防止气囊破裂；有创测压换能器和管道妥善固定，测压管装置延长不宜长于100 cm，操作前定标调零点，提高测量准确性。

2.感染　增强自我防护意识，不要忽视皮肤小伤口如擦伤、碰伤、抓伤、疥肿等，伤口一定要消毒处理；避免接触带有呼吸道疾病的人群，如感冒、肺炎等；未经消毒物品一般不得带入监护室；要防止食物被细菌污染，一般可采用高温消毒，不吃腐烂变质的剩菜剩饭，冰箱里的食物需彻底加热后食用，少吃盐渍的海产品防止嗜盐性细菌的污染；注意个人卫生。不要接触猫、狗、鸡等小动物，以免感染病毒、细菌和寄生虫；室内经常通风换气，有条件的患者室内每日1次用紫外线照射消毒30分钟。

3.免疫抑制药　移植术后需终身服用免疫抑制药，服药剂量和时间必须严格遵医嘱，定期测试药物浓度并遵医嘱进行调整，患者切不可自行减药、停药，以免造成不可挽回的后果。护理人员应做好相关宣教工作，以提高患者的依从性，可举反例告诫患者自行改药的危害。注意观察有无肝肾毒性、血压升高、神经毒性等不良反应，定时测定肝肾功能、血常规、血糖、尿糖。

4.饮食同肾移植。

三、骨髓移植患者的监护

骨髓移植（bone morrow transplantation，BMT）属造血干细胞移植的一种，是指将正常的骨髓造血干细胞通过静脉回输至体内重建骨髓造血功能的过程。骨髓移植的适应症主要为各种造血细胞质和量异常所致的疾病，如急、慢性白血病，恶性淋巴瘤，多发性骨髓瘤，乳腺癌，神经母细胞瘤，骨肉瘤等。

【护理要点】

1.全环境保护的监护　全环境保护（total environmental protection）目前国内外还没有确切的定义，一般指空间环境和人体环境两个方面。空间环境包括患者的生活环境和医护人员的工作环境，人体环境包括患者和医护人员两种环境。环境保护的具体措施如下。

（1）环境、物品的消毒：层流病房的地面、墙壁、天花板及所有的物品每日用有效氯消毒剂或过氧乙酸擦拭，并用紫外线消毒。

（2）患者的净化处理：患者入室后每日用氯己定液擦拭全身；每日进行五官护理，包括眼、鼻、耳、咽及口腔；每日用不同的漱口液交替漱口；每晚高锰酸钾液坐浴。

（3）医护人员的净化处理：医护人员入室前手用消毒凝胶消毒，更无菌衣裤入相对洁净区，接触患者，须再次手消毒，并行五官处理包括眼、鼻、耳、咽及口腔，经风淋后外加无菌隔离衣等入严密隔离区。

2.骨髓采集的监护　包括采髓前、采髓中和采髓后的监护三个阶段。

（1）采髓前护理：①卫生宣教。采髓前向患者及家属讲解治疗过程，介绍成功的病例，增强他们的信心和勇气，积极配合治疗。②病情了解：了解供髓者全身脏器功能，备皮，做青霉素、普鲁卡因皮试等。

（2）采髓中护理：患者采髓在腰麻或硬膜外麻醉下进行。采髓中护士负责骨髓的收集、计量和细胞数，按无菌要求装袋，贮存于深低温，骨髓液同时做细菌培养。在骨髓采集中通常输注复方乳酸林格液、葡萄糖酐、706羧甲淀粉等避免失血性休克。

术中护士应密切观察患者生命体征及肢体活动情况，采集完毕，穿刺部位用绷带加压包扎。

（3）采髓后护理：供者采髓后按腰麻或硬膜外麻醉常规护理，采髓后密切观察患者意识、肢体活动及伤口渗血情况；保持伤口敷料清洁、干燥，嘱患者近期内勿洗澡，勿搔抓；术后注意营养。

3.骨髓回输的监护

（1）溶血观察：回输骨髓时应密切观察受体有无腰酸、皮肤黏膜颜色及尿液的变化。输注开始时速度宜慢，10～15分钟后确无任何不适，才可按规定速度输注。定时测定尿pH，使尿pH在7～8。碱化尿液，并嘱患者多饮水，保护肾功能。

（2）菌血症、致热原观察：自体骨髓移植患者在骨髓回输的过程中，患者可能出现低热、荨麻疹，重者畏寒、高热、抽搐等，因此须密切观察。

（3）心肺功能观察：骨髓回输过程中，应密切观察心率、血压、呼吸变化及肺水肿的体征。

（4）脂肪栓塞观察：回输时应将骨髓液悬挂片刻后再输注，防止脂肪栓塞。

（5）呼气异味观察：自体骨髓移植患者，呼气中可有难闻的大蒜异味，敏感的患者可出现恶心、呕吐。因此须给患者做好解释，可多漱口或饮薄荷饮料以减轻不适。

（6）出血观察：骨髓采集时须用一定量的抗凝药，使用不准或回输过量都将导致出血，故骨髓回输时，须严密监测和观察出血倾向。

4.骨髓移植后并发症的监护

（1）口腔黏膜炎：①移植前，口腔检查、去除隐患。②入室后加强口腔护理，定时漱口。③合理选用饮食。④定期微生物检测。⑤口腔黏膜炎的处理：有疼痛应给予1%达可罗宁液含漱；有溃疡应给予溃疡膜、溃疡液、锡类散外贴或外涂；有唇周疱疹应给予阿昔洛韦或干扰素外涂；有口腔真菌应给予龙胆紫外涂。

（2）感染：①注意体温的变化，及时发现感染病灶，准确采集各类标本。②严格健全环境保护措施，加强分期护理。

（3）出血：①观察出血部位与时间。②避免肌内注射，减少静脉穿刺。③饮食质地柔软，加强口腔护理。④衣着松软，保持鼻腔湿润，以防干燥出血。⑤浅表出血予压迫止血，严重出血应遵医嘱给予止血药及输注血制品。

（4）移植物抗宿主病（GVHD）：①移植前检测供受者的组织相容系统。②全环境保护措施对减少GVHD有重要价值。③护士应熟悉有关免疫抑制药的特点，注意观察其副作用。④供者骨髓经体外清除T细胞可减少GVHD的发生率。

【注意事项】

1.骨髓采集的注意要点　为确保供髓者的安全，采集更多的血液，供者多在骨髓采集前1周采集自体循环血400～600mL供手术时回输。骨髓采集术在手术室麻醉条件下进行，采髓部位常选髂后上棘及髂前上棘，抽取骨髓液为10mL/kg，有核细胞总数要求为3×10^9/kg（受者体重）。术中应注意采集者的生命体征及肢体活动情况，防虚脱；采集完毕，穿刺部位用绷带加压包扎，注意肢体活动、伤口渗血情况；保持伤口敷料清洁、干燥；术后注意营养。

2.骨髓回输的注意要点　异体骨髓回输应尽量在采集后6小时内完成，以免导致造血干细胞的损失。若为自身骨髓移植，回输时间多在预处理后24～70小时，骨髓回输前须将冷冻的骨髓在38～40℃水溶液中复温。回输的途径主要采用静脉输注，输注导管采用无滤网的输液器（防白细胞吸附），回输前静脉推注地塞米松5mg以减少输血反应，滴速按每分钟60～70滴静脉滴注，回输时间一般不宜超过3小时。与此同时另一处静脉输入鱼精蛋白以中和肝素，一般1mg鱼精蛋白中和1mg肝素。

3.骨髓移植后并发症监护的注意要点

（1）口腔黏膜炎：口腔黏膜炎是骨髓移植患者常见而严重的并发症，其发病率高、危害严重，不仅影响移植患者的供给和治疗的连续性，而且也是致死性感染的主要因素，直接影响移植的成败。因此，移植前的彻底检查，移植后的积极预防、尽早发现、对症护理很重要。

（2）感染：严格健全环境保护措施和加强分期护理，对预防和控制感染起着十分重要的作用。

（3）出血：密切关注血象指标，关注出血的好发部位，避免护理意外引起出血，加强预防出血的宣教，遵医嘱合理输注血制品。

（4）GVHD：只有行异基因骨髓移植患者才会并发GVHD。在应用预防GVHD发生的药物时，应熟悉药物的特点、使用的规律，保持有效的血药浓度；GVHD的发生多半在骨髓象开始恢复时出现，因此须密切观察。

第二十七节　呼吸心搏骤停

心搏骤停（cardiac arrest）是指由于各种急性原因所致心脏有效排血功能的突然终止，引起全身严重缺血缺氧。心搏骤停发生后，由于脑血流的突然中断，10s左右患者即可出现意识丧失，若及时采取正确有效的复苏措施可获存活，否则将发生生物学死亡，罕见自发逆转者。因此，呼吸心跳骤停的急救、监护关键是复苏时间，复苏越早，存活率越高。

心肺复苏的全过程包括基础生命支持（basic life support，BLS）、进一步生命支持（advanced life support，ALS），复苏后治疗（post-resuscitation treatment，PRT）三个阶段。

【护理要点】

1.准确判断心搏骤停的临床表现

（1）意识突然丧失，呼之不应。

（2）大动脉（颈总动脉或股动脉）搏动消失。

（3）自主呼吸停止或呈叹息样。

（4）面色苍白兼有青紫。

（5）瞳孔散大。

（6）心音消失，血压测不出。

根据前两条，即患者意识突然丧失伴有大动脉（如颈动脉、股动脉）搏动消失就可确诊，并应立即进行初步急救。在实际工作中不应要求上述临床表现都具备齐全才确诊，不能因反复心脏听诊而浪费宝贵的抢救时间，也不可等待血压的测定和心电图证明而延误复苏救治的进行。

2.正确识别心搏骤停的类型

（1）心室颤动又称室颤：心室肌发生极不规则的快速而又不协调的颤动。心电图表现为QRS波群消失，代之以大小不等、形态各异的颤动波，频率为200～400次/min。若颤动波波幅高且频率快，较容易复律；若波幅低并且频率慢，则复律可能性小，多为心脏停搏的先兆。

（2）心脏停搏又称心室静止：心房、心室完全失去电活动的能力，心电图上房室均无激动波可见，呈一条直线，或偶见P波。

（3）心电机械分离：指心肌仍有生物电活动，而无有效的机械功能，断续出现慢而极微弱且不完整的“收缩”情况，心电图上有间断出现的宽而畸形、振幅较低的QRS波群，频率高在每分钟20～30次以下。此时心肌无收缩排血功能，心脏听诊时听不到心音，周围动脉扪不到搏动。

以上三种类型，虽在心电和心脏活动方面各有特点，但共同的结果是心脏丧失有效收缩和排血功能，使血液循环停止而引起相同的临床表现。其中以心室颤动最常见。

3.心肺复苏　心跳、呼吸停止者，立即行心肺复苏术。

4.建立静脉通道，迅速补液心肺复苏时，应迅速开放静脉通道，首选平衡液输入，既可扩容又可纠正酸中毒。

5.纠正缺氧　实施人工呼吸时，救助者的吹入气中虽然含有一定的氧，但由于心排血量低，肺内分流及换气灌注异常，出现肺泡与动脉血氧分压的明显差异，发生低氧血症和代谢性酸中毒，影响复苏效果。因此必须尽早进行气管插管或气管切开，补充氧气或呼吸机辅助机械通气，维持患者的呼吸功能。给予高浓度氧吸入，流量4～6L／min，提高动脉血氧张力，增加血红蛋白的氧饱和度，改善组织缺氧。

6.纠正酸碱平衡紊乱　当心搏停止时，机体内乳酸堆积，形成代谢性酸中毒；呼吸停止时，二氧化碳积蓄，产生呼吸性酸中毒。因此，要积极纠正酸中毒，畅通呼吸道，充分供氧；并需用碳酸氢钠纠正。

【监护数据】

1.心肺复苏有效的观察数据

（1）颈动脉搏动：按压有效时，每次按压后摸到1次颈动脉搏动。如果停止按压时，颈动脉搏动消失应继续进行心脏按压；如果停止按压时，颈动脉持续搏动说明心跳已恢复。此时若有条件测量血压，则按压时血压应在60／40mmHg。

（2）面色（口唇）复苏有效时，可见面色由发绀转为红润；如果面色变为灰白，说明复苏无效。

（3）瞳孔：复苏有效时，可见瞳孔由大变小；如果瞳孔由小变大、固定、角膜浑浊，说明复苏无效。

（4）神志：复苏有效时，患者眼球活动，睫毛反射与对光反射出现，甚至手脚开始抽动、肌张力增加。

2.终止抢救的观察标准　现场复苏应坚持连续进行，在现场抢救中不应轻易做出停止复苏的决定。但当出现下列临床表现时，应考虑终止复苏。

（1）脑死亡征象：深度昏迷，对任何刺激无反应；自主呼吸停止；脑干反射（包括瞳孔对光反射、角膜反射、吞咽反射、睫毛反射，脊髓反射除外）全部或大部分消失。

（2）无心跳及脉搏，心电图呈直线。

有上述2个条件，再加上已进行复苏术30分钟以上，可以考虑患者真正死亡，可终止复苏。

3.脑复苏的监护数据

（1）循环功能监测：为保证脑组织的灌注量，应恢复并维持正常或稍高于正常的动脉压90～100mmHg。

（2）呼吸监测：对神志不清应用呼吸机支持呼吸的患者，应保持动脉血氧分压>100mmHg，动脉血二氧化碳分压在25～35mmHg。

（3）预防脑水肿：脑水肿在心肺复苏成功后很快发生，并逐渐加重，复苏后12～24小时最严重，脑水肿可持续3～4日甚至1周。因此，在心肺复苏成功后立即给予降颅压处理。

（4）低温治疗温度监测：头部温度降到28℃，肛温降到30～32℃，直至皮质功能开始恢复、患者出现听觉。降温过程中，防止体温过低抑制脑功能，也防止长期应用低温治疗导致心律失常、增加血黏度、减少组织血流量、增加感染机会等。

4.常用药物　心肺复苏进一步生命支持的常用药物。

【注意事项】

1.尽快查找原因，保持呼吸道通畅。

2.严密监测病情，测量体温、呼吸、脉搏、血压、血气分析、神志、瞳孔等，持续心电监护。

3.迅速开放静脉，并根据病情调整输液速度。

4.做好气管切开或气管插管的护理。

第二十八节　急性肝功能衰竭监护

急性肝功能衰竭是指多种原因导致肝功能急性衰竭的综合征，可在急性、慢性肝炎，中毒，其他系统器官功能衰竭等过程中发生，预后凶险。病死率高。主要是由于严重的病毒感染、毒素作用、药物中毒、代谢异常、肝胆手术后等引起。

临床以肝性脑病，黄疸，出血，肝臭等为主要特征。

1.临床监测

（1）绝对卧床休息，对神志不清、躁动者应用床栏保护，专人护理。

（2）密切观察患者生命体征、神志变化，注意有无肝性脑病前驱

症状，及时协助医生处理。

（3）保持胃肠减压通畅、有效，观察引流液的量、颜色及性质。

（4）保持静脉输液通畅，防止穿刺部位出血。

（5）准确记录出入量。

2.支持疗法

（1）给予营养丰富、清淡、可口的饮食，如进食少或不能进食者，静脉补充营养，注意维持电解质和酸碱平衡。

（2）根据病情给予输新鲜血，以补充多种凝血因子和血小板，防止出血；输注白蛋白、血浆以提高血浆胶体渗透压。

3.并发症护理

（1）肝性脑病：

①通便、导泻，以清除肠腔内毒物，减少细菌和氨的产生。

②遵医嘱应用抑制肠道细菌的药物，如新霉素、甲硝唑等。

③选用降氨药物谷氨酸钠，根据血钠浓度和pH值调整药物用量。

④应用支链氨基酸，以纠正与芳香族氨基酸的比例失调。

（2）脑水肿、脑疝：

①床头抬高15°~30°。

②脱水治疗，首选20%甘露醇。

③限制水的摄入量，每日摄入量不超过1500mL。

（3）预防感染：

①遵医嘱应用有效抗生素，并注意观察药物作用及副作用。

②严格执行无菌操作。

（4）出血监护：

①严密观察有无出血倾向，如皮肤、黏膜的出血，鼻衄、呕血、便血或颅内出血

等，及时补充凝血因子，输新鲜血、血浆等。

②监测DIC指标，出凝血时间，血小板等。

第二十九节 急性肾功能衰竭监护

急性肾功能衰竭是指各种原因使肾脏排泄氮质代谢产物能力急剧下降，导致氮质代谢产物在体内迅速潴留，形成氮质血症和水、电解质代谢紊乱。主要是由于肾前性如低血容量，肾性如肾实质病变、肾小管坏死，肾后性如输尿管梗阻等引起。

临床分为少尿期、多尿期及恢复期。少尿期：成人24小时尿量持续少于400 mL或每小时尿量不足17 mL。少尿期：易发生水潴留、电解质紊乱，代谢性酸中毒、氮质血症。多尿期：成人24小时尿量超过2500 mL。多尿期易发生水、电解质紊乱。恢复期：尿量减少逐渐恢复正常。

1.原发病的监护　密切观察病情，注意生命体征及心肺功能变化。

2.水、电解质平衡监护

（1）观察神志，注意有无意识障碍，若出现头痛、呕吐、烦躁，则提示脑水肿。

（2）每日监测血钾、钠、氯及血气分析，随时了解电解质的动态变化，防止高血钾，必要时测血钙、血磷、血镁浓度。

（3）遵医嘱严格控制入量，准确记录出入量，尤其是每小时尿量、尿比重。

（4）定时测尿素氮、肌酐、尿素氮/肌酐比率，如尿素氮每日大于11 mmol / L，为高分解代谢，宜及早透析。多尿期尿素氮持续下降，提示预后不良。

3.严密监测血压及水肿消退情况。

4.饮食护理

（1）合理营养，蛋白质应限制在每千克0.6g / 日，透析开始后增加到每千克1g / 日，并限制钠、钾的摄入，补充适量维生素。

（2）严格记录摄取膳食的量，限制外来食品。

5.感染监护

（1）密切观察体温变化。

（2）有创伤性治疗伤口，观察有无红、肿、热、痛，并定时换药。

（3）保持口腔皮肤清洁，防止并发症发生。

（4）留置尿管者保持其通畅，定期更换尿袋，会阴冲洗每日2次。

（5）气管切开者按气管切开护理常规。

参考文献

[1]兰月,刘广慧,冯殿鹏.综合康复护理干预方案对脑卒中后遗症期偏瘫患者肢体功能康复的影响[J].中国伤残医学,2021,29(16):47-48.

[2]薛新琴.脑梗死患者护理中偏瘫肢体康复训练的应用及对生质量的影响分析——评《神经内科临床护理》[J].中国临床药理学与治疗学,2021,26(8).

[3]高玉芳,魏丽丽,修红.临床实用技术操作及常见并发症预防与处理规范[M]北京:科学出版社,2021.

[4]郝玉芳,胡雁.循证护理学[M].第2版.北京:人民卫生出版社,2018.

[5]王宾艳,孙雯.护理风险预警监控预防脑卒中偏瘫患者下肢深静脉血栓的效果[J].国际护理学杂志,2022,41(1):166-169.

[6]韩璐璐.基于依从性曲线变化规律的阶段性护理干预在脑梗死偏瘫患者康复训练中的应用[J].中国实用护理杂志,2020,36(18):1377-1382.

[7]徐博然,陈惠君.步态运动想象疗法对脑卒中偏瘫患者步行功能的影响[J].解放军护理杂志,2019,36(5):16-20.

[8]周秀华，急危重症护理学[M]北京:人民卫生出版社,2014.

[9]洪震，朱春梅，基础护理，第2版.北京:人民卫生出版社，2020.

[10]武正炎，普通外科手术并发症预防与处理，第3版，人民军医出版社.

[11]戴玉英，陈增良，沈清，等. 护理专业构建W实践技能为核必的课程体系研究与实践[J]. 中国高等医学教育，2006，(1):94-96.

[12]姜小鹰，高權. 高等护理教育与临床实践衔接的影响因素与对策[J]. 中国护理管理，2009，9(1):12-16.

[13]陈杭健，陈京立，李玉玲，等. 护理专业实习生对临床能力培养的需求研究[J]. 中华护理教育，2014，11(7):485-488.

[14]郭冰撞. 实习护生护理操作技能学习需求现状调查分析与对策研究[J]. 中国高

等医学教育，2007，(9)：3-3，28.
[15] 丁炎明. 护理人员现代护理观与基础护理认识现状及两者之间的相关性分析. 中国实用护理杂志，2007(7)：56-58.
[16] 章莉丽，俞申妹，冯佳，等. 优质护理病房护理员规范化管理的实践和体会叫. 护理与康复，2013，(12)：1072-1074.